集団予防接種による B型肝炎 感染被害の真相

世界人権問題叢書 110

全国B型肝炎訴訟原告団・弁護団
『集団予防接種によるB型肝炎感染被害の真相』編集委員会
編

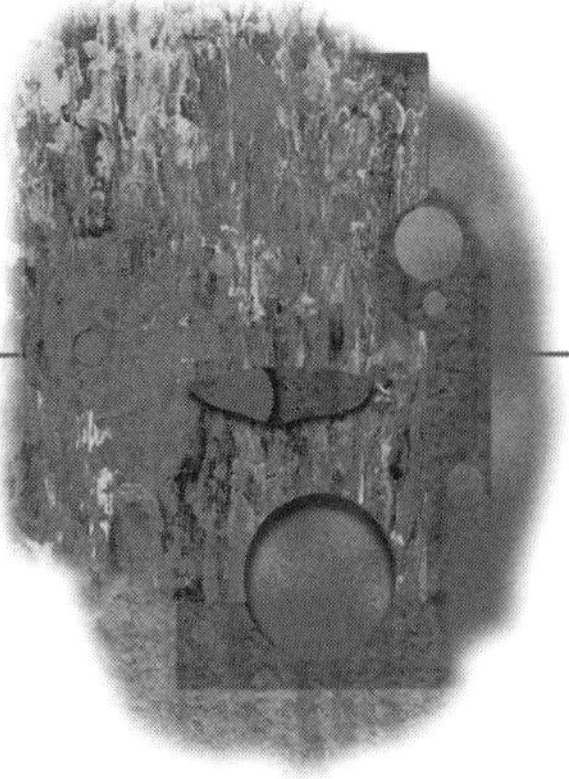

明石書店

集団予防接種によるB型肝炎感染被害の真相　目次

【1970年代】 97

発刊にあたって

全国B型肝炎訴訟原告団代表　田中義信

予防接種によるB型肝炎感染被害は、20世紀から21世紀にかけて、40数万人以上という未曽有の被害者を生み出しました。

人生が大きく狂い、肉体的・精神的・経済的な苦しみ、偏見や差別などにより社会的に排除された方も少なくありません。

また、その当時は、すべての国民が集団予防接種の注射器使い回しにより、誰でも被害者になり得ました。

私たち全国B型肝炎訴訟原告団・弁護団は、２００８（平成20）年に始まった全国B型肝炎訴訟で、原告になることでその被害の一部を回復してきました。

また、なぜこのような被害が拡がり、続いたのかという真相究明を「検証会議」（第３部）のメンバーとして参加し、明らかにしてきました。

今回、その「検証会議」の提言に加え、国や自治体、医療従事者等の責任や問題、時代背景や社会情勢を検討し、さらに問題点を検証しました。

そして、原告団・弁護団による「真相究明再発防止班」を構成し、膨大な資料を基に、集団予防接種によるB型肝炎感染被害の歴史と真相を解明しました。

私たちの被害を、二度と繰り返してほしくないという願いを込めた本書を、ぜひ多くの方にお読みいただくと幸いです。

発刊にあたって

全国B型肝炎訴訟弁護団連絡会代表　**佐藤哲之**

私たちは、国が行った集団予防接種等における注射器等の使い回しによってB型肝炎ウイルスに感染させられた被害者と共にその被害回復と再発防止に取り組んでいる弁護団です。

本書は、原告団と弁護団が、被害者の目線で、我が国でB型肝炎が拡大した原因を究明するとともに、再発防止に向けて何が必要なのかということを世に問うものです。

我が国でB型肝炎が拡大した原因については、感染被害に対する国の責任を問うB型肝炎訴訟や原告団・弁護団と国（厚生労働大臣）との間で交わされた「基本合意」に基づいて設置された検討会で一定程度明らかにされていますが、本書でより深く解明できたのではないかと思います。それだけにまた再発防止に向けた提言も重みを増したはずです。

もとより、本書は、現時点のひとつの到達点であり、今後の更なる調査、研究により一層深化させられるものと思いますし、そのことを期待もしています。

本書が、同種被害を再び起こすことなく、そして、万が一にも被害を発生させた場合に、被害を最小にし、被害の適正、迅速な回復に資することを願ってやみません。

【はじめに】

なぜ、日本には肝炎患者が多いのか。

この疑問から始まってその答えを求め、医療費助成など肝炎患者の救済対策を実現・充実させるために提起されたのがB型肝炎訴訟です。

１９８０年代後半、日本で肝がん、肝硬変で亡くなる人は４万人を越えていました。肝臓病の主な原因はウイルスであること、そして、肝炎ウイルスとしてA型とB型が確認されていました。C型肝炎ウイルスはまだ未発見で、「非A非B」型肝炎と言われていました。B型肝炎ウイルスは血液を介して感染し、出産時や乳幼児期に感染すると感染が持続化（キャリア化）し、年を経るにしたがって慢性肝炎、肝硬変、肝がんと進展するということが明らかになっていました。日本のウイルスによるB型肝炎患者・感染者数は１２０万人から１４０万人と推計され、母子感染ではない感染者も多く、その人たちはどうして感染したのか分からずに病気に苦しんでいました。

１９８９（平成元）年、５人のB型肝炎患者・感染者が札幌地方裁判所に、「感染原因は集団予防接種での注射器具の使い回しにある」として国を相手に損害賠償請求訴訟を提起しました。提訴当初、原告のB型肝炎ウイルスの感染原因が過去に受けた予防接種にあるとの個別の因果関係の証明は不可能に近いと考えられていました。しかしあきらめずに立証活動を行い、17年のたたかいのすえ、2006（平成18）年6月、最高裁判所での全面勝訴の判決を勝ち取りました。判決では、B型肝炎ウイルス感染者の感染原因について、母子感染が否定される場合、集団予防接種等（ツベルクリン反応検査を含む）における注射器等（種痘針を含む）の使い回しによるもの以外は感染可能性が極めて低いとして、日本のB型肝炎ウイルス感染者の多くが集団予防接種の注射器の使い回しによる感染被害であることを明らかにしました。しかし、最高裁判決後国が原告以外の感染被害者に対する救済対策を何ら取らなかったため、2008（平成20）年3月以降、札幌地方裁判所をはじめとして全国10の地方裁判所で新たなB型肝炎訴訟が争われました。そして、2011（平成23）年6月28日、原告・弁護団は国との間で基本合意を締結し、原告団は菅直人総理大臣（当時）から謝罪を受けました。

基本合意では、1948（昭和23）年6月以降のB型肝炎ウイルス持続感染被害に対して国の責任があるとして、感染被害救済のための手続きと内容が定められるとともに、肝炎患者等の偏見・差別の解消のための啓発・広報活動や肝炎ウイルス検査の促進、医療提供体制の整備等の施策の実施、そして、B型肝炎ウイルス感染被害の真相究明と検証を第三者機関で行い、再発防止策の実施について最善の努力を行うことも約束されました。この真相究明と検証のための機関として「集団予防接種等によるB型肝炎感染拡大の検証及び再発防止に関する検討会」が設置され、2012（平成24）年から1年間検証活動が行われました。そして、2013年6月18日に「集団予防接種等によるB型肝炎感染拡大の再発防止策について」の提言がまとめられました。

検証会議研究班の報告によれば、1940年代から注射器具の使い回しで肝炎が感染するとの危険性が指摘されていました。それにもかかわらず、国は集団予防接種での注射器具の使い回しを止めずその事実を放置していました。このような国の姿勢について、検証会議は、「結果が重大であるが発生頻度が低いと考えられるリスクの把握と対応に不十分なところがあったと考えられる、特に、予防原則の徹底が不十分で、リスク認識が不足し、また、適期に更新されず、行政としての対応が適期になされなかった国の体制と体質が今回の大きな問題であった」と指摘しました。私たち原告・弁護団の真相究明班は、この提言の内容を広く原告の皆さんに知ってもらうため、独自のパンフレット（「B型肝炎感染被害拡大の真相究明と再発防止への提言『なぜ？　どうして……』」）を作成して原告団や関係の皆さんに配布しています。また、患者講義として、私たちB型肝炎感染被害者が中学や高校あるいは看護学校や大学医学部など医療従事者養成機関で、B型肝炎とは何か、なぜ拡がったのかについての授業、講義を行っています。そこでもこの検証会議の検証結果を伝えています。私たちは、このように、B型肝炎ウイルス感染拡大の検証結果について知らせ広める活動を行っています。そして、この活動を行うなかで、私たち自身として、より深くこの感染拡大の原因や問題点を探り、検証する必要があるのではないかと考えました。

検証会議では、1948（昭和23）年の予防接種法の制定から1988（昭和63）年までの間の予防接種の実態やB型肝炎ウイルスの感染拡大の実態、医学的知見の発展や認識等について検証され、前述のような提言がまとめられたのですが、戦後間もない時期からその後の高度成長期など社会の発展や医学的知見の進展により、時代ごとに検証してみると、国の責任あるいは自治体や医療従事者等の問題のあり方について、その度合いや程度は一様ではないのではないか、戦後の混乱した時代から経済が発展してモノが増え、医療制度も整備されていき、B型肝炎に関する医学的知見が発展してウイルスそのものが発見されてその病像が明らかになっていく、その時期や時代ごとに、予防接種行政において取られなければならない義務や責任が違っていたのではないか、年代を経るごとに義務や責任が重くなっていったのではないかと私たちは考えました。

このような問題意識で、私たちは改めて集団予防接種等における注射器具の使い回しについて検証作業を行いました。

戦後のGHQ占領下にあった1940年代、占領が終わり戦後の復興から高度経済成長期に移行していく1950年代、国民総生産（GNP）が世界第2位の経済大国になった1960年代と、10年ごとに年代を区切って時代背景や社会情勢を概観し、医学的知見の程度や進展状況、感染事例の報告等を検討したうえで、その年代における問題点を検証しました（第1部「歴史」）。

そして、第2部「真相と教訓」において、このような歴史経過において、どうして注射器具の使い回しが行われ、続けられてきたのか、止められなかったのかについて、その原因・理由を考え、何を教訓として残すべきなのか探求しました。

私たちは歴史や公衆衛生の専門家ではありません。

しかし、私たちはなぜB型肝炎ウイルスに感染しなければならなかったのか、常にその疑問に立ち返って、考え、活動をし続けてきました。それぞれの時代を生き、あるいは、それぞれの時代を振り返ってみて、具体的・現実的に何が問題であったのか、どうすれば感染は防ぎ得たのかを考えてみたのです。

どれだけ問題点を掘り下げられたか、歴史や事実のとらえ方が間違っていないか等々心配なところはたくさんあります。それでも、私たちB型肝炎感染被害者が自分たちのこととして考え導き出した結果が本書になります。


全体として少し分量の多い本になりました。読み方として、第1部の各年代の記述について、年代ごとに順に読んでいただくことでも、あるいは、読者の方の生まれた年代ないし被害者の方がB型肝炎ウイルスに感染したであろう時代から読んでいただくことでもよろしいと思います。また、第2部から読みはじめ、それぞれの時代の背景事情を第1部に立ち返って読んでいただくことでもよろしいと思います。

本書をひとりでも多くの方々に手にとっていただき、ご一緒に考えていただければ幸いです。

#【序】

序章では、①B型肝炎訴訟の概要、②平成18年最高裁判決の法理、③前提知識の指摘を述べておきます。

1　B型肝炎訴訟とは

我が国では、1948（昭和23）年以降、全ての国民・住民が法律（予防接種法等）によって、幼少期に集団予防接種を強制されてきました。その際の注射器の使い回しによって、40数万人（国の推計）もの国民・住民がB型肝炎ウイルスに感染させられました。これらの感染被害者は国から何の救済も受けることなく、将来の発症の不安（キャリア）や、慢性肝炎・肝硬変・肝がんの病気で苦しんできました。これらの被害者が国の法的責任に基づく損害賠償等を求めた裁判がB型肝炎訴訟です。

最初のB型肝炎訴訟は、1989（平成元）年、札幌地方裁判所に5名の患者が「乳幼児期に受けた集団予防接種等とＨＢＶ感染被害との間には因果関係がある」として提訴をし、最終的に２００６（平成18）年６月に最高裁で原告勝訴の判決が下され終結しました。本書ではこの裁判を「先行訴訟」と呼びます。

しかしながら、国は、先行訴訟の５名の原告に賠償金を支払ったのみで、日本中に存在するＢ型肝炎患者に対する救済を進めませんでした。そのため、後続の訴訟が全国10か所の地方裁判所で提起されました。この訴訟は２０１１（平成23）年６月28日に基本合意が成立し、国は原告に謝罪し、その後の被害回復の枠組みが作られました。

2　先行訴訟の最高裁判決（平成18年６月16日最高裁判所第二小法廷）

本編を読んでいただく前提として、２００６（平成18）年の最高裁判決がどのような事実を認定しているのかを押さえておきたいと思います。

最高裁判決の全文は、資料編に添付するとして、裁判所のＨＰを参考に、最高裁判決の裁判要旨について紹介したいと思います。「裁判要旨」とは判決が主にいっていることをいいます。

また、最高裁判決が認定した「１９４８（昭和23）年当時の医学的知見」を紹介します。

（1）裁判要旨

１　乳幼児期に集団予防接種等を受けた原告らがＢ型肝炎ウイルスに感染した場合において、

(1) Ｂ型肝炎ウイルスは、血液を介して人から人に感染するものであり、その感染力の強さに照らし、集団予防接種等の被接種者の中に感染者が存在した場合、注射器の連続使用によって感染する危険性があること、

(2) 原告らは、最も持続感染者になりやすいとされる0～3歳時を含む6歳までの幼少期に集団予防接種等を受け、それらの集団予防接種等において注射器の連続使用がされたこと、

(3) 原告らは、その幼少期にＢ型肝炎ウイルスに感染して持続感染者となり、うち数名は、成人期に入ってＢ型肝炎を発症したこと、

(4) 原告らは、出産時にＢ型肝炎ウイルスの持続感染者である母親の血液が子の体内に入ることによる感染（垂直感染）により感染したものではなく、それ以外の感染（水平感染）により感染したものであること、

(5) 昭和61年から母子間感染阻止事業が開始された結果、同年生まれ以降の世代における新たな持続感染者の発生がほとんどみられなくなったということは、少なくとも、幼少児については、垂直感染を阻止することにより同世代の幼少児の水平感染も防ぐことができたことを意味し、一般に、幼少児については、集団予防接種等における注射器の連続使用によるもの以外は、家庭内感染を含む水平感染の可能性が極めて低かったことを示すものであること、

(6) 原告らについて、上記集団予防接種等のほかには感染の原因となる可能性の高い具体的な事実の存在はうかがわれず、他の原因による感染の可能性は、一般的、抽象的なものにすぎないことなど判示の事情の下においては、上記集団予防接種等と原告らのＢ型肝炎ウイルス感染との間の因果関

係を肯定するのが相当である。

(2)　乳幼児期に受けた集団予防接種等によってB型肝炎ウイルスに感染した原告らがB型肝炎を発症したことによる損害については、上記集団予防接種等（加害行為）の時ではなく、B型肝炎の発症（損害の発生）の時が民法724条後段所定の除斥期間の起算点となる。

（2）最高裁で認定されたB型肝炎に関する知見

最高裁は、以下の通り、注射器具の使い回しによりウイルス感染が生じることや感染しても黄疸を発症しない持続感染者が存在すること等が、1948（昭和23）年時点でも医学的知見として確立していたと認定しています。

記

B型肝炎ウイルスの発見は、1973（昭和48）年のことであるが、同一の注射器（針・筒）を連続して使用することなどにより、非経口的に人の血清が人体内に入り込むと肝炎が引き起こされることがあること、それが人の血清内に存在するウイルスによるものであることは、我が国の内外において、1930年代後半から1940年代前半にかけて広く知られるようになっていた。そして、欧米諸国においては、遅くとも、1948（昭和23）年には、血清肝炎が人間の血液内に存在するウイルスにより感染する病気であること、感染しても黄だんを発症しない持続感染者が存在すること、注射をする際、注射針のみならず注射筒を連続使用する場合にもウイルスが感染する危険があることについて、医学的知見が確立していた。また、我が国においても、遅くとも1951（昭和26）年当時には、血清肝炎が人間の血液内に存在するウイルスにより感染する病気であり、黄だんを発症しない保菌者が存在すること、そして、注射の際に、注射針のみならず注射筒を使い回した場合にもウイルス感染が生ずる危険性があることについて医学的知見が形成されていた。

（最高裁判決「第1　事案の概要、1、（3）」）

3　予防接種及びB型肝炎の基礎知識

最後に、予防接種及びB型肝炎の基礎知識を説明します。

○「**集団予防接種**」とは、保健所・公民館・小学校などで、日程と時間、場所を決めて実施する短時間に多人数に連続的に行う予防接種をいいます。

○「**一人一針一筒**」とは、注射器を介した感染症の感染を防止するために、注射を受ける人ごとに注射器の針および筒を滅菌・交換することをいいます。

○「**注射器の使い回し**」とは、一人一針一筒を守らず、同一の針または筒を交換せず使用して後続の人に注射行為をすることをいいます。なお、本書では、なるべく注射器（針筒）、注射器具の用語で統一します。

○「**予防接種法**」とは、1948（昭和23）年6月に制定された法律です。制定当時の立法趣旨は、

「この法律は、伝染の虞がある疾病の発生及びまん延を予防するために、予防接種を行い、公衆衛生の向上及び増進に寄与することを目的とする。」（第1条）とされていました。伝染病の発生・蔓延の防止のため、予防接種を法定化したものです。制定当初は、12疾患を予防接種の対象として規定（定期の予防接種は6疾患）し、罰則規定ありの義務接種（３０００円以下の罰金）である点に特色がありました。

○**血清肝炎・流行性肝炎・A型肝炎・B型肝炎**という言葉について

歴史的にウイルス性肝炎は「**流行性肝炎**」と「**血清肝炎**」の少なくとも2種類があると考えられていました。「**流行性肝炎**」は、水や食物を介した経口感染するウイルス性肝炎であり、主に現在の「**A型肝炎**」であることがのちに判明しました。「**血清肝炎**」は、注射器使い回しや輸血などを介して血液感染するウイルス性肝炎であり、主に現在の「B型肝炎」や「C型肝炎」であることがのちに判明しています。しかし、１９５０年代には未だウイルスが発見・同定されていなかったことから、あくまでも症例から推測・判断する状況でした（研究班報告書34頁・田中１９６４）。また、「**血清肝炎**」と「**流行性肝炎**」の区別は明確ではなく、「**血清肝炎**」でも経口感染の可能性があるという考えもありました。

しかしながら、少なくとも、「**血清肝炎**（感染性の肝炎）」がウイルス性の疾患であり、集団予防接種において注射器等（注射筒・針）の使い回しで肝炎に感染し得ることは、１９４０年代に、すでに世界的にも我が国においても確立した知見となっていたと考えられます。

○「**持続感染**」とは、感染した病原体が体内から排除されず、感染状態が続いていることをいいます。

○「**世界保健機関**（World Health Organization: ＷＨＯ）」は、「全ての人々が可能な最高の健康水準に到達すること」を目的として設立された国連の専門機関です。１９４８（昭和23）年4月7日の設立以来全世界の人々の健康を守るため、広範な活動を行っています。２０２１（令和３）年時点の加盟国は１９４カ国であり、日本は、１９５１（昭和26）年5月に加盟しました。

○**Ｂ型肝炎ウイルスの発見**

Ｂ型肝炎の原因ウイルスであるＢ型肝炎ウイルス（ＨＢＶ）は、１９６４（昭和39）年 Blumberg らがオーストラリア抗原として発見しました。１９６８（昭和43）年には Prince、大河内がそれぞれ独立して血清肝炎と密接な関係のある抗原を発見しましたが、それはオーストラリア抗原と同じであることが確認され、ＨＢ抗原として統一されました。１９７０（昭和45）年にＨＢＶの本態である Dane 粒子が同定され、１９７３（昭和48）年にＨＢＶの増殖に必要なＤＮＡポリメラーゼが発見されました（先行訴訟の最高裁判決はこの年ＨＢＶが発見されたと認定しています）。さらに１９７９（昭和54）年 Dane 粒子から、そこに含まれるウイルスゲノムがクローニングされ、ＨＢＶおよびＢ型肝炎に関する知見は飛躍的に進展しました。

○「**研究班報告書**」とは２０１２年に厚労省で設置された集団接種によるＢ型肝炎感染拡大の検証及び再発防止に関する検討会（以下「検証会議」といいます）の研究班がまとめた報告書です。

【コラム：C型肝炎ウイルスとB型肝炎患者の不思議な縁】

北海道原告　高見　進

C型肝炎ウイルスの発見

現在は主な肝炎ウイルスとして、A型、B型、C型が区別されています。1940年代には、これら黄疸など肝機能障害を起こすものは、細菌ではなくウイルスであることは分かっていましたが、詳細は不明で、不衛生な食べ物や水などで経口感染する流行性肝炎と血液を介して感染する血清肝炎の区別がされ、肝炎Aと肝炎Bとされました。本文にあるように、1960年代から70年代にかけてB型肝炎ウイルスが特定され、ウイルス検査が可能になり、B型の慢性肝炎患者が世界に何億人もいることが分かってきました。他方で、血清肝炎には、B型肝炎ウイルスによってではなく、別のウイルスによるものがあることも分かりはじめ、非A非B型と呼ばれました。さらに、B型肝炎ウイルスへの幼児期の感染のみが持続感染をひきおこすことも明らかとなり、感染予防のためのワクチンも開発されました。1989年になってようやく非A非B型の構造が明らかになり、C型と名付けられました。そして、C型についてもウイルス検査ができるようになった結果、C型慢性肝炎患者も世界中に何千万人もいることが明らかになり、B型とC型のどちらについても世界的に対処しなければならない大きな問題であることが認識できるようになりました。

・C型肝炎ウイルスの特徴

しかし、B型肝炎ウイルスは、主に血液が媒介して感染するという点ではB型肝炎ウイルスと同じです。しかし、B型肝炎ウイルスと異なり、成人期の感染でも発症し、発症後持続感染しやすいという性質をもち、肝硬変、肝がんに移行するリスクが高いという特徴があります。また、B型肝炎は一度感染して（HBs）抗体ができると再度感染しませんが（中和抗体）、C型肝炎でできるHCV抗体は、ウイルスが存在している可能性が高いことを示す抗体（感染抗体）なので、再度の感染が生じることがあります（ただし、後述する治療でウイルスが排除されたときには再度の感染はありません）。B型肝炎ウイルスはごくごく微量の血液でも感染する危険が高いのですが、それと比較すると、C型肝炎ウイルスは感染力が弱いという特徴があります。C型肝炎ウイルスは遺伝物質として一本鎖の構造をもつRNA（リボ核酸）ウイルスですが、B型肝炎ウイルスは遺伝物質として二本鎖の構造をもつDNA（デオキシリボ核酸）（逆転写）ウイルスです。一般に、一本鎖の構造をもつRNAウイルスは、遺伝子の安定性が低く、変異スピードが早いのに対して、二本鎖の構造をもつDNAウイルスは、遺伝子の安定性が高く、変異スピードが遅いという性質があります。B型肝炎ウイルスは、人類が生まれるはるか以前から存在していたことは分かっていますが、人類に感染したのはいつであったかは明らかではありません。遺伝子の変化速度（分子時計）の研究から、B型肝炎ウイルスは約3000年前、C型肝炎ウイルスは200年前との説が唱えられているとのことです。

第2次世界大戦前後からの肝炎患者の激増と原因の究明の努力

肝炎が歴史上大きな関心を集めることになったのは、1930年代に輸血の技術が完成し、第2次世界大戦前後の戦争で傷ついた兵隊に対して大量の輸血が行われた結果、黄疸発症者が多数生じたこと、および、20世紀に入って開発された梅毒の治療薬のサルバルサンや糖尿病の治療薬のインシュリンなどを注射された患者の中から多数の肝炎患者が生じたことがきっかけです。これらは、戦争遂行上も重大な問題であったため、特に英米で、その原因究明に精力が注がれ、その結果、血清肝炎ウイルスをもつ者の血液が輸血に使われたか、注射器を滅菌不十分のまま連続使用したことが感染の原因であることが次第に明らかになってきました。

C型肝炎ウイルスとB型肝炎患者の不思議な縁

B型とC型の肝炎ウイルスが区別された現在の時点で振り返ってみると、第2次世界大戦前後に問題とされた肝炎感染の大部分は実はC型肝炎ウイルスによるものであったと考えられます。なぜなら、その時代に、輸血や注射を受けたのは兵士をはじめほとんどが成人であったと考えられますが、成人の場合はB型肝炎に感染した場合もおおむね一過性であり、その後慢性肝炎に移行することは原則としてないからです。わが国で戦後問題になったヒロポン中毒での注射器の使い回しによる肝炎の発生も、同様に主にはC型肝炎の発症でした。また、ライシャワー事件（76頁参照）での治療過程で生じた輸血後肝炎に代表される輸血後の肝炎も同じです。少し後になりますが、日本では、

1972年から献血のさいにB型肝炎ウイルス検査が導入されました。厚労省のまとめたデータによると、その直前の輸血後肝炎の感染率は16・2%でしたが、導入後も14・3%が感染しました。感染者は非A非B型ウイルスの感染者でしたが、非A非B型はすなわちC型だったので、ウイルス検査導入前の輸血後肝炎患者の90%近くがC型肝炎ウイルスによるものであったことになります。

B型肝炎は、前にふれたように、幼児期にウイルスが体内に入ったときにのみ持続性のキャリアになり、比較的長い年月が過ぎた後にはじめて慢性肝炎として発症するという性質があります（もっとも、B型肝炎ウイルスのうち日本に多いゲノタイプB、Cにあてはまることで、欧米に多いゲノタイプAにはあてはまりません）。そのため予防接種と発症との因果関係などの解明に困難を生じがちですが、同じ血清肝炎であるC型肝炎は成人になってからの感染でも慢性化して黄疸症状も呈しやすいため因果関係も把握しやすく、そのため早い時期から研究を進めることができました。また、C型肝炎感染者は欧米を含む世界中に存在しますが、B型肝炎感染者は、アジア、アフリカに偏っているので、C型肝炎がなければB型肝炎の研究も遅れていたのではないかとも思われます。B型肝炎患者の立場からすると、C型肝炎ウイルスが血液感染による肝炎研究の水先案内人となってくれたとも思え不思議な縁を感じます。

2022年現在、C型肝炎は、ワクチンはできていませんが、インターフェロンあるいは抗ウイルス薬（DAA、インターフェロンフリー治療）でウイルスを体内から排除し完治できるようになっています（SVR、血中HCV-RNA持続陰性化。SVRとなっても、HCV抗体は過去の感染の事実を示すものなのでなおプラスということはありえます）。他方、B型肝炎は、ワクチンがあって予防ができますが、治療については、インターフェロンと抗ウイルス薬（核酸アナログ製剤）があり、ウイルスの増殖を抑えることはできるものの、なおウイルスを除去するまでにはいたっていません。

第1部　歴史

【１９４０年代】

第1　時代背景

１　１９４０年代までのB型肝炎の歴史

B型肝炎ウイルス（ＨＢＶ）は、人類誕生以前から存在していた証拠があり、現在でも地球上で約３億５０００万の人々に持続感染している。ＨＢＶ持続感染の世界分布には大きな地域差があり、東南アジアと西太平洋地域に75％が集中し、残りは主としてアフリカに限局している。ＨＢＶはC型肝炎ウイルス（ＨＣＶ）と同様、感染者の血液によって伝搬する。20世紀になってから、医療が進歩して、輸血と注射による治療により医原性感染が発生した。しかし、それ以前には、ＨＢＶに感染した母親から生まれてくる新生児への母子感染が持続感染の主要な伝搬経路であった。

2　戦前の予防接種行政

戦後予防接種行政を調査・研究した手塚洋輔は、戦前の予防接種行政の特徴を、

①　法定の予防接種は長らく種痘のみという体制だった。

②　接種義務違反に対して罰則規定を設けていた。

③　戸籍や学歴簿による接種状況の管理がなされていた。

と紹介する。[※1 63頁など]

種痘に関しては、１８７０（明治３）年に政府が「大学東校種痘館規則」を制定し、１８７４（明治７）年に文部省医務局が「種痘規則」を制定し、１９０９（明治42）年の「種痘法」を制定したという歴史がある。これらの制度による予防接種は、戦前の天然痘流行の防止に効果をあげていた。

日本の種痘法は、新たな出生児に対し、出生から翌年6月までに第1期の種痘を受けさせる義務を保護者に負わせて違反者への科料を科していた。社会防衛の趣旨が強調されていたと考えられる。

この種痘法の仕組みは、１９４８（昭和23）年制定の予防接種法に引き継がれることになった。[※2]

なお、ヨーロッパの種痘法においても同様の規定があったが、その後の改正によって忌避できる場

合が拡充され、接種義務は緩和されていった。

3　戦時以降の予防接種行政

1948(昭和23)年の予防接種法施行前においても、以下の通り、種痘法で規定された種痘以外の予防接種が広く行われていた。このことは、予防接種法制定によって広く行われた集団予防接種の実施に引き継がれることになる。

1940(昭和15)年　国民体力法制定　検査項目の中に、ツベルクリン反応検査があり、17-19歳の男子230万人が対象となった。1941(昭和16)年度には15-19歳の男子が対象になり290万人に検査が実施され、ツベルクリン反応陽性率は30.1%であった。[※3]

1941(昭和16)年、東京市で500万人を超える腸チフス予防接種が行われた。[※4]

1942(昭和17)年　国民学校を卒業して直接就職する者を対象にBCGの集団接種開始。この年、約38万人、その翌年は約54万人が接種を受けた。1944(昭和19)年には厚生省衛生局長通牒で接種対象が拡大され、503万人にBCGが接種された。[※5][※6]

体力検査が結核検診に重点を置いて進められたことに伴い、工場鉱山の労働者について行われていた労働関係法令に基づく健康診断や健康保険被保険者に対して行われていた被保険者検診等においても、結核に関する集団検診方式が採用されることとなり、結核の集団検診の受診者は1年間に1千万人以上にも達した。[※7]

1947（昭和22）年3月には結核の届出規則を改正、結核のすべての病類の届出を義務づけ、翌年にはBCGを含む予防接種を法制化し、BCGは生後6カ月以内と、30歳になるまで毎年、ツベルクリン反応陰性者には接種することとされた。

4 医師の不足

戦後間もないころの日本では医師の数が不足しており、医師不足であるにもかかわらず、膨大な予防接種実施件数が課せられていたことから、現実的に一人一針一筒を遵守することは困難であったと思われる。

参考：予防接種法制定以降の医師の数

1948年　医師の数が人口10万人あたり90人（2012年の37・8％）

1955年　医師の数が人口10万人あたり106人（2012年の44・5％）

1969年　医師の数が人口10万人あたり114人（2012年の47・9％）

1977年　医師の数が人口10万人あたり121人（2012年の50・8％）

1988年　医師の数が人口10万人あたり164人（2012年の68・9％）

第2　予防接種法の制定に至るまで

1　1940年代の衛生状況

第二次世界大戦に敗戦し、荒廃した日本は、終戦から一定期間が経過するまで、伝染病が蔓延する劣悪な衛生環境にあった。加えて、戦地や旧植民地等からの軍人・軍属・在留邦人の引き揚げが始まり、様々な病原体が持ち込まれることになった。検疫を含めた防疫体制の構築が、公衆衛生行政における喫緊の課題となり、こうした現実に直面したＧＨＱ（連合国軍最高司令官総司令部）は早急に公衆衛生改善へと着手しなければならなかった。ＧＨＱの公衆衛生福祉局（ＰＨＷ）の政策は、「占領地の住民の健康よりも、兵力維持のためにまず自国の軍隊の保護が優先され、社会不安を除去するために占領地の衛生環境整備と疾病予防策がとられた」のであった。[※1]

2　予防接種法成立の背景（厚生省20年史より）[※8]

終戦直後の防疫行政に著しい特徴を与えているのは、発疹チフス、痘瘡（天然痘、疱瘡ともいう）、コレラ等の伝染病の爆発的といってよいほどの流行である。発疹チフスは、既に戦争が過酷となった

1943（昭和18）年から、朝鮮、満州、中国からの労働者の移入や生活環境の悪化から、流行があり漸増し、1946（昭和21）年にはその患者数も3万2000人余と未曽有の数を示した。終戦による悪条件は、コレラや痘瘡の異常な流行も引き起こし、他の伝染病も一斉に多発させた。厚生省は各種の予防接種、特に腸チフス、パラチフスの予防接種と発疹チフスの予防接種を占領軍の強い指示と協力のもとに広範に行った。日本脳炎に対しては1946（昭和21）年に伝染病予防法の規定により、予防方法を施行すべき伝染病として指定が行われた。また、1948（昭和23）年にはGHQの覚書に基づき伝染病届け出規則が制定され、インフルエンザや急性灰白髄炎、麻しんなど13種の伝染性疾患につき医師に届け出義務が課された。

同じ1948（昭和23）年に特筆すべきものは、予防接種法の制定である。先に述べた予防接種の広範な実施の結果は、1947（昭和22）年の伝染病患者数の著しい低下となって現れ、予防接種の効果を確認させることとなった。加えるに占領当局の強い示唆もあったので、政府はこの画期的な法律の制定にふみ切るに至った。この法律は定期および臨時の予防接種を行うものとして痘瘡、腸チフス、パラチフス、ジフテリア、百日咳および結核の六病、臨時の予防接種のみを行うものとして、発疹チフス、コレラ、ペスト、猩紅熱《しょうこうねつ》、インフルエンザ、ワイル病の六病を定め、これらの予防接種を受ける義務を全ての者に課すると共に、接種の実施者、実施方法等を規定した。予防接種をこのように広い範囲の疾病について強制的に行う制度が設けられているのは、諸外国にも例のないことである。

なお、1948（昭和23）年の時点で、痘瘡、発疹チフスは既に収束に向かっていた。また、予防接種対象疾病が非常に広いことは占領軍の方針と考えられる。[9]

3　予防接種法の成立[7]

このような状況下で、1948（昭和23）年に予防接種法が制定され、集団予防接種が開始された。集団予防接種は、1948（昭和23）年当時の、①感染症の患者・死者が多数発生、②感染症の流行がもたらす社会的損失防止が急務、③社会防衛の強力な推進が必要という時代背景のもとで導入されたものである。予防接種法に基づき、痘瘡、百日せき、腸チフス等定期接種・定期接種外を含めて12疾病を対象とし、罰則付きで接種が義務付けられた。

4　予防接種法の強権的性格とGHQの介入

（1）強権的性格

予防接種法は第3条にて「何人も、この法律に定める予防接種を受けなければならない」としており、第9条で「疾病その他の事故のため、指定期日に予防接種を受けることのできなかった者又はその保護者は、その指定期日後7日以内にその事由を添え、市町村長に猶予を申請することができる」、また第26条にて第3条に違反した場合は「3000円以下の罰金に処する」と規定されており、極めて強権的であった。[9]

（2） GHQの介入

1948（昭和23）年当時、衛生局防疫課長を務めていた石橋卯吉は、予防接種法の成り立ちに関して、「予防接種法について興味深いことはともかくやってみたかったのでしょうね。アメリカでは出来ないけれど日本で出来ることをやってみたくて政策化したもののひとつじゃないでしょうか」と、当時の出来事を紹介しながら回想しており、※10 わが国における予防接種法自体が、占領軍による実験的政策であったことを述べている。

5　膨大な件数の接種が行われたこと

種痘は、1940、41（昭和15、16）年にはそれぞれ1500万人を対象に臨時接種が実施され、1946（昭和21）年は6000万人、1949（昭和24）年には3000万人を対象として行われた。腸チフス・パラチフスも、1946、47（昭和21、22）年は6000万人を対象として行われた。実施態様は、流行するたびに、大人も子供もごちゃまぜで行われた。

第3　1940年代の知見

1　ウイルスは同定されていないが感染リスクの知見は存在した

先行訴訟の最高裁判決が認定する通り、B型肝炎ウイルスの発見は、1973（昭和48）年のこと（DNAポリメラーゼの発見をもってB型肝炎ウイルスの発見と捉える）であるが、同一の注射器（針・筒）を連続して使用することなどにより、非経口的に人の血清が人体内に入り込むと肝炎が引き起こされることがあること、それが人の血清内に存在するウイルスによるものであることは、日本の内外において、1930年代後半から1940年代前半にかけて広く知られるようになっていた。

注射器具の使い回しが、「肝炎」発症の原因となる可能性については、認識されていた。

2　外国の知見

1945（昭和20）年7月28日発行のLancet（黄疸の伝染における注射器の役割）には、「血清肝炎が注射の筒や針による感染によって発症したものであり、筒の連続使用を改めるべきである」と警告されていた。

筒と針の使い回しによる感染リスクが警告されていた。

3　日本の知見

日本では、1942（昭和17）年に、麻疹血清注射後や種痘の後に流行性肝炎が起こったという報告もあった[※11]。1943（昭和18）年時点で、「医師によりては一本の種痘針を、少しも消毒しないで三百人四百人と云ふ多数の人に連続使用して居らるる方を見受けます。これは時によると種痘針を媒介として、甲の者の病毒を乙の者に移植せしむる事もあって恐るべき結果を招来せぬとも限りませぬ」という見解があった[※12]。

予防接種針を媒介とした病毒感染のリスクは認識されていた。

1948（昭和23）年に、名古屋大の坂本陽医師が、「諸家の観察によれば、流行性肝炎の患者の採血に用いた注射器及び針が危険である」という、注射器及び針を媒介とした流行性肝炎感染リスクに関する英国医学研究会の報告を日本でも紹介していた。

日本では、1940年代頃から輸血又は各種血液製品注射後に黄疸が発生するとの報告が見られるようになったが、それまでの日本では血清肝炎に関する報告はほとんどなかったとされる。

1950（昭和25）年頃までには、経口感染する流行性肝炎と、血液によって感染する血清肝炎が存在すること、また、その2つは別種の疾患であることが認識されていた。さらに、それらのどちらもウイルスによる疾患であることが認識されていた。

この時期から既に、肝炎の原因となるウイルスが普通の消毒法では死滅しないこと、輸血や血漿の注射により感染すること、注射器の不十分な消毒によって感染する可能性があることなどが指摘されていた。

4 小括

このように、同一の注射器（針・筒）を連続して使用することなどにより、非経口的に人の血清が人体内に入り込むと肝炎が引き起こされることがあること、それが人の血清内に存在するウイルスによるものであることは、我が国の内外において、1930年代後半から1940年代前半にかけて広く知られるようになっていた。

第4　集団予防接種による感染拡大（制度面等の詳細な説明は、1950年代に）

1　予防接種法の施行

1948（昭和23）年に施行された予防接種法においては、定期接種・定期接種外を含めて対象疾病が12と、他国と比較しても広汎に予防接種が行われていた。このため接種数が非常に多かった。予防接種法施行により、集団予防接種拡大へのアクセルが大きく踏まれ、これは、予防接種による健康被害が社会問題化する1970年代頃まで続いた（1976（昭和51）年の予防接種法改正により、原則として罰則が廃止され、健康被害救済制度が導入された。）。

2　集団予防接種の実態

我が国では予防接種は集団的に行われ、かつ強制的であり、かつ頻回であり、一人ずつ注射器を換えておらず、HBVウイルス感染への危険があった。特に1940～50年代生まれの層は、ほとんどが集団で予防接種を受けた世代であるため、最も感染者は多い。集団予防接種の多くの場合、注射針と筒の使い回しが行われていた。[※1、7]

3　導入時のGHQの影響、国民のお上意識

予防接種体制の構築は、GHQの指示でもあった。予防接種の実施は社会防衛のためであり、「個人よりも全体（公共）を優先する」という発想が社会に広くあった。また、予防接種は国策事業であるところ、国民も、「お上の政策だから従う」という日本人のお上意識の発想が、誤った政策を助長させた可能性が指摘できる。

4　小括

結果として、対象疾病を12とする世界に類を見ない規模の（多くは使い回しを伴う）集団予防接種を強制的に行う仕組みが、我が国のB型肝炎ウイルスの感染拡大に寄与しているものと考えられる。

第5　厚生省内の所管

感染症対策にかかる制度管理は、戦後一貫して厚生省の公衆衛生部局が所掌し、課レベルでは、長らく、結核予防課（結核予防法を担当）、防疫課（伝染病予防法・予防接種法）、検疫課（検疫法）による三課体制をとっていた。しかも、これらは局長も課長も医系技官が就任するポストであった。[※1 43頁]

1946（昭和21）年11月には、衛生局と外局であった医療局とが、公衆衛生局・医務局・予防局三局体制に再編され、防疫課・予防課・検疫課の三課が予防局所属と改められた。そして、これらの三局の局長は、GHQのサムス局長の強い意向と、当時の厚生省医系技官、特に衛生局長であった勝俣稔の努力によって、すべて医系技官によって独占されることとなった。[※9 65頁]

すなわち、国の担当者は医系技官であり、少なくとも一般レベルの医学的な知識を有していた。

第6　まとめ（問題点）

1　知見面・対応面

この時代、注射器具（針・筒）の使い回しにより、肝炎（病毒）を感染させるリスクがあるとの知見が日本にはあった。また、注射器具（針・筒）の使い回しをしてはいけないことも知られていた。

厚生省の担当者や予防接種従事者は、医師や医療従事者であることが多かったので、一般的な医学的知識を有しており、注射器具を使い回すことによる感染リスクを認識していた者がいた可能性を指摘できる。ただし、予防接種の現場に、感染リスクの知見がいきわたっていたか疑問であるし、知見を持つ者がいたとしても、防疫体制構築のため（戦前の種痘法から引き継がれる社会防衛優先の意識から）、予防接種の実践的利益を重視して、使い回しを容認していた可能性を指摘できる。このことは、使い回しの開始・継続を容認するファクターとして存在した可能性がある。

1940年代の時点では、ウイルスの同定がされておらず、肝炎の重症化リスクは医学的に証明されていなかったこともあり、「医者は黄疸になって一人前」という医者もいた。医療従事者は、ウイルス性肝炎を過小評価し、リスク認識を適切に評価していなかった可能性がある。また、感染リスクを適切に認識していない医療従事者もいたと思われる。

以上より、少なくとも、感染リスクの知見を有する者は、予防接種の現場に対し、使い回しを阻止するような影響を及ぼすことができていなかった。使い回しの危険性について、国民への周知啓発が欠如していたと評価できる。

2 制度面

衛生状態が劣悪な戦後間もない我が国で、（多くは注射器具の使い回しを伴う）集団予防接種が広く行われたことにより、１９４０年代にB型肝炎の感染が拡大した。

ただし、衛生面が劣悪であったのは戦後一定の期間であり、日本の衛生面は諸外国に比べて著しく劣る状態が継続していたわけではない。衛生面の問題が改善されても、B型肝炎の感染拡大が収まらなかったのは、（多くは注射器の使い回しを伴う）集団予防接種制度が広く行われ続けた我が国の仕組みにも起因すると考えられる。

わが国の予防接種の仕組みでは、

○対象疾病が広汎であり

○全国民に義務を課していた。

このため国民は集団予防接種を受けることから逃れることが出来なかった。これらは、予防接種制度が、集団予防接種を前提にしていたこと、予防接種の実践的利益の大きさが、注射器具の使い回しを許容しうるといった誤解が１９８８（昭和63）年まで続いたこと、戦後の医師不足、などの要因と相まって、結果として、日本で未曽有のＢ型肝炎感染被害を引き起こすことになる。

　制度面では、予防接種法で全国民に対する義務を課す形式での予防接種制度が開始したことにより、対象疾病の広汎性、予防接種に用いる注射器の不適切な使い回し、肝炎に対するリスク認識の欠如など複数の要因と相まって、わが国でのＢ型肝炎感染被害の拡大を招来することになる。

　この時代、国は、感染リスクを正しく認識・評価しておらず、注射器具使い回しへの対策を講じていなかった。

注

※１　手塚洋輔『戦後行政の構造とディレンマ』藤原書店（２０１０）
※２　井口乗海「『痘瘡及種痘論』による20世紀初頭の各国と日本の種痘法規について」、渡部幹夫　順天堂大学医療看護学部『日本医史学雑誌』第57巻 第2号（２０１１）
※３　島尾忠男「国民体力法」9/2012 複十字 No.346　26頁（ＴＢアーカイブ―本部事業 電子資料館―公益財団法人結核予防会）
※４　「東京都衛生行政史」（１９６１、未見）。渡部幹夫「日本の予防接種法前史としてのワクチン・血清療法史」『日本医史学雑誌』第60巻 第2号（２０１４）は、その他の予防接種も多くされており、日本の医学の一つの特徴と考えるとしている。

※5　岩崎龍郎「明治20年代以後の我が国の結核予防、診断、治療の諸問題に関する史的展望（その2）」『結核』57巻7号（1982）402頁

※6　島尾・前掲27頁

※7　平成26年度厚生労働白書8頁

※8　厚生省20年史編集委員会編『厚生省20年史』厚生問題研究所（1960）

※9　「わが国の予防接種制度についての歴史的一考察（渡部幹夫）」『民族衛生』第73巻 第6号（2007）

※10　川上武編『医療と人間と』勁草書房（1973 - 1974）

※11　北岡正見『医学の進歩』第1巻、共立出版（1942）

※12　井口乗海『健民と防疫』上巻文松堂（1943）

【１９５０年代】

第１　時代背景

１　ＧＨＱによる占領の終わりと義務的予防接種制度の存続

１９５０年代の国内においては、戦後の復興期から、ＧＨＱによる占領が１９５２（昭和27）年には終わり、１９５０（昭和25）年に勃発した朝鮮戦争に伴う特需を経て、１９５４（昭和29）年からはじまる神武景気、高度経済成長へと移行していく時期にあった。終戦直後には医薬品や公衆衛生施設の不足により公衆衛生は悪化していたが、GHQの占領政策によりこの時代には格段に改善していた。予防接種については、それまで日本で強制的に行われていた予防接種が主に「種痘法」に基づく種痘に限られていたのに対し、GHQからの強い要請で導入することになった「予防接種法」は、対象疾病を12種類とし、多くのワクチンを義務化するという諸外国に類例をみないものであり、かつ罰則規定によって履行を担保する強力な立法であった。これは、当時の国内の劣悪な衛生状況に対する憂いと予防接種に対する期待が、予防接種を受け入れる背景にあったためであり[※1]、その後もGHQの占領政策（占領軍の保健衛生）を目的とした義務的かつ集団での予防接種制度が継続された。

2 高度経済成長と予防接種禍

（1）「予防接種法」下における事故責任

1948（昭和23）年に制定・施行された「予防接種法」には、行政が予防接種を強制することにより生じる被害を補償する枠組はなかった。そのため、予防接種による事故が生じても、それは接種担当者による単純な過失によるものか、あるいは予防接種の事故被害者の特異体質による不幸な出来事として処理された。この結果、副反応の問題は、行政が予防接種を強制することで生じる被害であるとの理解が広まることはなかった。これは、政府が罰則を規定して接種を強制する以上、予防接種はゼロリスクでなければならないという考え方とも通底していた[※1]。

（2）京都ジフテリア予防接種禍事件の国の対応

ところが、1948（昭和23）年11月に、京都市でジフテリア予防接種を受けた乳幼児68名が死亡した事故が発生した。ジフテリアは、ジフテリア菌が飛沫感染することによる急性の感染症であり、重症化すると死亡したり麻痺が残る可能性もある重篤な病気である。接種されるジフテリアトキソイドの生産・検定プロセスは、ジフテリア菌を培養したものを無毒化し、さらに小瓶1000本に分注し、この中から8本を抜き取り、その合否を検定していた。京都市での事故を受けて「ジフテリア予防接種副作用調査委員会」が設置され、原因が検討されることとなり、同委員会で、当初は、①ジフテリア菌を十分無毒化していなかった製造業者の責任に加え、②抜き取り検定方法の過誤により検定からすり抜けていた国の責任が指摘されていた。ところが、第3回副作用調査委員会では、国の検定ミスについての指摘は抜け落ち、製造業者の責任のみが問題となり、最終的に、検定すり抜けの原因究明はされなかった。[※1] 国の過失責任が認められる可能性がある状況において、国による事故原因の検証・究明が消極的となり、原因究明・再発防止がなされなかったり遅れたりする問題は、その後の集団予防接種によるB型肝炎感染被害に対して国が積極的に対応しなかったことと共通する国の問題である。

第2　医学的知見

1　血清肝炎の知見

1950年代当時、ウイルス性肝炎は流行性肝炎と血清肝炎の少なくとも2種類があると考えられていたが、未だウイルスが発見・同定されていなかったことから、あくまでも症例から推測・判断する状況であった。[※2・34頁] また、流行性肝炎と血清肝炎の区別は明確でなく、血清肝炎でも経口感染の可能性があるとの考えもあった。

しかしながら、血清肝炎がウイルス性の疾患であり、集団予防接種における注射器の使い回しで肝炎に感染し得ることは、1940年代に、すでに世界的にも我が国においても確立した知見となっていた。[※3、4、5]

1950年代には、血清肝炎及び集団予防接種の危険性に関して、1940年代と比較して新たな医学的知見の進展は少なかったと考えられるが、従前の知見を基に、WHOが次の「肝炎に関する第一報告書」をまとめている。

2　WHO肝炎専門委員会の「肝炎に関する第一報告書」

(1) 感染リスクに関する知見

すなわち、1953（昭和28）年、WHO肝炎専門委員会は、「肝炎に関する第一報告書」（Organisation

Mondiale de la Santé Série de Rapports Techniques COMITÉ D' EXPERTS DE L' HÉPTITE. Premièr rapport）[※6]を発表し、同報告の中で、流行性肝炎と血清肝炎が不注意のため人から人へ容易に感染する現実を踏まえ、公衆衛生上重要な問題となっているとの認識に立ち、それまで判明していた情報を収集・検討した上で、流行性肝炎をA型肝炎、血清肝炎をB型肝炎と呼ぶこととし、いずれもウイルスによる発症であること、B型肝炎ウイルスについては非経口感染が唯一の伝播形態であることを指摘し、医療行為による非経口感染の予防方法を提唱し、「血清肝炎は、輸血や感染した血液成分の注入によって伝染するのみでなく、連続使用の皮下注射又は注射筒に残る血液の偶発的注入によっても起こることが明らかになった。感染を引き起こすには、極めてわずかの量の血液で十分であり、また、繰り返していえば、このウイルスは熱や物理的、化学的要因にかなり抵抗力を持っているので、現在注射針、筒その他の器具を滅菌するために通常用いられている多くの方法は効果がなく、病気の感染を防ぐことができない。短時間に何千人にも注射する一斉予防接種には、特別の問題がある。」とした。

（2）無症候性キャリアに関する知見

同「肝炎に関する第一報告書」は、血清肝炎キャリアの状態が最大観察期間である5年間持続する症例があることから、キャリア状態が5年よりも長期間持続する可能性を指摘し、肝炎（黄疸）や肝機能検査及びその他の臨床病理学的検査異常のない、無症状のキャリアが存在する可能性があることも強く指摘している。[※6]また、長期のキャリア状態持続の可能性に加え、胎盤を介した母子感染があること、イングランドとウェールズでの調査で0・5％のキャリア率が示唆されていることから、医療

関連感染以外で血清肝炎ウイルスが人から人へ感染をしていく感染様式が存在することが指摘されている。[※6]

3　厚生省はWHO肝炎専門委員会の「肝炎に関する第一報告書」の内容を把握していた

この1953（昭和28）年のWHO肝炎委員会の「肝炎に関する第一報告書」は、厚生省防疫課が編集し1957（昭和32）年に出版された「防疫必携第4輯技術編（下）」333頁〜335頁に翻訳され抜粋引用されている。[※7]「防疫必携第4輯技術編（下）」では、流行性肝炎を解説する第10篇への掲載であるものの、抜粋引用された部分は流行性肝炎と血清肝炎の双方に関する記載である。厚生省が前記WHOの「肝炎に関する第一報告書」の一部のみを翻訳し、「防疫必携第4輯技術編（下）」に引用掲載された部分以外の内容を把握していなかったとはおよそ考えられない。実際、「防疫必携第4輯技術編（下）」の流行性肝炎及び血清肝炎に関する記載は、前記WHOの「肝炎に関する第一報告書」と同様の血清肝炎に関する基本的な医学的知見が記載されている。

また、前記1953（昭和28）年のWHOの「肝炎に関する第一報告書」では、血清肝炎の感染防止のためには、それまで医療現場で行われることがあったフェノール（石炭酸水）などの化学薬品による消毒では感染防止に不十分であるとして、煮沸、高圧蒸気滅菌、乾熱滅菌等の加熱による滅菌消毒の方法を推奨した。このWHOの「肝炎に関する第一報告書」が発表された当時の我が国では、予防接種器具の滅菌消毒方法として、5％石炭酸水（フェノール）での消毒を例外的に認めていたが、

1958（昭和33）年9月に制定された「予防接種実施規則」によって、WHOの「肝炎に関する第一報告書」の記載と同様に、化学薬品による消毒を完全に除外し、煮沸、高圧蒸気滅菌、乾熱滅菌等の加熱による方法に限定する形で、予防接種器具の消毒滅菌方法をより厳格に変更した。すなわち、前記1953（昭和28）年のWHOの「肝炎に関する第一報告書」の内容を厚生省が完全に把握していたからこそ、厚生省は予防接種器具の消毒滅菌方法から化学薬品による消毒を除外して、加熱による滅菌方法に限定する「予防接種実施規則」を制定したと考えられる。

以上より、厚生省は、1953（昭和28）年の発表から間もない時期に、前記WHOの「肝炎に関する第一報告書」の全文を翻訳してその内容を把握していたと考えられる。

したがって、当時の厚生省は注射針や注射筒の使い回しによる血清肝炎感染のリスクを認識していたし、無症候性キャリアの存在も認識していたと考えられる。

4　注射器の使い回しによる集団予防接種の危険性を認識しうる知見の存在

ところで、集団予防接種におけるB型肝炎感染の問題に関連して重要な医学的知見である①症状のないキャリアからの感染がありうるか（外見上健康な人の間であれば集団予防接種の注射器使い回しにリスクがないと考えられるか）という点と、②感染した後にキャリア化して進展性の慢性疾患が起こりうるか（感染による影響・症状の重篤性をどの程度把握していたか）という点については、以下の通りであった。

（1）無症候性キャリアからの感染に関する知見の存在

まず①の点について、欧米では１９４０年代に不顕性（無症候性）のキャリアが存在することが指摘されており、前記２の通り１９５３（昭和28）年のＷＨＯの「肝炎に関する第一報告書」でも無症状のキャリアが存在する可能性が強調されて、注意が促されていた。

我が国においても、前記「防疫必携第４輯技術編（下）」だけでなく、臨床医向けの、医学総合月刊誌「治療」誌上や、医学論文を掲載する月刊誌「日本臨床」誌上においても、無症候の患者が存在することが指摘されている。[※8・1024頁、9・48頁] １９５１（昭和26）年の「治療」誌上では、楠井賢造（和歌山医科大学教授）が、血清肝炎がウイルス性の肝障害であることを指摘したうえで、「罹患していても気付かずにいるものが多い」「感染力をもったビールスの保続期間も、まだよくわかっていない。従って、肝炎の流行時には、其の地方で、一見健康らしい人の血液を輸血したり、又血液製品に供したりするのを避くべきである。」と指摘している。[※8・1027頁] また、１９５５（昭和30）年の「日本臨床」誌上でも、肝炎の既往歴がなく肝機能検査も正常な無症候性のキャリアの症例も紹介されており、外見上健康な人の血液からでも感染がありうることを指摘している。[※10・71頁]

したがって、一見健康そうな感染者である無症候性キャリアが存在し、こうした人からの感染が起こりうることの医学的知見は形成されていたと考えられる。

（2）肝炎の慢性化に関する知見の存在

次に②の点については、前記「防疫必携第４輯技術編（下）」等の文献上、流行性肝炎について、慢性化しうること、予後として慢性肝炎から肝硬変へと進行することが指摘され、症例紹介の形で肝がんを発症することがあることが指摘されている。[※7、11] そのうえで、血清肝炎については、流行性肝炎とは別のウイルスによるものであると理解されていたが、病期進行後の病像については両者の区別は困難と理解されていた。[※7・347頁]（なお、現在の知見では、現在のA型肝炎（当時、流行性肝炎と考えられていた疾患）は、通常慢性化しないと考えられている）。そのことから流行性肝炎と同様に、血清肝炎についても進行性・慢性化のリスクがあるとの医学的知見があったと考えられる。

また、1950年代においては、他にも血清肝炎と肝炎・肝硬変との関係を指摘する文献が複数ある。[※5、12]

したがって、血清肝炎の感染により、病状が進展して慢性肝炎や肝硬変などの慢性疾患が起こりうるとの医学的知見が形成されていたと考えられる。

第3　予防接種の規範と接種現場の実態

1　接種器具の消毒と交換に関する各規範の内容

（1）予防接種法の制定と法案提出理由の説明内容

1948（昭和23）年に、それまでの「種痘法」（1910（明治43）年施行）が廃止され、あらたに12の疾病を対象とし、そのうち、痘そう、ジフテリア、腸チフス、パラチフス、百日せき、結核の6疾患に関する予防接種を定期接種の対象と定める「予防接種法」が制定・施行された。

同法制定の際の国会審議において、厚生省の技官は、見込まれる総接種回数については具体的数値を示して説明しているものの、実施に必要な医療従事者等の人員数については抽象的な説明にとどまっており、1分間で6人すなわち1時間当たり360人に接種する計算で必要な接種従事者数を求める趣旨の説明もしており、「予防接種法」案の提出時点でも接種従事者が足りるのか検討できていない様子がうかがわれる（第2回国会衆議院厚生委員会第17号昭和23年6月27日）。これらのことから、「予防接種法」の制定は、良く言えば意欲的であるが、悪く言えば現場での具体的な接種方法を考慮しない見切り発車での法制定であった。1948（昭和23）年6月27日の衆議院厚生委員会でも憂慮されているとおり、「できないことを法律で書いて、あとから物議を醸す」ことになり、接種現場での注射器の使い回しにつながったと考えられる。

（2）各種「心得」類の制定

この「予防接種法」に基づき、同年に予防接種の技術的基準である「痘そう、ジフテリア、腸チフス、パラチフス、発しんチフス及びコレラの予防接種施行心得」（昭和23年11月厚生省告示第九五号）が規定され、それぞれの予防接種における注射器等の接種器具の滅菌・消毒方法が定められた。種痘については、「痘しょう盤及び種痘針は使用前煮沸消毒又は薬液消毒後清拭、冷却、乾燥させ、種痘針の消毒は必ず受痘者1人毎にこれを行わなければならない」。ジフテリア、腸チフス、パラチフス、発しんチフス及びコレラについては、「注射器及び注射針は使用前煮沸によって消毒することとし、やむを得ない場合でも、先づ5％石炭酸水で消毒し、次いで0・5％石炭酸水又は滅菌水を通して洗ったものを使用しなければならない。注射針の消毒は必ず被接種者1人ごとにこれを行わなければならない」[※13,14]。として、一人一針を規定していた。

1949（昭和24）年には、有効期間の長い乾燥BCGワクチンの開発によって、BCGの大規模な予防接種が可能となった。そのため、「ツベルクリン反応検査心得」・「結核予防接種心得」が新たに定められ、接種器具の滅菌・消毒の方法については、「使用前乾熱、蒸気又は煮沸消毒を行い、アルコールやその他の薬液で消毒してはならない」としていたものの、被接種者ごとの滅菌・消毒及び器具取替えについては、「注射針は注射を受ける者一人ごとに固く絞ったアルコール綿で拂しょくし、一本の注射器のツベルクリンが使用し盡くされるまでこの操作を繰り返して使用してもよい」として注射針の使い回しを容認する心得を発した[※2・14頁]。この注射針の使い回しを容認する部分については、翌1950（昭和25）年に「ツベルクリン反応検査心得」が改正され（昭和25年2月15日厚生省告示第39号）、「注射針は、注射を受ける者一人ごとに、乾熱又は湿熱により消毒した針と取り換えなければならない。なお、注射器のツベルクリンが使用しつくされたときは、その注射器を消毒しないで、新しくツベルクリンを吸引して注射を継続してはならない。」として、一人一針に改められた[※2・14頁]。

さらに、1950（昭和25）年2月に「百日せき予防接種施行心得」が、1953（昭和28）年に「インフルエンザ予防接種施行心得」が規定されたが、前記同様に一人一針を前提とした滅菌・消毒及び交換が定められていた。※2・14頁

以上のように、1940年代後半から1950年代初頭にかけては、「予防接種法」の制定と各種ワクチンの実用化によって、各種ワクチンの接種に関する技術的な基準が随時定められ、注射器等の接種器具の滅菌・消毒方法と、被接種者ごとの注射針交換が明示された。

（3）「予防接種実施規則」の制定による接種器具滅菌の厳格化

その後、1958（昭和33）年9月に、「予防接種法」の第5次改正に伴って、それまでの「予防接種法施行規則」及び「痘そう、ジフテリア、腸チフス、パラチフス、発しんチフス及びコレラの予防接種施行心得」、「百日せき予防接種施行心得」、「インフルエンザ予防接種施行心得」の規定内容を全般的に整理し、予防接種の実施方法を定める省令として新たに「予防接種実施規則」が制定され、前記の各種心得は廃止された。なお、「結核予防法」の対象となっていた結核に対するツベルクリン反応検査及び結核予防接種は、この「予防接種実施規則」の対象とはなっていない。この「予防接種実施規則」において、注射器等の接種器具は乾熱、高圧蒸気又は煮沸の方法により滅菌することと、注射針、種痘針、及び乱刺針を被接種者ごとに交換することが義務づけられた。※2・14頁 すなわち、一人一針が繰り返し説かれただけでなく、それまでの心得において、やむを得ない場合に化学薬品での消毒も可能としていた接種器具の滅菌・消毒方法を、乾熱、高圧蒸気又は煮沸による滅菌に限定し、より厳格

に変更したのである。

（4）「予防接種実施要領」の制定と接種器具の整備責任の明示

さらに1959（昭和34）年1月には、「予防接種実施要領」が制定され、「接種用具等（特に注射針、体温計等多数必要とするもの）は、市町村長が購入のうえ、整備しておくこと」とされ、被接種者ごとの交換に必要な数量の注射針の整備が市町村長の責任であることが明示された。[※2・16頁]

（5）一人一針の規定に関する厚生省の解説

以上のような規定を定めた厚生省は、医学雑誌等にその解説を掲載しているが、いずれにおいても「予防接種実施規則」上の一人一針の規定の遵守を求めている。

例えば、1955（昭和30）年発行の厚生省公衆衛生局防疫課編集の「防疫必携第1輯」において、厚生省は一人ごとに注射針を交換する理由を、血清肝炎等の感染予防のためと説明していた。[※15・344頁] また、1921（大正10）年創刊の臨床医向け総合医学週刊誌である「日本医事新報」No.1807（1958（昭和33）年発行）において、注射針等の接種器具の被接種者ごとの交換を規定する「予防接種実施規則」第三条第二項について、集団予防接種では実際上困難であり必ず条文通りに実施する必要があるかとの読者からの問いに対し、「予防接種実施規則第三条第二項は、予防接種による不測の事故を防止するための処置であり、接種実施者の当然守るべき条項である。そのため、多人数に行う場合は予め多数の滅菌した注射針、乱刺針又は種痘針を準備しておき、被接種者一人ごとに取りかえられるよう市町村当局を指導されたい。」と当時の厚生省公衆衛生局防疫課は回答している。[※16] さらに、「日本医事新報」No.1844（1959（昭和34）年発行）においても、「予防接種実施規則」を遵守しようとすると、集団予防接種の現場で煮沸消毒・冷却をするには時間がかかるため現実的ではなく、どれくらいの量の接種器具を用意すべきかとの問いに対しては、「実施規則で被接種者一人毎に滅菌された注射針をかえて用いることは、血清肝炎または流行性肝炎等の事故発生を未然に防ぐため定められたもので、このため予め市町村長と必要数の注射筒、注射針及び接種介補者等について相談し、実施に支障を来さぬよう計画をたてることが必要と思われる。なお、質問の「一筒一人」は必ずしも必要でなく、注射筒内の薬液が無くなるまでは針を交換するだけでよい。但し一度使用ずみの筒は当然滅菌しなければならない。」と厚生省公衆衛生局防疫課は回答している。[※17]

2　予防接種の技術的基準の整理

前記1のとおり、1948（昭和23）年制定の「痘そう、ジフテリア、腸チフス、パラチフス、発しんチフス及びコレラの予防接種施行心得」（昭和23年11月厚生省告示第九五号）、1950（昭和25）年2月制定の「百日せき予防接種施行心得」、1953（昭和28）年制定の「インフルエンザ予防接種施行心得」においては、注射器（注射筒）及び注射針の滅菌・消毒方法、被接種者ごとの注射針の交換（一人一針）が定められていた。その中にあって、1949（昭和24）年制定の「ツベルクリン反応検査心得」・「結核予防接種心得」では、被接種者ごとに注射針を交換することなく、注射針をアルコール綿で払拭するのみで可とし、他の心得類と矛盾した基準が示されていた。これは、ツベルクリン反応検査及び結核予防接種の根拠法が「予防接種法」ではなく「結核予防法」で、厚生省内の異なる部局が担当していたために生じたものと考えられるが、翌1950（昭和25）年に、他の心得類と同様の形で被接種者ごとに注射針の交換をするよう「ツベルクリン反応検査心得」・「結核予防接種心得」が改訂され、基準のうえでの矛盾は解消された。

そして、1950年代前半までにワクチンの実用化に伴い順次示されてきた各種の心得を整理する形で、「予防接種法」に基づく予防接種（「結核予防法」に基づくツベルクリン反応検査及び結核予防接種心得は除く）に関する技術的な基準である「予防接種実施規則」及び「予防接種実施要領」が1958（昭和33）年から1959（昭和34）年にかけて規定された。

以上のように、1950年代は注射器等の接種器具の滅菌・消毒や一人一針等の予防接種の技術的な基準が統一的に整備されていった時代であるが、次で述べるとおり、予防接種の現場ではなお、基準に適合しない、それ以前の取り扱いが継続されてしまった。

3　時間当たりの接種人数に関する規定

(1) 時間当たりの接種人数に関する規定の内容と変遷

前記の各種心得は、一人一針を基本としながら、時間当たりの接種人数として高い目標を定めていた。1948（昭和23）年11月に規定された「痘そう、ジフテリア、腸チフス、パラチフス、発しんチフス及びコレラの予防接種施行心得」（昭和23年11月厚生省告示第九五号）においては、種痘について急ぐ場合において医師一人当たり1時間に80人程度、ジフテリア、腸チフス・パラチフス、発しんチフス及びコレラは同150人程度が接種人数の目安として規定されていた。その後の1949（昭和24）年「ツベルクリン反応検査心得」・「結核予防接種心得」でも医師一人当たり1時間に120人程度と定められ、1950（昭和25）年2月に規定された「百日せき予防接種施行心得」では医師一人当たり1時間に100人程度と定められた。※2・16頁

その後、ツベルクリン反応検査及び結核予防接種を除く予防接種について技術的基準が整理された1959（昭和34）年1月制定の「予防接種実施要領」においても、医師一人を含む一班が1時間に対象とする被接種者は、種痘で80人程度、種痘以外の予防接種で100人程度が目安とされた。※2・16頁

（2）一人一針と時間当たりの接種人数との両立の実現可能性

このような時間当たりの接種人数目標は、必要十分な器材と保健婦等の人員が手当できれば、一人一針と時間当たり接種人数との両立も、理論上は不可能ではないとも思われる。事実、前記1のとおり、1959（昭和34）年1月制定の「予防接種実施要領」では、被接種者ごとの交換に必要な数量の注射針の整備責任が明確に規定されていたし、当時の「日本医事新報」No.1807（1958（昭和33）年発行）においても、厚生省公衆衛生局防疫課は、集団予防接種で一人一針のために必要な多数の滅菌した注射針、乱刺針又は種痘針を準備する必要があると解説している。※16 また、各種心得や、「予防接種実施要領」の医師一人当たりの接種人数の目安は、次第に医師一人当たりの接種人数を減らす流

れが読み取れ、当時の厚生省が、集団予防接種現場の実情に鑑みて、一人一針の規定との整合性のために、時間当たりの接種人数を減らしていったとも考えられる。

なお、アメリカにおいては、1954（昭和29）年のポリオワクチンの大規模臨床試験において、集団接種を安全かつ効率的に実施するために、注射器メーカー協力のもと、使い捨て（ディスポーザブル）注射器が大量に調達され、180万人の小学生に集団接種が実施されている。その後、同国においては、1958（昭和33）年の民間医療機関での血清肝炎感染事例をきっかけとして、ポリプロピレン製の安価な使い捨て（ディスポーザブル）注射器が誕生・普及した。

予防接種での使い捨て（ディスポーザブル）注射器の利用は、安全性と効率性を両立させるための唯一の解ではない。当時の我が国とアメリカとでは、使い捨て（ディスポーザブル）注射器の開発状況など、社会的な条件は異なる。しかし、我が国においても、1日の集団接種人数相当の注射針・筒を広域の地域間で共有し、1日分をまとめて滅菌するなど、安全性と効率性を両立するための何らかの解決策があったはずである。

4　予防接種現場の実態と国の不作為

以上のような規定にもかかわらず、集団予防接種の現場では一人一針はほとんど励行されていなかった。

例えば、ワクチン副反応事例の報告資料である岡山県衛生部から厚生省公衆衛生局防疫課長宛ての1960（昭和35）年12月の「百日せき・ジフテリア混合ワクチンによる予防接種事故報告」には、「注射針は5ccの注射筒に吸引したワクチンのなくなるまで取り替えることなく1人1人については酒精綿で注射針を拭い実施した」との予防接種実施の手順に関する記載がある。[※18] また、熊本県衛生部から厚生省公衆衛生局防疫課長及び同省薬務局細菌製剤課長宛ての1960（昭和35）年10月のワクチン副反応事例の報告資料にも同様の記載がある。[※19]

これらの資料から、1950年代の集団予防接種現場では、前記の各規範で求められていた一人一針が遵守されていない実態が示される。そして、前記各規範に明確に違反する注射針の連続使用が記載されたワクチン副反応事例の報告書が自治体から厚生省の担当課に送られたにもかかわらず、一人一針の規範に反する実態に関しては是正されなかった。1959（昭和34）年発行の「日本医事新報」No.1844において、一人一針の目的が血清肝炎防止にもあると当時の厚生省は指摘しているのであるから、[※17] 一人一針に違反した実態が記載された自治体からの報告書を受けて全国的に一人一針が徹底されるように、厚生省がきちんと対応していればB型肝炎感染被害の拡大は防止できた。

また、先行訴訟の保健師証言では、一人一針に関する通達を見たことがなく使い回しをしていたとの証言もあり、[※20] 厚生省が集団接種の現場で一人一針が守られているかを検証することなく、危険な現場慣行が放置されたともいえる。

以上のように、注射針をはじめとする接種器具の使い回しが集団予防接種の現場で放置され続けた実態から考えると、時間当たりの接種人数に関する基準の遵守が優先され、予算不足や従前からの慣行の是正をためらう予防接種現場の意識などが原因で、現実には一人一針が遵守できていなかったと考えられる。そして、一人一針という技術基準を自ら繰り返し定めたにもかかわらず、集団予防接種の現場で注射器等の接種器具の使い回しが継続されていないかを国は検証せず、または使い回しが継続している実態を把握しても使い回しをやめさせることも、原因となっている時間当たりの接種人数の規定を改訂することもしなかった。これは、行政内部において知見や法規制の認識が共有されず、また新旧担当者の認識の連続性がないために、注射器等の接種器具の使い回しに対する当時の国の問題意識が希薄となり是正措置の必要性を感じなかったか、問題意識を持っていたとしても被接種者の生命・健康に対するリスクを冒して、予防接種の経済性・効率性を追求したために問題を放置したことが原因であると考えられる。

5　注射筒に関する国の不作為

また、注射針だけでなく注射筒に関しても、B型肝炎をはじめとする血清肝炎の感染予防のため、被接種者ごとに滅菌した筒に取り替える「一人一筒」が必要であることは、1953（昭和28）年のWHOの「肝炎に関する第一報告書」[※6]の記載から明らかであった。

しかしながら、「日本医事新報」No.1844（1959（昭和34）年発行）において、「質問の『一筒一人』は必ずしも必要でなく、注射筒内の薬液が無くなるまでは針を交換するだけでよい。但し一度使用ずみの筒は当然滅菌しなければならない。」と厚生省公衆衛生局防疫課は回答するなど、[※17]注射筒からの感染リスクを厚生省は過小評価していたと考えられる。結局のところ、1950年代においては、

「一人一筒」の規制を厚生省は行わなかった。

第4　まとめ

1950年代には国内における注射器等の連続使用による血清肝炎の疑い・症例報告が複数あること、[※21、22、23] 海外文献や1953（昭和28）年のWHOの「肝炎に関する第一報告書」による「血清肝炎は……連続使用の皮下注射又は注射筒に残る血液の偶発的注入によっても起こる」との指摘、[※6] 1958（昭和33）年制定の「予防接種実施規則」における一人一針の目的が血清肝炎の防止にあると厚生省自身が解説していたこと、[※17] などから注射器等の接種器具の使い回しの危険性に関する認識は国や接種従事者に明らかであった。そのため、厚生省は、集団予防接種で一人一針を実施するために必要な数量の注射器等の接種器具を準備するよう医学雑誌で解説し、[※16] 1959（昭和34）年1月制定の「予防接種実施要領」では、被接種者ごとの交換に必要な数量の注射針の整備責任を明確に規定した。

それにもかかわらず、各種心得の基準のうち、「時間当たりの接種人数」の実現が重視され、同じ基準に規定された「一人一針」は実現されなかった。厚生省としては、「時間当たりの接種人数」の基準を「一人一針」が実現できる程度に緩和するか、少なくとも「時間当たりの接種人数」と「一人一針」とを両立するための具体的な施策をとるべきだったが、厚生省は必要な対応を怠ったといえる。さらに、WHOが危険性を指摘していた注射筒に関しては、各種心得や「予防接種実施規則」上も使い回しを認めてしまっていた。これらの事実から、予防接種行政においては、個人の生命・健康よりも効率や経済性に重きが置かれたと評価される。

また、終戦直後の衛生状態に基づく接種器具の使い回しという接種現場の慣行が定着し、これを変更する契機となる注射器等の接種器具使い回しが危険であるとの認識が厚生省の少なくとも一部にはあり、一人一針に関しては、各種心得や「予防接種実施規則」の制定等により集団予防接種による感染症感染の危険を低減させる規制を行った。しかし、厚生省は規制が遵守されているかを積極的に調査せず、むしろ医学雑誌上の質問や自治体からの断片的な報告などで接種現場の危険な慣行が継続している事実が省内でも明らかであったにもかかわらず、積極的対策を講じることはなかった。これは、京都のジフテリア予防接種禍において検定すり抜けの原因究明がうやむやになったように、施策による現場の問題点解消が達成できたかどうかを検証する姿勢の欠如によるものであり、現在の厚生労働省にも残された問題といえる。

その結果、接種現場の慣行が変更されることはなく、1950年代も接種現場における注射器等の接種器具使い回しの慣行が継続されてしまった。

注

※1　手塚洋輔『戦後行政の構造とディレンマ』藤原書店（2010年）

※2　研究班報告書

※3　金子敏輔「流行性肝炎」最新医学第８巻第３号（１９５３年）73～78頁
※4　井上硬「血清肝炎」内科実習第１巻第３号（１９５４年）２８４～２８９頁
※5　加藤勝治「血清肝炎」血液と輸血第１巻第３号（１９５４年）１９１～２０７頁
※6　WHO TECHNICAL REPORT SERIES No.62 EXPERT COMMITTEE ON HEPATITIS First Report（１９５３年）
※7　厚生省防疫課編　防疫必携第４輯技術編（下）（１９５７年）３３５頁
※8　楠井賢造「肝炎の問題を中心として」治療第33巻第12号（１９５１年）１０１９～１０２９頁
※9　楠井賢造「血清肝炎について」日本臨床第12巻第10号（１９５４年）44～50頁
※10　今野亀之介ほか「血清肝炎」日本臨床第13巻第２号（１９５５年）67～72頁
※11　長島秀夫「ウイルス性肝炎」診断と治療34・３（１９５９年）３２８～３４０頁
※12　脇坂行一ほか「血清肝炎の臨床」日本内科学会雑誌第48巻第８号（１９５９年）92～１００頁
※13　厚生省防疫課編　防疫必携第２輯法令編（１９５２年）
※14　予防接種講本（１９４９年）
※15　厚生省防疫課編　防疫必携第１輯総論（１９５５年）
※16　厚生省公衆衛生局防疫課「予防接種の実施について」日本医事新報№１８０７（１９５８年）
１１５・１１６頁
※17　厚生省公衆衛生局防疫課「予防接種の実施について」日本医事新報№１８４４（１９５９年）
１２２頁
※18　岡山県衛生部「百日セキ、ジフテリア混合ワクチンによる予防接種事故報告」予防接種事故例

（1960年）

※19 熊本県衛生部「予防接種事故の報告について（報告）」予防接種事故例（1960年）

※20 証人調書 札幌地裁平成元年（ワ）第1944号事件

※21 宮川米次「輸血によつて起る肝炎―所謂血清肝炎―」診療室第2巻第7号（1950年）294・295頁

※22 松本晋三ほか「同一注射器使用後に多発した流行性肝炎」日本臨床第13巻第6号（1955年）88～92頁

※23 村上省三「血清肝炎―予防対策を中心として―」日本医師会雑誌第39巻第10号（1958年）665～673頁

【1960年代】

第1　時代背景

1　社会情勢

1960年代の日本は岩戸景気に始まり、国民総生産（GNP）世界第2位の経済大国となったほか、東海道新幹線が開通し、アジア初の近代オリンピックとして東京オリンピックが開催されるなど著しい経済成長をみせていた。

もっとも、経済成長に伴う弊害も発生しており、1961（昭和36）年には三重県で四大公害病の一つである四日市ぜんそくが社会問題となった。

2 売血制度から献血制度への転換

肝炎に関しては、1960（昭和35）年頃から血清肝炎が多発していたほか、1964（昭和39）年3月24日にライシャワー事件が発生したこともあり、輸血後肝炎が大きな社会問題となった。

ライシャワー事件とは、駐日アメリカ特命全権大使であったエドウィン・O・ライシャワーが、アメリカ大使館門前で当時19歳の精神疾患歴のある少年にナイフで大腿を刺され重傷を負ったというものである。この際の輸血が元で輸血後肝炎に罹患するに至ったため、この事件は、「精神衛生法（当時の名称）」改正のほか、輸血用血液の売血廃止など、日本の医療制度に大きな影響を与えた。この時期の医療文献では、売血による感染リスクを指摘し改善の提言を行う記述が多く見られたものの、一部では「血沈、採血等に使った注射器をおざなりの煮沸消毒あるいはアルコール消毒で、他の患者に使うとき、それを介して肝炎に感染するおそれがある。……病院では原則として注射器を乾熱滅菌するべきであり、乾熱滅菌を行わない診療所等では、注射器をよく洗い、煮沸滅菌も充分時間をかけて行うべきである」[※1]といった注射による感染を指摘するものも一部に見られた。[※2・34頁]

なお、売血廃止について補足すると、1952（昭和27）年4月10日に日本初の血液銀行（現赤十字血液センター）である日本赤十字社東京血液銀行業務所が開業したのと相前後して、民間の商業血液銀行が当時の経済的不況の荒波にもまれていた一部の人々から血液を買うようになったものの、その売血者の血液は、赤血球が回復しないうちにまた売血してしまうことから、赤血球の少ない黄色い血しょうばかりとなり、輸血しても効果が少ないばかりか、自分の生命ともいえる血液を切り売りしたりこれらを買い入れたりすること自体、人身の売買につながるとして社会の批判を浴びた。そして、上記のライシャワー事件が発生したこともあり、政府は、1964（昭和39）年8月21日、「献血の推進について」（血液事業の現状にかんがみ、可及的速やかに保存血液を献血により確保する体制を確立するため、国及び地方公共団体による献血思想の普及と献血の組織化を図るとともに、日本赤十字社または地方公共団体による献血受入れ体制の整備を推進するものとする。）を閣議で決定し、これにより売血廃止につながることとなったものである。[※3]

3　献血制度への移行による血清肝炎の減少

こうした進展により、血清肝炎の発生頻度も低下の傾向を示すようになった。

現に、1964（昭和39）年頃には、肝炎に関して輸血による感染が主なものであると報告されており、医学文献においても輸血後肝炎に関するものが大多数であった。

また、この当時は輸血例の約50％が肝炎を罹患していたという指摘があり、その後、売血から献血に転換したことで肝炎罹患率は輸血例の20％から30％程度に低下し、さらに、1972（昭和47）年にB型肝炎のスクリーニングが実現したことで10％程度にまで下がったとされている。[※2・37頁]

そして、1989（平成元）年末からのHBc抗体高力価とHCV抗体のスクリーニングの採用により、B型はゼロ、非A非B型も2％前後となった。さらに、1992（平成4）年の第2世代

ＰＨＡ法の採用によってＣ型もほとんどゼロとなった。[※4]

４　予防接種による副反応問題

現在から振り返るならば、予防接種による副作用のうち死亡や重篤な後遺症が残った事例が戦後直後から出現していたことが判明しているものの、副反応に関する全体調査（サーベイランス）は経口生ワクチンによるポリオの予防接種に係る追跡調査を除いて制度的になされていなかった。しかしながら、１９６７（昭和42）年を境に、種痘に関する本格的な接種結果の追跡調査が始まるなど、予防接種の副作用に関する問題意識が徐々に拡散するようになった。[※5]

第２　Ｂ型肝炎に関する知見の集積

１　１９６０年代における医学的知見の状況

先述の１９５３（昭和28）年ＷＨＯ肝炎専門委員会第一報告書は、「血清肝炎（Ｂ型肝炎）は、輸血や感染した血液成分の注入によって感染するのみでなく、連続使用の皮下注射筒に残る血液の偶発的注入によっても起こりうることは明らかになった」、「感染を引き起こすにはきわめてわずかの量の血液で十分であり、またこのウィルスは熱や物理的、化学的要因にかなりの抵抗力を持っているので、現在注射針、筒その他の器具を滅菌するために通常用いられている多くの方法は効果がなく、病気の感染を防ぐことができない」、「しかも筒の口が汚染されているため、針の交換だけでは、病人の血液が他の被接種者に移るのを防ぐには十分ではない」、「短時間に何千人にも注射する一斉予防接種には、特別の問題がある。大部分の国においては、一回の注射ごとに各々殺菌した筒と針を使うことは実質上不可能である。しかも、筒の口自体が汚染されるので、針の交換だけでは、病人の血液の残りが次のものに移るのを防ぐのに不十分であることが確認されている。しかし多くの場合、この危険を冒すことに目をつぶらざるを得ない。予防接種の実践的利益が肝炎の危険を上回るからである」、「連続する二回の注射の間の筒の殺菌が、機材や人員不足で不可能なとき、たとえば一斉予防接種運動に際して、一回ごとに針を変えるか殺菌しなければならない。筒は液を補充する前に殺菌するものである。こうすれば血清肝炎の危険を減らしえるが、完全に排除することはできない」[※2・55–56頁]として、一方では血清肝炎の感染原因に関する探求を推し進めながら、他方では集団予防接種による利益と肝炎発生のリスクとの比較衡量や肝炎発生リスクの黙認とも受け止められる内容であった。

　しかしながら、その後における医学的知見の進展に伴い、日本公衆衛生協会が厚生省公衆衛生局防疫課長の序文付きで１９６２（昭和37）年に翻訳出版した１９６０（昭和35）年のＷＨＯ総会討議報告書「伝染病予防対策における予防接種の役割」では、「注射筒ならびに注射針は、１６０℃１時間の乾熱、120℃20分の高圧蒸気滅菌で完全に無菌になることは確かである。より容易に行われる方法は、使用直前に10分間煮沸することである。もしこの方法で行うならば血清肝炎の危険を避けるためには、注射の度毎に注射筒や注射針を新たに滅菌することが大切である。そのほかの方法としては、針を代える時に注射筒の中に組織液が逆流するのを防ぐGispenバルブを使用するか、針のない高圧注射器を用いるか、あるいは使用後は捨て去る安価な注射筒を用いるかである」として、血清肝炎の危険を避けるために注射筒と注射針を注射ごとに新たに滅菌する等の必要性が強調された。[※2・56頁]

なお、国内では、1963（昭和38）年には、最初の国（厚生省）主導の肝炎に関する調査・研究として、科学技術庁において「血清肝炎調査研究班」が設置されたが、B型肝炎に関する医学的知見の蓄積が進んだのは後述のとおりオーストラリア抗原の発見以降である。[※2・50頁] また、1970年代には、キャリアからの感染についても研究結果が公表されるようになった。[※2・37頁]

2　オーストラリア抗原の発見

1963（昭和38）年、ブランバーグは、オーストラリア抗原を発見した。フィラデルフィアの癌研究所で、ヒト血清タンパクの免疫遺伝学的研究をしていた同氏は、何回か輸血を受けた血友病患者の血清（抗体）がオーストラリア先住民の血清（抗原）と沈降反応をおこすことを認め「オーストラリア抗原（Au抗原）」と名づけた。その後、HBVの正体解明の進展に伴い、「HB抗原」と呼ばれるようになったが、厳密にはHBVの表面抗原がオーストラリア抗原と同じものであることが分かり、現在では「ＨＢｓ抗原」とよばれている。そして、この発見に基づき、１９７０年代にかけて、オーストラリア抗原と肝炎との関連性の発見、血清肝炎ウイルスの特定、Ｂ型肝炎ウイルスのスクリーニングの確立等が行われるようになり、また、ＨＢ抗原が持続陽性となる症例も報告されるようになった。

3　1960年代の医学的知見の集積状況

オーストラリア抗原の発見を受けて、１９６７（昭和42）年の第1回犬山シンポジウムでは、「日本肝臓学会慢性肝炎委員会」によって慢性肝炎の分類が提唱され、その病理組織学的な概念が整理されるなど、肝炎についての知見が集積されるようになった。また、１９６０年代後半まで血清肝炎の報告は多くみられており、その予防策として売血禁止、家族からの供血、自己血輸血、肝機能検査を行い感染リスクのある患者から輸血しない、避けられる（少量の）輸血はなるべく避ける等の方法が検討・推奨されていた。

もっとも、前記の１９７０年以降にオーストラリア抗原と肝炎との関係が明らかになり、Ｂ型肝炎ウイルスのスクリーニングが可能となるまでは、輸血による血清肝炎を確実に予防する手段はなく、その予防する手段としてガンマグロブリンの投与についての研究も盛んに行われていた。※2・34頁

4　肝炎の慢性化・重症化についての知見

（1）肝炎の慢性化についての知見

肝炎の慢性化は、1960年代まで、流行性肝炎の予後は一般的に良好で、急性期を過ぎれば罹患者のほとんどが何ら肝機能障害を残すことなく完全に治癒し、一部が慢性的に肝障害を残すと考えられていたものの、1964（昭和39）年頃には肝障害が長期に残存し慢性型へと移行することや一部は肝硬変にまで進展することが実証された。

また、1960（昭和35）年頃から、肝機能検査の発達や肝生検の普及もあり、肝炎症状の慢性化が臨床的に認識されるようになった。[※6]

そして、前記の第1回犬山シンポジウムにおいて慢性肝炎の分類が提唱されたが、ここではウイルス性肝炎を原因とする「慢性肝炎では、Glisson 鞘を中心とした持続性の炎症性反応があり、単核細胞浸潤と繊維増生による門脈域の拡大がみられる」とする病理組織学的立場からの概念が決定され、また、臨床経過上からの了解事項として「明らかな急性期から6カ月または1年の経過をみたもので、臨床的に肝障害の残っているものを臨床的に慢性肝炎とし、6カ月から1年の間のものは慎重に取り扱うことが必要であり、それを遷延型と呼んでもよい」とされるに至った。[※7]

（2）肝炎の重症化についての知見

肝炎の重症化は1970年代（昭和40年代後半頃）に認識されるようになり、その後一般化していったことが窺われる。
例えば、1973（昭和48）年の時点で、「Au抗原は急性肝炎のみならず、慢性肝炎、肝硬変にも、さらには肝癌においてすらかなりの頻度で検出され、それらの疾患において何らかの病因的意義をもつことが暫時明らかとなった」、「Nielsen Mullerらはこのような症例が慢性肝炎へ移行しやすく、さらに肝硬変と進むものもあることを報告している」とされている。※8
研究班による有識者を対象とするヒアリング調査でも、「臨床的には肝炎が肝硬変や肝がんへ移行することは昭和30年代には知られていたと思われるが、B型肝炎が肝硬変に移行することが認識されたのは、オーストラリア抗原が検出できるようになった後である」、「昭和40年にオーストラリア抗原が発見され、その後、1970（昭和45）年に大河内先生が肝炎との関係を確認した研究をされたが、B型肝炎の劇症化と慢性化の認識はもう少し後のことと思う」、「B型肝炎の重症化という認識は、昭和40年代の終わり位ではないか」、「昭和40年代後半にはB型肝炎の重症化という認識は一般化していたと思う」との回答がなされている。※2・45頁

5　国の姿勢

前記のとおり1960年代においては、B型肝炎に関する知見の集積が進んでいたものの、当時の厚生省がこうした知見の集積に関して、積極的に関わった事情は窺われなかった。

むしろ、研究班による有識者へのヒアリング調査においても、「昭和40年代にB型肝炎の慢性化が分かるまでは、A型肝炎と同様に類推してしまい、発症しても治れば怖いものではないという認識だった時期がある」との回答がなされている[※2・47頁]が、この回答内容は、当時における肝炎に対する危機意識や認識の欠如を表すものであるといえる。

第3　肝炎の集団発生事例

1962（昭和37）年から1968（昭和43）年にかけて茨城県猿島地方で集団発生した流行性肝炎については、B型またはC型あるいは双方の集団発生による例である等の見解が示されているが、市町村、地域医師会、都道府県保健所、大学などが連携しながら原因究明や対策検討が実施されたものの、国の関与については、研究班による調査でも把握することはできなかったとされている[※2・66頁]。

また、この肝炎の集団発生の原因についても、流行性肝炎によるものなのか、予防接種によるものか、あるいは医療行為によるものか等については、結局よく分からないとの結論となった。この原因究明の過程では、飲料水による感染の可能性も示唆されたことから、栄養指導や上下水道整備などが行われたものの、予防接種や医療行為の見直し等が行われた形跡はない。

第４　予防接種等の実態

１　当時の予防接種の実施状況

既に述べたとおり１９６０（昭和35）年10月の熊本県衛生部長から厚生省防疫課長への百日せき・ジフテリア混合ワクチンによるチアノーゼ等の発生報告や同年12月の岡山県衛生部から厚生省防疫課長宛へのジフテリア予防接種による化膿等の発生報告は注射針・注射筒の連続使用を裏付ける内容となっている。

研究班による市町村へのアンケート調査では、集団予防接種等の手技に関する「注射針」の実施形態について、無回答及び「記録がなく分からない」と回答した市町村を除いた集計として、１９６９（昭和44）年度（サンプル数59）では、「被接種者ごとに交換・加熱消毒（乾熱、蒸気、煮沸消毒）：47・３％」、「被接種者ごとにアルコール綿で消毒：34・５％」、「被接種者ごとに交換（ディスポーザブル製品の使用）：７・３％」という結果であった。

一方、「注射筒」の実施形態については、１９６９（昭和44）年度（サンプル数59）では、「被接種者ごとに交換・加熱消毒（乾熱、蒸気、煮沸消毒）：44・1％」、「被接種者ごとの交換・消毒は実施せず：44・1％」、「被接種者ごとにアルコール綿で消毒：5・1％」、「被接種者ごとに交換（ディスポーザブル製品の使用）：3・4％」であった。[※2・24頁]

また、研究班による自治体へのヒアリング調査でも「昭和40年代半ば頃に一針化した」との回答があった一方で、「昭和40年前半位までは、学校の体育館などで、注射針をアルコール綿で拭いた上で接種していたが、近隣でも一般的であったと思う」との回答があった。[※2・26－27頁]

さらに、研究班による有識者へのヒアリング調査でも、「予防接種については、実施する現場で注射針・注射筒の連続使用が昭和40年代頃まで一般的であり、むしろ連続使用の方が子供が痛がらないといった認識すらあった位。予算や人手の確保など経済的な要因などもあって、強いリスク認識の元でディスポが普及するということには、すぐにはつながらなかったと思う」との回答があった。[※2・47頁]

加えて、先行訴訟における証人尋問においても、地方公共団体職員として予防接種に従事した保健師2名が、1960年代において、注射針・注射筒の連続使用を行っていたことを証言している。[※9]

これらのことから、予防接種の実施現場である自治体では、1960年代を通じて、注射針・注射筒の連続使用が継続されており、しかもかかる連続使用の危険性に対する意識も非常に希薄であったことが認められる。

2　ディスポーザブル製品の普及状況

(1) 日本

1960年代においては、ディスポーザブル製品に対する認識が向上し、1962（昭和37）年には厚生省によりプラスチック製のディスポーザブル注射筒が承認され、1963（昭和38）年に国内メーカーからディスポーザブル注射筒の発売が開始された。注射器の単価は、1966（昭和41）年に注射針が6円／本程度、注射筒が23円～40円／個程度であったが、同年におけるディスポーザブル注射筒の単価は、研究班が調査したものの不明であった※2・18頁（なお、1970年代では1ccの針付きで10円～20円／本、1966（昭和41）年における大卒初任給は2万4890円、国家公務員の初任給も2万3300円であったほか、はがき1枚が7円であった）。

国は、1962（昭和37）年の時点で、1960（昭和35）年のWHO総会討議報告書「伝染病予防対策における予防接種の役割」の翻訳出版に際して、厚生省公衆衛生局防疫課長名義での序文を付している。そして、同報告書では「……もしこの方法で行うならば血清肝炎の危険を避けるためには、注射の度毎に注射筒や注射針を新たに滅菌することが大切である。そのほかの方法としては、針を代える時に注射筒の中に組織液が逆流するのを防ぐGispenバルブを使用するか、針のない高圧注射器を用いるか、あるいは使用後は捨て去る安価な注射筒を用いるかである」と明記されていることから、国としては、血清肝炎の危険を避けるための医学的知見として、ディスポーザブル注射器の有用性を認識していたといえる。

また、「日本医事新報」（2147）では、1965（昭和40）年時点で、「血清肝炎予防のための器具の消毒」として、「……臨床的に最もビールス伝播の危険が多いのは、注射器と注射針であるからこれらの頻回使用を避け、一回ごとに破棄するように、ポリエチレンでつくった注射器が普及し始めている」としている。

さらに、同書（２１８６）では、１９６６（昭和41）年時点でも、「臨床的方法と採血器具の滅菌」として、「……のような操作が煩雑だと思われるなら、最近はディスポーザブルの注射器が市販されているのでそれを用いるのもよい」としている。

ディスポーザブル注射器については、コスト面以外にも、ディスポーザブル注射器そのものの滅菌に対する信頼性への懸念や、使い捨てはもったいないという心理的抵抗感等により、販売開始当初はなかなか普及しなかった。しかし、その後、事故・災害時などの場合での使用を通じてディスポーザブル注射器に対する認識が向上したことや、１９６４（昭和39）年のライシャワー事件を契機に輸血後肝炎による感染防止の必要性が指摘され始めたことから、昭和40年代後半から大病院の採血場面等で採用されるようになり、国内に普及し始めたとのことであり、※2・9頁 現に１９７０（昭和45）年の厚生省公衆衛生局防疫課「予防接種の際の注射針取り替えの医学的根拠」でも「一部外国においては、既に使い捨て（Disposal）の方法によっており、この方法は、今後ますます普及していくものと思われる」と記載されている。

しかしながら、前記のとおり国は１９６２年の時点で血清肝炎の危険を避けるためディスポーザブル注射器の有用性を認識していたことが明らかであるにもかかわらず、国が迅速且つ積極的に同注射器を普及させようとしていたことは窺われない。

（2）イギリス

イギリスでは１９６０年代に至るまで注射筒と注射針の大半は再使用可能な製品であり、それぞれの注射の前に滅菌することが必要であり、ガラス製の注射筒はおよそ20回、再滅菌して使用することができ、針は再滅菌、再研磨して使用していたが、１９６０年代までに滅菌後に再使用可能なガラス製の注射器はディスポーザブルのプラスチック製の注射筒と単回使用の注射針に置き換えられていった。

しかしながら、この時期には「使い捨て（ディスポーザブル）」の概念はまだ新しく、ユーザーが単回使用のディスポーザブル製品を加熱等により再滅菌して再使用することが危惧された。こうしたディスポーザブル製品の再使用をやめさせるために、製造業者たちは加熱殺菌の温度に耐えられない素材を注射筒に用いることとし、実験が行われ、１９６１（昭和36）年にポリプロピレン製のディスポーザブル注射筒が導入された。

（3）アメリカ

アメリカでは他の国に先駆けて、１９５２年に完全なディスポーザブル注射器を開発し、使用するようになった。これは使用前の注射器の洗浄、消毒の手間、あるいは連続して注射器を使用する場合の針の消毒、交換を省くためで、特に前線の兵士や野戦病院などでの需要があったためである。

１９５４（昭和29）年から１９６０年代半ばまでに実施された全米の学校でのポリオの集団予防接種でも、ディスポーザブル注射器が引き続き使用されていた。

１９５８年には、ニュージャージー南部の医療機関で、消毒が不十分な注射器による患者から患者への血清肝炎（なお、この点については「B型肝炎」と表示する見解があるものの、この当時B・C型肝炎の判別は不可能であったため、「血清肝炎」との表現に止めるのが妥当と考えられる。）のアウトブレイクが起こり、注射器を介した人から人への感染がアメリカで初めて問題となった。この事件を受けて、同年には、ポリプロピレン製の普及型ディスポーザブルが開発された。そして、1961（昭和36）年には量産のネックとなっていた注射器の滅菌の新技術が生まれ、パッケージごと滅菌し、そのまま密閉して出荷されるポリプロピレン製のディスポーザブル注射器が誕生し、この頃から個人の予防接種でもディスポーザブル注射器が使われ始めた。

大量生産による価格低下でディスポーザブル注射器のシェアは増し、1962（昭和37）年に製造メーカーが行った調査では、この年全米で行われた注射の3分の1がディスポーザブルタイプによるものであったと報告されている。

（4）ドイツ

ドイツにおいては、1960年代末から使い捨ての注射器が普及し始めたとの記述が「インスリン注射の歴史」というホームページ上で認められる。

（5）日本におけるディスポーザブル注射器普及に対する評価

先進国では1960年代においてディスポーザブル注射器がすでに一定のシェアを有し、予防接種においても使用されていたのに比べ、前記のとおり日本では、ディスポーザブル注射器の普及が遅れていたことからしても、その有用性について、より早期に検討をし、普及に力を入れるなどしなかった点において、国の政策や対応が明らかに不十分であったと考えられる。

3 自動噴射式注射機（ジェット注射機）

国際的には、1967（昭和42）年に「WHO天然痘根絶計画」が開始された際に、自動噴射式注射機がワクチン接種に導入されたとされている。これに対して、日本では、米国で開発された自動噴射式注射機が「HYJETTER」との商品名で輸入され、その後、国産化もされるようになった。国は、1967（昭和42）年6月2日、厚生省公衆衛生局長名通知「自動噴射式注射機の使用について」（衛発第401号）において、自動噴射式注射機の使用上の注意事項として、「最近予防接種の実施に際して従来の接種器具（有針注射器）に代えて自動噴射式注射機が使用されているところも一部見られるが、当該注射機は予防接種、特に臨時の予防接種業務の能率向上等の面で効果的であるが、我が国においては、当該器具を一般に広く使用するにはいまだ充分な知見は少なく、必ずしも全ての予防接種に適したものとはいいがたい現状にある」、「乳幼児、老人及び極度に腕の細い者等で予防接種により皮膚の裂傷や出血を招くおそれがあると認められる者については使用しないこと。低学年の学童については、十分に注意して使用すること」として、その使用について慎重姿勢を明らかにしていた。※2・20頁

その後、昭和60年代初頭には、海外の事例から、自動噴射式注射機によるB型肝炎感染のリスクの存在が確認されるようになった。

国は、充分な知見が少なく、予防接種全般において使用が推奨される段階になかった自動噴射式注

射機に対し、慎重姿勢を取り、継続して安全性や予防接種効果に関する検討を行おうとしたことが窺われるものの、この姿勢は、肝炎を含む感染症への感染症リスクというよりは、「皮膚の裂傷や出血」という身体面への損傷リスクを考慮したものと考えられる。

また、そもそもかかる国の慎重姿勢がなぜ予防接種における注射筒・注射針の連続使用にも向けられなかったのか、甚だ疑問の残るものである。

4 自治体・医師会の動き

1960年代においては、一部自治体の中には、医師会と連携して予防接種に関する検討体制を築いていたものがあり、また、昭和40年代からは、一部医師会が「予防接種運営委員会」を設置・定期開催し、行政と医師会が連携して予防接種の検討・実施を行っていた事例もあった。[※2・26頁]
しかし、国が主体となって、接種方法などに関して積極的な検討をしていたという事実は窺われなかった。

5 国の姿勢

前記の1962（昭和37）年の日本公衆衛生協会から厚生省防疫課課長による序文付きで翻訳されたWHO総会討議報告書「伝染病予防対策における予防接種の役割」では、「血清肝炎の危険を避けるために注射筒と針を注射ごとに新たに滅菌する必要性がある。そのほかの方法としては、針を代える時に注射筒の中に組織液が逆流するのを防ぐGispenバルブを使用するか、針のない高圧注射器を用いるか、あるいは使用後は捨て去る安価な注射筒を用いるかである」とされているため、国は、この時点において、注射針・注射筒を介した肝炎の感染リスクだけでなく、その具体的な防止策についても、より一層認識し、認識し得たものである。

しかしながら、これに引き続く１９６３（昭和38）年の日本医事新報（２０６８）では、同じ厚生省防疫課が「予防接種における消毒法」として、「注射針は被接種者ごとに取り替えることになっている。注射針を反復使用しないよう規定しているのは、化膿性疾患等が注射によって他の者に感染するのを防止する趣旨であるから、注射針を替えることにより、注射筒までを変えなくとも感染防止は可能であると考えられる。御説のとおり注射筒も各人取り換えることが理想であるが、現在のごとく予防接種を市町村の責任において多数に実施する場合、注射筒を各人ごとに替えることは煩に堪えないことはお分かりと思う」とし、予防接種の効率化の観点から、注射筒の連続使用を容認する姿勢を明示した。

その後においても、既に述べたとおり「日本医事新報」では、１９６５（昭和40）年から、ディスポーザブル注射器に関する複数の論文が掲載されていたほか、１９６６（昭和41）年にも、「肝炎防止のための注射器の消毒その他」として肝炎を防止するための注射筒及び注射針の洗浄に関する論文も掲載されていたが、これらのことから、当時、国において、国内の研究成果や医学知見のみならず、信頼性の高い海外の知見を政策に生かせる体制や組織的な情報収集体制が取られていたかについては、強い疑問や疑義が残る。

そして、国は1960（昭和35）年におけるWHO総会検討報告書の内容を切迫したものとして受け止めず、さらなる先進知見の収集も十分に実施していなかったと考えざるを得ない。

加えて、上記の自治体における予防接種時の注射針・注射筒交換に関する意識の希薄さも踏まえるならば、予防接種に関する注射針・注射筒の交換を指導しなかった国の姿勢には、重大な落ち度があったと評価される。

第5　まとめ

1960年代は、ライシャワー事件などにより社会的にも肝炎に注目が集まり、また、売血制度から献血制度への移行や、これに伴う血清肝炎の発生頻度低下も認められるようになった時期であった。

また、1960年代は1950年代に比して、WHOにおいても、血清肝炎の危険を避けるために注射筒と注射針を注射ごとに新たに滅菌する等の必要性が強く打ち出されると共に、医学的な観点からも、オーストラリア抗原の発見、肝炎の慢性化・重症化の臨床的な認識、第1回犬山シンポジウムにおける慢性肝炎の分類提唱など肝炎に関する新たな知見の集積がされつつある時期であった。

しかし、国は、新たに得られた国内外の知見を迅速に行政へ生かすには至っていなかった。

注射筒の使い回しによる危険性についても、WHOや国内の研究者らによる報告等を通じて、国は1950年代に既に十分認識し得たものであり、1960年代に至っては、より一層認識し得たにもかかわらず、国による具体的・積極的な対策は取られず、むしろ、厚生省自体が「現在のごとく予防接種を市町村の責任において多数に実施する場合、注射筒を各人ごとに替えることは煩に堪えないことはお分かりと思う」と明言すると共に、予防接種の実施現場である自治体に対する指導もなされなかった。

そのため、国においては予防接種現場における注射筒の連続使用を容認していたと評価せざるを得ない。

また、国内におけるディスポーザブル注射器の普及に関しても、積極的な方策が取られていたと評価することは困難である。

以上から、1960年代においては、肝炎に関する医学的知見が集積されつつあったにもかかわらず、国における肝炎・予防接種に対する「認識の欠如や危機意識の希薄さ」と、これに基づく杜撰とさえ評価し得る「対策の遅れ」が強く指摘される。

注

※1　上野幸久「血清肝炎」診断と治療社、（1965年）132項

※2　研究班報告書

※3　日本赤十字社大阪府赤十字血液センターホームページ「血液事業の歴史」

※4　霜山龍志「輸血後感染」関口定美「日本輸血学会雑誌第43巻第3号」（1997年）335－342項

※5　手塚洋輔「先後行政の構造とディレンマ　予防接種行政の変遷」藤原書店、（2010年）175－176頁

※6　井上繁「ウイルス性肝炎の予後に関する研究」「岡山医学会雑誌第76巻第10号」（1964年）539－558頁

※7　坂本眞一「肝炎の慢性化―その原因をめぐる最近の知見―」小谷俊一、荒木明夫、安斎哲郎「臨床科学9巻3号」（1973年）291頁

※8　上野幸久「オーストラリア抗原陽性肝疾患」佐藤亮五、芳賀稔、佐藤源一郎、豊川秀治、山本次郎、遠藤了一、松下寛「内科31巻6号」（1973年）1039－1041頁

※9　先行訴訟における証人尋問調書

【1970年代】

第1　時代背景

1　公害の社会問題化

1960年代には、それまでの産業優先の高度成長のひずみとして公害が深刻な社会問題となり、各地で公害を発生させた企業の責任を追及する公害訴訟が起こされたが、国会でも公害問題が重要な問題として取り上げられ、1967（昭和42）年には「公害対策基本法」も制定されていた。

1970年代には、各地で起こされた公害訴訟について、各地方裁判所において相次いで住民（患者）側勝訴の司法判断がなされた。1971（昭和46）年には新潟水俣病訴訟（新潟地方裁判所）およびイタイイタイ病訴訟（富山地方裁判所）、1972（昭和47）年には四日市ぜんそく訴訟（津地方裁判所四日市支部）、1973（昭和48）年には水俣病訴訟（熊本地方裁判所）において、公害を発生させた企業の責任を認める判決が出されたのである。

このような公害の社会問題化や公害を発生させた企業の責任を認めた司法判断は、それまでの産業優先の政策や社会のあり方に「反省と転換」を促す大きなきっかけとなった。また政府や国会に対する公害防止の取組の要求も強まったことから、1970（昭和45）年には内閣に「公害対策本部」が設けられ、1971（昭和46）年には「環境庁」が発足し、1973（昭和48）年には公害による被害者を救済するための「公害健康被害補償法」が制定されるなど、公害防止と被害救済の制度が整えられた。

2　予防接種禍の社会問題化

(1)　はじめに

公害問題と同様に感染症対策のための予防接種制度も、1970年代になると、それまで隠されていた問題点が社会問題として取り上げられるようになる。1960年代までは接種率をあげるために集団予防接種において短時間で効率的に接種をすることが推進されていたが、1970年代になると予防接種におけるワクチンの副反応による予防接種禍が社会問題化し、予防接種制度のあり方そのものが問題視されるようになる。それまで表面化していなかった予防接種による被害が社会的に「発見」され始めるのである。

１９６０年代までは予防接種禍と考えられる例はほとんどが賠償責任まで問われることはなく、自治体が個別的に見舞金を支払う等の対応で済ませ、それ以上に社会問題化することなく終わっていた。国は、「予防接種実施規則に定められている問診等を行ったうえでなお判明しない特異体質により事故が生じた場合には、実施側に民事上及び刑事上の責任はないものと思われる」(厚生省公衆衛生局長通知「予防接種事故に関する責任の所在について」衛発第４２０号、１９６６年6月16日付)という通知を出しているように、基本的に「被害者の特異体質論」に立って接種する側の責任を否定していたのである。

しかし、徐々に予防接種禍事件が問題となり、自治体はその矢面に立たされていたため、１９６９(昭和44)年5月には全国市長会が国に対して救済制度の設立を求める決議を出している。

(2) 種痘禍事件と予防接種ワクチン禍訴訟の提起

１９７０(昭和45)年4月には、種痘後脳炎によって子どもが後遺障害を負った北海道小樽市の家族が、国・自治体・製薬メーカーを相手に訴訟を提起し、これが報道された。また、同年6月に東京都で種痘後の発しん・発熱が多発する事件が起こり、種痘の接種を中止する自治体が現れるようになった。このような種痘後の副反応被害が新聞等で大きく取り上げられるようになり、報道が過熱する社会状況となった(「種痘禍事件」と言われる)。

このような中で予防接種禍の被害者たちも連絡を取り合って各地で団結するようになり、集団訴訟の提起へと結びついていった。１９７２(昭和47)年には東京地方裁判所および名古屋地方裁判所に、

1975（昭和50）年には大阪地方裁判所に、1979（昭和54）年には福岡地方裁判所に予防接種禍についての国の責任を問う集団訴訟が提起された。責任の根拠とされたのは、集団接種における短時間での不十分な問診などによって禁忌の児童に対して予防接種を実施したことによる過失責任と、無過失であったとしても国民全体のために行われる予防接種において不可避的に発生する被害であるから国が補償すべきとする憲法29条の「損失補償責任」である。これらの訴訟の判決は1980年代を待たなければならないが、予防接種のあり方や被害救済制度について大きな問題提起をして社会の関心を集めた。

(3) 予防接種禍の社会問題化に対する国の対応

このように予防接種禍が社会問題化したことから、国は予防接種のあり方や被害者の救済制度を検討しなければならなくなった。1970（昭和45）年6月18日付で「厚生省公衆衛生局長通知」が出され、種痘の接種量の減量や接種回数の減少とあわせて、予診の強化と禁忌の拡大が行われたが、予診強化としては質問票方式が新たに導入された。さらに、同月29日付でも同局長通知を出し、「種痘はできる限りかかりつけ医師により受けられるよう指導すべきこと」として、種痘については「集団接種ではなく個別接種を原則」とすべきとされた。集団接種における問診が不十分となりがちなことを前提として個別接種を進めるための通知といえる。

予防接種禍被害者の救済制度としては、1970（昭和45）年6月に厚生省伝染病予防調査会が「被害者救済制度」創設を答申し、同年7月31日に閣議了解で、「予防接種事故に対する措置」として応急的な救済措置が創設されたが、救済内容は医療費全額補助・後遺症一時金・弔慰金のみであり、医療保障が中心で生活保障はなく、金額も少なく、十分な補償からは程遠いものであった。その後、1973（昭和48）年に公害被害者に対する救済制度である「公害健康被害補償法」が制定されると、予防接種禍被害者に対する補償もそれにあわせて改正され、生活保障型の「後遺症特別給付金」が新設された。しかし、やはり十分な補償とは言えない内容であった。

（4）予防接種禍の社会問題化と注射器の使い回し

予防接種禍が社会問題化し、予防接種のあり方として集団接種における不十分な問診が問題視され、このため種痘では個別接種を原則とする厚生省からの通知も出されている。しかし、問診のあり方は問題とされたが、注射器の使い回しについて問題とされた形跡がない。おそらく、当時の予防接種禍の事例は、禁忌者に対して接種したことが原因と考えられていたため、禁忌者への接種を回避するための十分な問診については注目がされたが、注射器の使い回しは直接関係がなかったため注目されなかったからである。つまり社会問題化することもなかったためと考えられる。しかし、これだけ予防接種禍が問題となり、その原因として集団接種のあり方も問題となったのであるから、集団接種のあり方を徹底的に調査検討したならば、注射器の使い回しの危険性も十分に認識できたはずである。当面の目先の問題だけを解決して事足りるとする行政の悪しき姿勢のなせる弊害というべきであろう。

なお、東京予防接種禍訴訟で原告側証人として証言した白井徳満医師は、1960年代に埼玉県の学校で集団予防接種の担当をした際の状況を証言している。それによると、集団接種で限られた時間内に多数に接種するため、問診が不十分だっただけでなく、注射針を交換せずに使い回しが行われていたことも証言している。[※1] しかし、当該訴訟では、問診の不十分さによって禁忌者が除外されなかったことが問題とされていたため、注射器の使い回し自体は問題として取り上げられなかった。

また、集団接種では問診が十分に行いにくいという理由から個別接種にするよう指導したのであるなら、本来は種痘に限らず全ての予防接種において個別接種にするよう指導すべきであった。もしそうしていたならば、個別接種での予防接種においては注射器の使い回しはなかったと考えられるから、B型肝炎感染拡大も防止できた可能性が大きかったといえる。その意味では、この時期に予防接種の全面的な個別接種化を進めなかったことも、注射器の使い回しを防止する機会を逸した原因といえるのではないか。

第2　B型肝炎に関する医学的知見

1　はじめに

1950年代で詳述したとおり、1970（昭和45）年にオーストラリア抗原（HBs抗原）と血清肝炎との関連が見出される前から、血清肝炎がウイルス性の疾患であり、集団予防接種において注射器（注射筒・針）の使い回しで肝炎に感染し得ることは、１９４０年代に、すでに世界的にも我が国においても確立した知見となっていた。

また、症状のないキャリアからの発症があることは、欧米では１９４０年代に、我が国では、１９５１（昭和26）年に指摘されている。※2

以下では、ＨＢｓ抗原が検出可能になった後の、「Ｂ型肝炎」の知見が病理学的に積み重ねられていった点について述べる。

２　Ｂ型肝炎ウイルスの発見と感染経路に関する認識

（１）医学的に分かっていたこと

１９７０（昭和45）年、オーストラリア抗原と血清肝炎との関連が分かり、それを受けて、１９７２（昭和47）年には、日赤血液センターで献血中のオーストラリア抗原（現在のＨＢｓ抗原）のスクリーニングが行われるようになった。その結果、国内に多くのオーストラリア抗原（現在のＨＢｓ抗原）陽性者がいることが確認された。

一方、１９７９（昭和54）年２月に『21世紀は慢性肝炎が国民病になる─国民医療非常事態宣言』（武見太郎著）という書籍が発行されるなど、国内に血清肝炎患者が多くいることは、医療関係者の間で共通認識となっていた。

1970年代以降、輸血後肝炎の報告論文等の数はそれ以前と比較して大きく減少しており、母子感染、性行為、歯ブラシ、カミソリの共用など、輸血以外の感染経路が着目されるようになった。注射器についても、1973（昭和48）年、消毒不十分な注射針、注射器による伝染について、ウイルス保有者に用いた注射器では注射針・注射筒の内部に微量の体液が逆流することによって汚染されることがあり、0.0004㎖の微量の汚染血液でも感染する可能性があると指摘され、1975（昭和50）年には、「集団接種に際して筒、針とも1回使用で廃棄することがベストであることは論をまたないところ」と指摘する文献もある。[※3]

同年に実施された特別研究促進調整費による緊急研究「B型肝炎ワクチンの開発に関する特別研究」では、B型肝炎ウイルスの主な感染経路として、ウイルスを保有する血液への直接接触、あるいは、それらに汚染された医療器具への接触などが考えられ、血液検査などを行う医療従事者等に感染の危険性と感染源となる可能性があることが指摘され、研究成果を踏まえ、医療従事者への感染対策について提言がなされた。[※4]

一方で、同じ1975（昭和50）年10月25日付で発刊された「日本医事新報」（質疑応答欄）で、村瀬敏郎（渋谷区医師会予防接種センター所長）が「一人一筒一針の必要性については、ご指摘のごとく英国の文献に記載があるが、HB抗原の感染様式については、学説も決定的ではなく、特にAsymptomatic Carrier（無症候性キャリア）からの感染については、ウイルス量の問題もからめて可能性を少なく考えるむきもあるので、われわれの予防接種センターでも集団接種の場合は、2㎖以下の注射筒により一人一針で接種を行い、1回使用した注射筒は再度ワクチンを吸い上げないことですませている」、「集団接種の時に起こったSerum Hepatitis（血清肝炎）の症例は、本邦では報告されていないように思う」と回答するなど、ジフテリアや百日せきに対するワクチンの使用量は1回あたり0・5㎖、インフルエンザに対するワクチンの使用量は0・1〜0・5㎖であることからすると、集団予防接種の現場において4〜20人の者に対する注射筒の連続使用が容認されていたことが推察できる記載もある。

（2）評価

当時、集団予防接種による注射器の使い回しによる感染の危険性について、医学的に認識されてはいたものの、医療現場における医療従事者の感染リスクと比較して、集団予防接種による感染リスクが過小評価されていたことがうかがわれる。

このことは、厚生省元職員からのヒアリングでも、「予防接種については、実施する現場で注射針・筒の連続使用が昭和40年代位まで一般的であり、むしろ連続使用の方が子供が痛がらないといった認識すらあった位。予算や人手など経済的な要因などもあって、強いリスク認識の元でディスポが普及するということには、すぐにはつながらなかったと思う」との回答が得られており、感染リスクが適切に評価されなかった背景には、予算や人手など経済的な要因などを優先して、安全性を軽視していたことがあげられる。

献血時のスクリーニングが始まったことで、国内に多くのオーストラリア抗原（現在のＨＢｓ抗原）陽性者がいることが分かり、一方で国内に血清肝炎による慢性肝炎患者が多くいることは医療関係者の共通認識であったのであるから、この１９７０年代の時点で、国・医療界をあげて、その原因を分析・対応しようという問題意識が出てきてしかるべきであった。

上記のとおり、1970年代には集団予防接種による注射器の使い回しによる感染の危険性が医学的に認識されていたのであるから、適切な分析がなされていれば、集団予防接種における注射器の使い回しこそがB型肝炎の感染拡大の原因であることはすぐに判明したはずであり、その時点で対策が取られていれば、多くの被害者の発生を防止できていたものと考えられる。

3 疾患概念に関する知見とその認識

(1) 医学的に分かっていたこと

B型肝炎が重症化し得る疾患であることについては、1972(昭和47)年の医学文献において、血清肝炎は症状が軽いこと、5%から50%が慢性化すること、肝硬変に移行すること、さらに肝硬変から肝がんに移行する可能性があることが指摘されている。※5
1973(昭和48)年にも、オーストラリア抗原は急性肝炎のみならず、慢性肝炎や肝硬変にも、さらには肝癌においてすらかなりの頻度に検出され、それらの疾患に何らかの病因的意義を持つこと、慢性肝炎へ移行しやすく、さらに肝硬変に進むものもあるとの海外の報告があることが文献上指摘されている。※6
また、1974(昭和49)年の時点で、ウイルスの持続感染(HB抗原の持続陽性)と慢性肝炎の関係について、文献で言及されている。※7

厚生省元職員からのヒアリングによれば、１９７０年～１９７４年（昭和40年代後半）頃にはB型肝炎の重症化についての認識は一般化していたという。

さらに、ＨＢｓ抗原を有する無症候性キャリアの存在は、専門医や学会の中では、１９７２（昭和47）年5月に発刊された医学雑誌（CLINICIAN）をはじめ、複数の文献に記載されていた。このような文献の存在から、ＨＢｓ抗原を有する無症状性キャリアが存在することやB型肝炎が重症化することを、専門医や学会の中では１９７０年～１９７４年（昭和40年代後半）ころには認識されていたが、それ以外の一般の医師の認識は相当遅かったのではないかと言われている。実際に、ＨＢｓ抗原を有する無症候性キャリアの存在は、以下のように、文献上１９７０年代後半から確認されているにすぎない。

①「ＨＢｓ抗原陽性血を輸血してしまっても、その運命はさまざまである。……遷延ないし慢性化する場合もあれば、またその逆に稀には無症候のままキャリアになってしまうものもみられる」[※8]

②「慢性B型肝炎（肝硬変を含む）は急性B型肝炎ウイルス感染から移行するのではなく、多くは無症候性持続性B型肝炎ウイルス感染者から移行してくることがわかった。無症候性持続性B型肝炎ウイルス感染者の形成は、そのかなりの者は持続的B型肝炎ウイルス感染者の母親から、その児へ新生児感染が起こり、児がその状態を持続することによる」[※9]

免疫反応の観点から免疫能が十分でない乳幼児の場合にＨＢＶが持続性感染を起こし無症候性ＨＢＶキャリアとなることが文献上見出されるのは、肝臓の専門家の論文では１９８０（昭和55）年頃、医学教科書では１９８４（昭和59）年以降である。

（2）評価

重症化・持続感染化する疾患であること、HBs抗原を有する無症候性キャリアの存在が医学的に認識されていたのであるから、少なくとも当時そのことを認識していた専門医などが感染予防の必要性について声をあげていないことは非難に値する。

第3　予防接種等の実態

1　「日本医事新報」の記事から分かる国・厚生労働省（当時厚生省）の認識等

（1）注射針の使い回しに関する記事について

1970年代に入ると、以下のとおり「日本医事新報」において、注射針の使い回しに関しての質疑応答が繰り返し記載されるようになった。

ア　1970（昭和45）年1月24日付発刊「日本医事新報」の記事同「日本医事新報」における質疑応答欄において、

「予防接種事故の場合、たとえ無過失でも、注射針をとりかえない時は医師の責任を問われる。保健所では、スピロヘータパリーダの感染が考えられるというが、実際問題として、数年前までの接種によってもこのようなことは起こっていない。ただ一般感情としての不潔があるが、それのみでは法的根拠が充分でない。そこで、予防接種法にきめられてある、接種の際の注射針のとりかえの医学的根拠について」

という質問が掲載された。

そして、この質問に対し、厚生省公衆衛生局防疫課は、

「お尋ねのとおり、予防接種実施規則第三条第二号（原文ママ）には『注射針、種痘針、乱刺針及び接種用さじは、被接種者ごとに取り換えなければならない』と明記されている。このような規則を定めているのは、接種の際に、注射針等が体液中の病原体に汚染され、他の者に対して感染の原因となることがあるからである。この種の感染として、現在最も問題になっている疾患は、血清肝炎である。わが国において、予防接種による場合のみを取り上げた報告例は聞かないが、外国においてはいくつかの発生例が報告されている。これに対する最も確実な予防法は、被接種者ごとに注射針を取り換えることである」

と回答している。

イ　1970（昭和45）年8月29日付発刊「日本医事新報」の記事

同「日本医事新報」における質疑応答欄において、

「予防接種の際、各人毎に注射針を取りかえるべきことは、その実施規則に明記されているし、常

識的にも必要性は理解されるが、その医学的根拠として文献があれば二、三。また予研学友会編『日本のワクチン』三三五頁に山下章氏が針による血清肝炎の感染の実例があることを述べているので、外国文献と共にこのことについても」

という質問が掲載された。

そして、この質問に対し、厚生省防疫課の伊田八洲雄は、

「予防接種の際、注射針、種痘針、多圧針及び接種用さじは被接種者ごとに取り換えなければならないことは、ご指摘のとおり予防接種実施規則第三条第二項に記されている。注射針等を被接種者の一人一人ごとに取り換えなければならないという趣旨は、昭和四一年六月一六日衛発第四二〇号各都道府県知事・各政令市市長あて公衆衛生局長通知『予防接種事故に関する責任の所在について』のなかの別紙（2）（回答）の（2）の①に示されているように、『主として注射針が伝染性病原体の感染の媒体となるのを防ぐためのもの』であることは言うまでもない。ご質問の、各人毎に注射針を取り換えるべき必要性の医学的根拠としての文献をということであるが、私どもが探し得た範囲では見あたらない。また、防疫課へ入った事故報告例の中にも該当するものはない。ただ、ご指摘の『日本のワクチン』（国立予防衛生研究所学友会編）三三五頁に記載されている『針による血清肝炎の感染例』については、山下章博士が書かれたものに、国立予防衛生研究所黒川正身博士が注釈を加えられたもの」

と回答している。

ウ　１９７６（昭和51）年1月31日付発刊「日本医事新報」の記事

同「日本医事新報」における質疑応答欄において、

「全生徒の定期予防接種（日脳・インフルエンザが主）は、一度に一〇〇〇人以上も注射しなければならないが、接種部位はどこが一番適当か。また注射針は各人毎に交換することが最良ではあるが、手数がかかるので注射筒毎に交換（五人に一回位）しているが、法規上問題になるか」

という質問が記載された。

そして、この質問に対し、厚生省保健情報課の松村明仁は、

「予防接種実施規則第五条第一項第五号に『予防接種は、原則として上腕伸側に行ない、……』とあり、また、同規則第二四条には『インフルエンザの予防接種は……皮下に注射するものとし……』とある。さらに予防接種用の器具に関しては、同規則第三条第二項に、『注射針、種痘針、多圧針および接種用さじは、被接種者ごとに取り換えねばならない』とある。したがって、インフルエンザの予防接種は、上腕伸側の皮下に被接種者ごとに注射針をとり換えて接種しなければならない。以上は原則論である。日本の予防接種は、先進国には類を見ないといわれる集団接種方式をその基本としている。このため限られた費用で多人数に接種して、効率を上げるべく企図されていることは否めないが、安全性を犠牲にすることはもとより許されない。そこでこの安全性の最低限度の要請が予防接種実施規則であるとご承知頂きたい。予防接種を実施することは重要であるが、予防接種を安全に実施することがさらに重要である。この目的のために実際に接種を行う先生方には予防接種の実施主体（市町村長、学校長など）にどしどしご提言を頂き、費用、時間等の制約があるとはいえ、仮にも設問のような事態に至らぬようご指導をお願いしたい」

と回答している。

エ　評価　１９７０（昭和45）年に発刊された「日本医事新報」における質疑応答の内容からすると、予防接種の現場では、注射針の取り換えについては常識的に必要性は理解できるものの、注射針を連続使用しても実際問題として感染が生じていないのであるから問題がない、医学的根拠がなければ注射針を取り換えなくても良いという意識があったことがうかがわれる。

一方、国や厚生省は、少なくとも注射針の連続使用によって伝染性病原体の感染が発生することを認識しており、被接種者ごとに注射針等を取り換える必要があると認識していたことは明らかである。

しかし、予防接種による感染報告例を聞いたことがないことから、特段問題視する程ではないという意識がうかがえる。

また、当時各人毎に注射針を取り換えるべき必要性の医学的根拠としての文献が発刊されていたにもかかわらず、探し得た範囲では見当たらないと回答していることからすると、文献の調査自体を真剣に行わないとともに、厚生省の内部において情報共有ができていなかったことがうかがえる。

そして、このような予防接種の現場における認識や、国や厚生省の認識は、１９７６（昭和51）年になっても、「日本医事新報」において同じ内容の質疑応答がなされていることから、変化しておらず、認識を改めようとする姿勢すら見受けられない。

このような姿勢が、B型肝炎の感染被害拡大につながった一因であると指摘できる。

(2) 注射筒の連続使用に関する記事について

ア　１９７５（昭和50）年10月25日付発刊「日本医事新報」の記事

同「日本医事新報」における質疑応答欄において、「注射に際し、一人毎に別の注射器で注射することは医学常識となっているが、多数に予防接種をする場合には、その実施規則または通達により二ml以下の注射器を使用すべきこと、注射針は各人毎に取換えるべきことが要求されている。しかし、注射針を取換える際に、針中に逆流した組織液がさらに針中を逆流して注射器ノズルを汚染し、HB抗原を伝播するため注射器、針共各人ごとに取換えるべきことが……幾つかの文献をあげて記載されている。ところで、HB抗原について問題になっている折柄、この点について如何に対処すればよいか」

という質問が記載された。

そして、この質問に対し、村瀬敏郎（渋谷区医師会予防接種センター所長）は、「予防接種実施要領および実施規則によれば、『注射筒は二ml以下のものを用意し、注射針は被接種者ごとに取換えること』になっていることはご説のとおりである。さらに同法には『接種用具の滅菌は乾熱、高圧蒸気、または煮沸による』とされているが、現代の医学では煮沸は滅菌と考えていないし、厚生省保健情報課の見解も、現代医学で滅菌ずみとして使用を認められている器具であればかまわない、としているので、二ml前後の Disposable Syringe（筆者注：ディスポーザブル注射器）を使用して一人一針で接種すれば、現行の法的拘束を満たしているものと考えられる。

最後に、一人一筒一針の必要性については、ご指摘のごとく英国の文献に記載があるが、HB抗原の感染様式については学説も決定的でなく、特に Asymptomatic Carrier（筆者注：無症候性キャリア）からの感染についてはウイルス量の問題もからめて可能性を少なく考えるむきもあるので、われわれの予防接種センターでも集団接種の場合には、二㎖以下の注射筒により一人一針で接種を行い、一回使用した注射筒は再度ワクチンを吸上げないことですませている。この方法で現在まで重大なSyringe-transmitted disease（筆者注：注射器による感染症）は起きていないように思っている」と回答している。

イ　評価

このような質問が出されていたことからすると、予防接種の現場では、注射針を交換したとしても、注射器ノズルが汚染することによりＨＢ抗原の伝播が生じるため、注射針だけでなく注射筒についても交換の必要性があるのではないかと考え始めていることがうかがえる。

それに対し、質問に対する予防接種センター所長の回答からすると、筒、針ともに一人毎に交換するのがベストである旨認識しているものの、実態としては、予防接種センターにおいても針は一人毎に交換しているものの、筒は交換せずに連続使用している。

そして、筒を連続使用している理由として、重大な感染症を生じさせていないように思っていることを挙げている。質問にも記載されているように、ＨＢ抗原について問題になっている折柄であるにもかかわらず、本当に重大な感染症が生じていないのか、生じている可能性はないのかについて全く検討も調査もすることなく、重大な感染症が生じていないことを当然の前提としている。

かかることから、一人一針一筒の必要性を認識しながらも、交換の煩雑さから、何ら根拠なく重大な感染症が生じていないと判断し、予防接種の現場では注射器の使い回しを当然のように行っていたものである。

予防接種センター所長がこのような認識を有していたことからすると、国も同様の認識を有しており、注射器の使い回しを黙認していたと考えられる。

2 国の通知から分かる国・厚生労働省（当時厚生省）の認識等

1976（昭和51）年9月14日付で、厚生省公衆衛生局長から各都道府県知事宛に、すべての予防接種を対象とした「予防接種の実施について（昭和五十一年九月十四日衛発第七百二十六号）」という通知が出された。

この通知においては、予防接種実施要領として、「接種用具等の整備」、「実施計画の作成」、「予防接種の実施に従事する者」、「予診及び禁忌」等について、記載されている。

(1) 接種用具等の整備

ア 内容

まず、「接種用具等の整備」においては、

「注射器は、二cc以下のものとすること。ただし、他の予防接種に使用したものは使用しないこと」、

「注射針、注射器、接種用さじ等の接種用具はディスポーザブルのものを使用して差し支えないこと」が明示された。

イ　評価

ジフテリアや百日せきに対するワクチンは1回あたりの使用量は0・50cc、インフルエンザに対するワクチンは1回あたりの使用量は0・1～0・5ccであることからすると、2cc以下のものであれば、接種液がなくなるまで、4～20人の者に対する注射筒の使い回しを国が肯定しているようにうかがえる。

また、この通知が発出されたころは、ディスポーザブルが普及してきており、コストの面においても予防接種用ディスポ注射器の価格は契約数量によって変動があるものの、1ccの針付きで10円～20円／本となっており、厚生省の予算で十分購入を促せるものであり、ディスポーザブルを使用するのに何ら支障がなかった。

かかることからすると、この時点で、国は感染症の拡大を防止するため、ディスポーザブルの使用を義務化ないし積極的に推奨しておくべきであった。

それにもかかわらず、国は、ディスポーザブルの使用に関しては、差し支えないといった記載レベルにとどめており、積極的にディスポーザブルの使用を勧めていないことから、国としては注射器の使い回しによる感染症の拡大を軽視していたものである。

(2)　実施計画の作成

ア　内容

次に、「実施計画の作成」においては、

「予防接種の実施計画の作成に当たつては、地域医師会等と十分協議するものとし、特に個々の予防接種がゆとりをもつて行われるような人員の配置を考慮すること。医師に関しては、予診の時間を含めて医師一人を含む一班が一時間に対象とする人員が種痘では八十人程度、種痘以外の予防接種では百人程度となることを目安として計画することが望ましいこと」

が明示された。

イ　評価

このような内容からすると、一人の医師が1時間で80人から100人程度に予防接種を実施することとなり、一人毎に注射器具の交換をするためには大量の注射器具及び多数の人員が必要となることから、実質的には注射器具の使い回しを前提とした実施計画を作成せざるを得ない状況であったと考えられる。

国は、安全性の最低限度を要請しておきながら、効率性を重視しており、安全性についてはなおざりにしていることがうかがえる。

3　自治体における予防接種の運用から分かる国・厚生労働省（当時厚生省）の認識等

(1) 自治体に対するアンケート結果

検証会議は、全国の市町村を対象とした、予防接種における注射針に関する具体的接種実態（器具使用実態、消毒方法等）に関するアンケートを行った。なお、市町村合併等により記録が見当たらなかった市町村やそもそも回答のなかった市町村があったため、実質的な回答があった市町村は２０７となっている。

このアンケートの結果、１９７７（昭和52）年度及びその前年度においては、「被接種者ごとにアルコール綿で消毒」が10・６％（22／207市町村）、「被接種者ごとの交換・消毒は実施せず」は４・３％（９／207市町村）見られた。

（2）評価

このようなアンケート結果からすると、１９７６（昭和51）年度、１９７７（昭和52）年度においても、依然、注射針をアルコール綿で消毒するにとどまる自治体もあり、被接種者ごとの交換・消毒すらしていない自治体の存在も明らかとなっている。

日本医事新報や通知において、厚生省は被接種者ごとの注射針等の交換について繰り返し述べているにもかかわらず、予防接種の現場に浸透していない。

国や厚生省としては、被接種者ごとの注射針等の交換について述べるにとどまり、予防接種の現場において実際に実現しているかどうかの確認もせず、実現に向けた対応すらとっていないことが明らかとなっている。

第４　集団予防接種等によるＢ型肝炎感染被害発生の把握及び対応

１　鳥羽市鏡浦の肝炎集団発生事例

１９７０（昭和45）年、鳥羽市立鏡浦小・中学校で肝炎の集団発生が起き、大がかりな疫学調査が行われた。

同報告書[※10]では、本事例について、「小児におけるウィールス性肝炎の頻度は高くなく、今回のような集団発生は本邦に於いて未だ報告をみない」として、特異な事例であると評価しているが、感染源・感染経路については、中学校でのツベルクリン反応実施状況と発病との関連性として、「中学生全員の血清からみたオーストラリア抗原陽性（東京大学検査実施）はツ反実施者１８４名から14名（7・6％）に未実施者10名から2名（20％）が陽性に出ているので、いずれもオーストラリア抗原陽性の病原体による感染ではあるが、感染経路が一斉暴露感染と連鎖感染とに別れている（原文ママ）のではないかと推察した」と指摘されるなど、集団予防接種等による感染可能性にも言及している。そして、同報告書には、ツベルクリン反応検査実施方法として、「注射筒及び注射針は鏡浦診療所所有のものを診療所で消毒し持参されている（実施中には消毒されていないらしい）。液は午前5cc2びん、午後2びん使用されている。但し、注射筒、針は午前午後同じものを使用されている」との記載があるものの、注射器を消毒すらせずに使い回していることに対する問題点の指摘はなされていない。

また、同報告書では、推測される潜伏期間等の病態から、中学校での集団発生は、ツベルクリン反応検査という非経口暴露の可能性があるとしつつ、小学校での集団発生には明らかな非経口暴露の事実は見出しがたく、生徒の日常生活等からも、経口暴露の可能性は否定できないとして、最終的には、感染原因の特定に至っていない。

2　評価

この事例は、一般的な発生頻度を逸脱する異常な集団発生事例と考えられていたようであり、そのため、疫学的調査が実施された。

しかしながら、報告書において、集団発生の原因について、ツベルクリン反応検査に言及がなされているが、最終的には、感染経路の特定に至っていない。当該事例の感染経路として特定されなくても、注射針の使い回しの実態が明らかになっている以上、そのこと自体の問題点を指摘し、この集団発生事例を契機に、全国的に集団予防接種における注射器の使い回しに対して警鐘を鳴らすべきであった。

第5　まとめ

1　目先の問題だけに対応する国の姿勢

1970年代には、予防接種禍訴訟が全国で相次いだことにより、予防接種禍が社会問題化されるようになった。

これにより、国は予防接種のあり方や被害者の救済制度を検討しなければならなくなった。

しかし、予防接種禍においては、集団接種における不十分な問診が問題とされたにすぎなかったため、注射器の連続使用については問題とされなかった。

集団接種における問題を検討する場が設けられ、注射器の使い回しについても感染症の原因になるという認識があったにもかかわらず、注射器の使い回しについて問題視されなかったのは、当面の目先の問題だけを解決して事足りるとする悪しき国の姿勢が挙げられる。

また、国・厚生省は、十分な問診を行うために集団接種ではなく個別接種にするよう種痘について指導したのであるから、この時期に種痘に限らず全ての予防接種について個別接種化を進めていれば、注射器の使い回しを防止し、Ｂ型肝炎の感染拡大を防止できた可能性が大きかったといえる。

公害も予防接種禍も、裁判などで被害者が声を上げ、社会問題化しないと政策・制度の見直しや被害回復がなされない点で問題は共通している。予防接種における注射器の使い回しによるＢ型肝炎感染拡大の問題についても、社会問題化することなく、危険な注射器の使い回しが長年にわたり放置されてしまった。そして、社会問題化するまで問題解決を先送りする国の姿勢は、現在も克服されていない。

2　被害の軽視

１９７０年代には、Ｂ型肝炎が重症化・持続感染化する疾患であることが医学的に分かっていた。感染していることの自覚・認識が困難であるＨＢｓ抗原陽性の無症候性キャリアの存在も、専門医の間では認識されていた。

予防接種における注射器の使い回しに、そのような疾患の感染リスクがあることが分かっていた以上、医学的知見を踏まえた感染防止対策が考えられるべきであった。しかし、合理的な根拠もなく、予防接種における注射器の使い回しではＢ型肝炎には感染しない、あるいは感染することは極めて稀であろうとして、被害が軽視された結果、感染リスクが過小評価され、予算や人手の不足など経済的要因も重なり、現実には、注射器の使い回しが容認されてしまった。

一方、１９７５（昭和50）年に実施された「Ｂ型肝炎ワクチンの開発に関する特別研究」では、医療従事者への感染対策の必要性が提言されている。その問題意識が予防接種行政に生かされなかった背景には、同じ厚生省の所管であっても、肝炎対策と予防接種では担当者が異なり、情報共有等がなされないという行政の縦割りの問題があったと考えられる。

当時、予防接種行政に関わっていた医療関係者がなぜ声をあげなかったのかも大きな疑問であるが、重症化・持続感染化、無症候性キャリアの存在についての認識はあっても、感染直後に重篤な症状が現れることが少ないことで、その被害が軽視されてしまった可能性も否めない。

実際に小児（予防接種を受ける年齢層）を中心としたB型肝炎等の集団発生事例が起きたにもかかわらず、その疫学調査では、予防接種は様々な感染原因の一つとして扱われたにすぎず、消毒もせずに注射器を連続使用していたことが明らかとなった事案も問題視されず、集団発生事例を教訓として、予防接種における感染拡大の危険性が指摘されることはなかった。

3 国の責任逃れの対応

1970年代に入ると、注射針の使い回しをすることが感染症の拡大につながることについて、医学雑誌等に記載されるようになり、注射器の使い回しについての問題が顕在化してきていた。

一方、当時の医学雑誌に複数掲載された質問からは、予防接種に携わっている医師の「一人毎に注射針を交換していると手数がかかるため、何とかして注射針の使い回しについて、国や厚生省から問題はない旨の回答を得たい」という思惑が透けて見える。

このような予防接種の現場に対し、国や厚生省は建前だけを繰り返して明示するにとどまり、注射針の使い回しにより被害が発生した場合の責任逃れの対応に終始している。本来、現場の実情を踏まえて、原則である注射針の使い回しの禁止を徹底する施策を検討することこそが国に求められていた対応であり、例えば、時間あたりの目標接種数を減らしたり、積極的にディスポーザブル注射器の導入を進めたりといった施策を進めるべきであった。国が、このような注射針の使い回しを止める積極的な対応をしなかったことが被害拡大の一つの原因であると考えられる。

1970年代には、予防接種の際に針を取り替えないことが感染の原因になることは広く認識されつつあり、国も、それを十分に認識しながら、現場に一人一針一筒はおろか、一人一針を徹底させることすら怠っていたのである。

4　国の責任の重さ

1960年代から肝炎に関する医学的知見が集積してきていたにもかかわらず、このような国における肝炎や予防接種に対する危機意識の欠如や対策が遅れていたという状況からすると、国は何らの改善策も講じていなかったと考えられ、注射器の使い回しによるB型肝炎の感染拡大に対する国の責任は極めて重大である。

注

※1　東京地裁昭和54年11月5日及び同3日証言調書

※2　楠井賢造「肝炎の問題を中心として」治療第33巻第12号（1951年）1019〜1029頁

※3　村瀬敏郎「集団予防接種の注射薬と器具の取扱い」日本医事新報No2687（1975年）129〜130頁

※4　科学技術庁長官官房総務課「第1264回（報告）1昭和50年度特別研究促進調整費による緊急研究「B型肝炎ワクチンの問題に関する特別研究について（研究調査）」

※5　大谷藤郎「血清肝炎対策とオーストラリア抗原」衛生検査21巻8号（1972年）741〜755頁

※6　上野幸久「オーストラリア抗原陽性肝疾患」、佐藤亮五・芳賀稔・佐藤源一郎・豊川秀治・山本次郎・遠藤了一・松下寛「内科31巻6号」（1973年）1039〜1041頁

※7　鈴木宏ほか「オーストラリア抗原（HB抗原）carrierと肝炎」内科34巻6号（1974年）935〜940頁

※8　片山透「HBウイルスの感染経路　輸血後肝炎予防の措置のおとし穴と今後の課題」（CLINICIAN）No. 259（1977年）43〜46頁

※9　真弓忠「内科学」29頁（朝倉書店、初版、1977年）

※10　三重県衛生部「鳥羽市鏡浦地区における流行性肝炎報告書」昭和45年

【1980年代】

第1　時代背景

1　社会情勢

1980年代の日本は、1984（昭和59）年には平均寿命が男女とも世界一になり、国と自治体の負担により高齢者の医療費を無料としていた老人医療費支給制度が1982（昭和57）年に廃止されるなど、高齢化が進展していた時期でもあった。

一方、1984（昭和59）年には1．84であった合計特殊出生率は、1989（平成元）年には1.57まで下落し、出生数も1980年代前半には150万人台だったのが1989（平成元）年には124万人にまで減少し、少子高齢化が大きな社会問題となっていた。また、いわゆるバブル景気が1987（昭和62）年から始まり、戦後の高度経済成長の終末点としての絶頂期を迎えた時期であった。

世界に目を向けると、1989（平成元）年にベルリンの壁崩壊、バルト三国の独立、マルタ会談による冷戦の終結宣言（1991（平成3）年にはソ連崩壊）など、世界のパワーバランスが大きく変化した時代でもあった。

また、1989（平成元）年6月にはB型肝炎訴訟弁護団が札幌地方裁判所に国に対する責任追及の裁判を提起し、B型肝炎訴訟がスタートした。

2　感染症の状況

感染症の観点から見ると、1980（昭和55）年にWHO総会で天然痘撲滅宣言、1981（昭和56）年にはB型肝炎ワクチンの開発、1984（昭和59）年HIVウイルスの発見、1989（平成元）年C型肝炎ウイルスの発見、などのトピックがある。

また、1980年代初頭から世界的な感染拡大が判明したHIVについて、1985（昭和60）年に国内で初の患者が認定された。

そして、当時はHIVウイルスによって血液感染症が世界的に注目され、感染症に対する関心が高まっている時期であった。

3　感染予防策の発達

アメリカ国立疾病センター（ＣＤＣ）は１９４６（昭和21）年に設立されたが、１９７９（昭和54）年には医療機関における感染症対策である隔離予防策ガイドラインとして、「病院における隔離技術」が発表され、さらに１９８３（昭和58）年には「病院における隔離予防策のためのＣＤＣガイドライン」が発表された。

これらのガイドラインは、当時流行していたＨＩＶから医療職員を守るための対策という側面が強かった。

その後、１９８５（昭和60）年には「普遍的予防策（Universal Precautions）」の考え方が発表された。これは、感染症の有無にかかわらず、血液・体液はすべて感染の可能性があると考え、すべての人に普遍的に適用すべき予防策とされた。

これをさらに発展させたものが「標準予防策（Standard Precautions）」である。その基本的な概念は、検査などで把握できる感染症は「氷山の一角」であり、把握していない未検査、未知の感染症の感染を防ぐため、すべての人間の血液、あらゆる体液、分泌物、汗以外の排泄物、傷のある皮膚、粘膜は感染症があるものと考えて取り扱う、というものである。

「標準予防策」は１９９６（平成8）年にＣＤＣが発表した「隔離予防策ガイドライン」に基づくものであるが、同ガイドラインは「標準予防策」と「感染経路別予防策」の２つの方法から成り立っている。「標準予防策」はすべての患者に適用される方法であり、「感染経路別予防策」は感染力の強い、重篤な病態を引き起こす疾病に適用されるものである。

具体的な標準予防策の方法としては、基本的に湿性生体物質に触れたら手を洗う、それに触れそうなときにはあらかじめ手袋、マスク、エプロンなどのバリアプレコーションを着用する、リキャップしないなどの針刺し防止法を行うなどである。

日本においては、1999（平成11）年に「新感染症予防法（感染症の予防及び感染症の患者に対する医療に関する法律）」が施行され、これを受けて厚生労働省が作成した「感染対策ガイドライン」に「標準予防策」の言葉が登場するようになり、日本においても導入が進んだと考えられる。

このように、1980年代は院内感染の予防についての考え方が発展した時代であった。

第2　B型肝炎に関する医学的知見

1　B型肝炎ワクチンの開発

B型肝炎に関しては、1981（昭和56）年にB型肝炎ワクチンが開発され、日本でも1986（昭和61）年から「B型肝炎母子感染防止事業」が開始され、B型肝炎対策が転換点を迎えた時期であった。

この「B型肝炎母子感染防止事業」は、B型肝炎の感染はB型肝炎ウイルスに持続感染している母親から、出生時に新生児に感染する知見が明らかになり、それが大きな感染源であるとされていたことから、HBVキャリアの新たな発生を根絶し、HBVによる肝硬変、肝がんの撲滅を目指して開始されたものである。

血液検査によって判明したB型肝炎ウイルス持続感染者である妊婦からの出生児に対して、公費による感染防止措置（ワクチンの投与）がなされることになった。

B型肝炎の母子感染による感染拡大を食い止めるための措置が取られたことで、B型肝炎の垂直感染が激減することとなり、B型肝炎のキャリア率が大きく減少することとなった。

後のB型肝炎訴訟（先行訴訟）において、国は、B型肝炎ウイルスの感染について、集団予防接種における注射器の使い回しによる感染以外にも、「未知の感染原因」があり、必ずしも集団予防接種による注射器の使い回しだけが原因ではないと主張したが、母子感染防止事業によりそれ以降生まれた幼児・児童にB型肝炎のキャリアがほとんど見られなくなったということは、母子感染と予防接種における注射器の使い回し以外にはほとんど持続感染する可能性がなかったことを証明することになり、国が主張する「未知の感染原因」はほとんど存在しないという根拠の一つとされることとなった。

1980年代には、後述する三重大学病院事件も一つのきっかけとなって、開発されたB型肝炎ワクチンが医療従事者に提供されていった。

一方、後述するように1980年代以降もスーパーマーケットや高校、病院などで水平感染による急性B型肝炎を発症した事例が報告されており、それらは注射器の使い回し等の医療器具の不適切な取扱いや、患者の血液等の不適切な取扱いによると推定されている。

2 肝がんとB型肝炎の関係

1980（昭和55）年にB型肝炎ウイルスが肝がんを誘発しているとみられる有力な証拠が得られたとの報告が Nature 誌になされており、B型肝炎ウイルスが直接肝がんを引き起こす危険性があるとの知見がこの頃から知られるようになったと考えられる。

1970年代には、B型肝炎ウイルスが原因で慢性肝炎を発症し、肝硬変を経て肝がんに至るという経過は判明していたものの、B型肝炎ウイルスが直接肝がんを引き起こすのかという因果関係は不明、または不明確とされていたと考えられる（たとえば、1973（昭和48）年の「癌の臨床」に掲載された座談会では、Blumberg 氏の「オーストラリア抗原が肝がんの原因となっているかどうか決めることは、より答えることが難しいと思う。オーストラリア抗原が肝臓に宿って、そこで慢性の肝炎になって、そしてその集団の中に存在しているほかの癌元因子に対して、より感受性が高い状態にしていて、がんになってしまうということも考えられる」、との発言がある）。

3　無症候性キャリアの知見

1960年代までの医学文献には、B型肝炎ウイルス感染についての無症候性キャリアの知見については明確な記載はなかった（注：Au抗原の発見は1965（昭和40）年、Au抗原がB型肝炎（当時は血清肝炎とよばれていた）と同一のものであると指摘されたのが1968（昭和43）年、Au抗原をHB抗原と呼称することが提唱されたのは1971（昭和46）年）。しかし、1970年代には、既に述べたように無症候キャリアの存在に言及するようになった。

1980年頃までにはB型肝炎の感染者には無症候性キャリアが存在すること、キャリアの患者自体は肝炎等を発症していないものの、感染力を有するウイルスが患者の血中に存在する、というB型肝炎の感染の仕組みが、疫学的だけでなく病理学的にも判明していたと考えられる。また後記のとおり1980（昭和55）年には「B型肝炎医療機関内感染対策ガイドライン」が作成されたことからすると、この頃には研究者や肝臓専門医だけでなく、一般の医学常識として定着していったことが窺われる。

また、母子感染ではないHBVキャリアが多数存在することも、北海道の医師グループによるB型肝炎の家族集積調査[※1]やHBVキャリアの特定地域の実態調査の結果[※2]などから1980年ころには明らかになっていた。

4　小括

このように、１９８０年代にはＢ型肝炎ワクチンが開発されて「母子感染防止事業」が開始されるなど、Ｂ型肝炎対策が転換点を迎えた時期であった。

また、Ｂ型肝炎ウイルスが肝がんを直接誘発する危険性が判明し、無症候性キャリアについてキャリアの患者自体は肝炎等を発症していないものの、感染力を有するウイルスが患者の血中に存在するというＢ型肝炎の感染の仕組みが、疫学的だけでなく病理学的にも判明するなど、現在につながるＢ型肝炎の医学的知見が明らかとなった時期であった。

Ｂ型肝炎ウイルスが発見される前から、医療器具の使い回しによる肝炎の感染リスクは指摘されていたが、１９８０年代までには、無症候性キャリアの存在及び機序が医学上明らかとなり、小児でも母子感染で新生児感染した無症候性キャリアが存在していることが判明していたにもかかわらず、この時点においても小児を対象とした予防接種時の注射器の使い回しが依然として行われていたことは、感染症の感染リスクを完全に無視していたといえる。

さらに、Ｂ型肝炎母子感染防止事業が強力に推進され、垂直感染によるＨＢＶキャリア数が激減した一方で、母子感染以外のＨＢＶキャリアがかなりの割合で存在することは調査により把握されていた。にもかかわらず、既存の感染者の感染源の特定などの研究が進まず、予防接種による感染拡大の実態解明が遅れ、対策や救済が進まなかった事実は指摘されるべきである。

第3　予防接種の実態

1　予防接種の実施状況

1980（昭和55）年には「B型肝炎医療機関内感染対策ガイドライン」が作成され、医療機関内での B型肝炎の感染防止のために、注射針の再使用禁止、注射筒の滅菌の必要性、ディスポ製品の使用が勧告された。

一方、「厚生省肝炎研究連絡協議会研究報告書」の記載からは、1980年前後から、予防接種時に「一人一針」が徹底された地域が複数あるとの報告がなされている。また、研究班が実施した市町村へのアンケート結果では、1988（昭和63）年時点で予防接種にディスポ使用又は被接種者ごとに交換・加熱消毒する市町村が針、筒ともに95％を超えていたとされている。これらのことから、1980年代前半には、予防接種時に感染予防のためにディスポ製品の使用や被接種者ごとの針、筒の交換が広がっていたことが伺われる。

しかし、その一方で上記アンケート結果からは、1988（昭和63）年時点でも予防接種時に被接種者ごとにアルコール綿で消毒のみ（針3・6％、筒2・5％）、接種者ごとの交換・消毒は実施せず（針0・5％、筒1・3％）との結果となっており、1988（昭和63）年時点でも予防接種時に不適切な器具の使用がなされていた市町村が無視できない数存在していた。

このことから、被接種者ごとの交換、消毒が徹底されていたとはいい難く、しかもそれがその後も一定期間継続していたと推定される。

ただし、前記の市町村アンケートは、平成24年当時存在していた全国1701市町村を対象にしており、昭和、平成の市町村大合併で消滅した市町村の情報は反映されていない可能性がある。しかも、回答があったのは1149市町村と約32％の市町村が未回答であるうえ、1988（昭和63）年時点での調査では集団接種の実績があると回答した市町村のうち、注射針の取り扱いについて25・8％、注射筒の取り扱いについて27％の自治体が「記録がなく分からない」と回答をしており、前記の市町村アンケート結果は当時の実態を必ずしも反映しているとは限らず、集団予防接種時に注射針・筒の不適切な使用をしていた自治体は前記割合より高かった可能性もある。

2　1988年の通知（注射筒の交換）

1988（昭和63）年1月27日、当時の厚生省は各都道府県衛生主管部（局）長宛に、「予防接種等の接種器具の取扱いについて」と題する通知を発出した。

その内容は、1987（昭和62）年11月13日にWHOから肝炎ウイルス等の感染を防止する観点から、予防接種時に注射針のみならず注射筒も取り換えるべきであるとの意見が出されたことから、今後の予防接種の実施に当たって、注射筒も被接種者ごとに取り換えるように市町村に指導するように通知したものである。

また、ツベルクリン反応検査のためのツベルクリン溶液の注射についても、被接種者ごとに注射針及び注射筒を取り換えることが望ましいと思われるので、同じく指導するように通知している。

3　予防接種における感染予防の不徹底

医療機関における感染対策としては、１９８０（昭和55）年には前記「B型肝炎医療機関内感染対策ガイドライン」が作成されていたにもかかわらず、予防接種における感染対策としては、１９８８（昭和63）年に国が発出した通知である「予防接種等の接種器具の取扱いについて」で予防接種時に注射針・注射筒の交換も指導するよう通知するまで、国から指導や通知がなされた形跡はなく、感染対策ガイドラインの記載が厚生省内で共有、あるいは内容の徹底がなされていなかった可能性が高い。

また、同通知ではツベルクリン反応検査のためのツベルクリン溶液の注射については「被検査者ごとに注射針及び注射筒を取り換えることが望ましいと思われる」との表現をとっており、通知自体もあいまいな表現となっていた。

なお、１９８７（昭和62）年11月にＷＨＯは予防接種時に注射針を交換しただけでは感染リスクを回避できないとして、１回ごとに注射針だけでなく注射筒を交換するよう勧告している。この勧告は特にB型及び非A非B型肝炎ウイルス（後にウイルスが発見されたC型肝炎のこと）による肝炎の感染について警告しており、複数の人に対する注射を行う場合には、注射針だけを換えて、注射器は同一のものを使用している現在の慣行をやめるべきであるとして、使い捨ての注射器を準備すべきであるとしている。

日本でもすでに1984年には肝炎研究の第一人者である飯野四郎が、HBVの感染経路として予防接種時の注射器の連続使用が原因と推察されると指摘しており、※3 このころまでには少なくとも肝疾患専門医あるいは研究者の間では「予防接種がHBVの感染原因の一つである」と把握していたと考えられる。それにもかかわらず予防接種について器具の連続使用をしないよう徹底するなどの対策が取られることはなかった。

さらに、1988（昭和63）年に国が「予防接種等の接種器具の取扱いについて」の通知で自治体に予防接種時の注射針・注射筒の交換を指導した後も、実際の現場で予防接種時の感染対策が徹底されたか否かは大いに疑問がある。つまり、国は通知を発出してもそれが周知徹底されているかどうかの調査等をした形跡はなく、依然として不適切な注射器の使用がなされていた自治体が存在していた可能性もある。

4　小括

このように、1980年代前半には、予防接種時に感染予防のためにディスポ製品の使用や被接種者ごとの針、筒の交換が広がっていた一方で、1988（昭和63）年時点でも予防接種時に被接種者ごとにアルコール綿で消毒するだけであったり、被接種者ごとの交換・消毒は実施していない自治体も無視できない数存在しており、国全体での感染予防策が徹底されていたとは言い難い。

また、1980（昭和55）年にはB型肝炎の「院内感染防止ガイドライン」が作成されていたにもかかわらず、1988（昭和63）年に国が発出した通達である「予防接種等の接種器具の取扱いについて」で注射針・注射筒の交換も指導するよう通知するまで、国から予防接種時のB型肝炎についての感染防止に関する指導や通知がなされた形跡はない。「感染対策ガイドライン」の記載が厚生省内で共有、あるいは内容の徹底がなされず、医療器具の使い回しなどの不適切な取扱いを防止するという感染対策の重要性や問題意識が予防接種行政に反映されていなかったことで、予防接種でのB型肝炎の感染を1980年代に至っても完全に防止することができていなかった。

また、予防接種現場では、1980年代には医療従事者の間でB型肝炎の医学的知見が広がっていたにもかかわらず、予防接種器具の使い回しによる具体的な感染被害が報告・認知されていなかったことから、使い回しをことさらに問題視することなく、惰性により不適切な使い回しが続けられてしまったと考えられる。さらに、1988（昭和63）年通達以降、実際の現場で予防接種時の感染対策が徹底されたのかとの疑問が残る。

第４　医療現場等におけるＢ型肝炎感染被害とその対応

１　注射器の使い回し等が原因と推定される水平感染事例

１９８０（昭和55）年に岐阜県高山市の高校で１クラスの生徒３名がほぼ同時期にＢ型肝炎で入院した事例が報告されている。感染経路は検査で１本の注射針で耳介を穿刺したためと推定された。また、同年に北九州市内のスーパーマーケットで６人が急性Ｂ型肝炎を発症した事例が報告されている。感染原因は職場で行われたインフルエンザ予防接種の際に、注射針を交換しなかったためと推定された。

このように、１９８０年代に入っても注射器の使い回し等が原因と推定される水平感染によるＢ型肝炎感染被害が報告されている。

２　劇症肝炎の発生と対応

１９８７（昭和62）年７月に三重大学医学部附属病院の小児科医２名と看護師１名がＢ型劇症肝炎

に罹患し、その内医師2名が死亡するという事件が起き、大きく報道されるなどして社会問題となった。

調査の結果、全国の医療機関で2年以内に73名の医療関係者がB型肝炎を発症し、その内8名が死亡していたことが判明した。当時の厚生省は各医療機関に医療従事者へのワクチン接種を指示し、さらに同年8月には厚生省は医療機関に対してB型肝炎の院内感染の予防についての通知を発出している。この結果、ワクチンの需要が急増したとのことである。

調査からも明らかなとおり、院内感染によるB型肝炎による死亡事故は三重大学病院の事件以前にも複数発生していたが、三重大学病院の事件で社会問題となるまでB型肝炎の院内感染問題が少なくとも社会問題となるような注目を受けていなかった上、医療器具の使い回しが事実上放置されていた集団予防接種に、B型肝炎の感染リスクという問題意識がすぐに反映されることなく、集団予防接種で注射器の使い回しが続くこととなった。

一方、当時東京都渋谷区医師会で予防接種センター所長を務めていた村瀬敏郎氏は、三重大学医学部附属病院の事故に触れ、同センターで実施している予防接種について1987（昭和62）年11月以降、一人一筒一針を徹底したこと、さらにWHOの文献も踏まえて厚生省に予防接種時に一人一筒一針の具現を申し入れたことを述べている。※4

3　考察・小括

１９８０年代初頭にも注射器や医療器具の使い回しによるＢ型肝炎の水平感染事例が報告されているにもかかわらず、これが予防接種での接種器具の使い回しの禁止や医療機関での医療器具の取り扱いを徹底する方向にはつながらず、対策は各自治体及び医療機関任せになってしまっていた。

当時の厚生省の担当者の証言から、１９８７（昭和62）年11月のＷＨＯからの勧告（注射針だけでなく、注射筒の交換が必要と推奨した）を踏まえて、１９８８（昭和63）年１月、厚生省の「予防接種等の接種器具の取扱いについて」の発出につながったとされているが、この背景には三重大学医学部附属病院での事故及び調査結果も契機となった可能性がある。

現に、当時渋谷区医師会予防接種センター所長だった村瀬敏郎は三重大学医学部の事件を機に厚生省に一人一筒一針の実施を申し入れており、このような申し入れが厚生省の予防接種行政に多少なりとも影響した可能性は否定できないと考える。

耳目を集める事件が起き、世論に動かされる形で、ようやく関係者の認識や政策が変更されるという、日本の制度変革（日本に限られないかも知れないが）の特徴を表しているように思える。このことは、輸血が売血制度から献血制度に変わるきっかけとなったライシャワー事件（１９６４（昭和37）年、当時の駐日米国大使ライシャワー氏が暴漢に襲われ刺されるという事件が起き、ライシャワー氏は手術の際の輸血がもとで肝炎を発症してしまった。当時は輸血を売血により集めており、頻回売血者の血液「黄色い血」が大きな社会問題になっていた。この事件がきっかけとなって民間の血液銀行がおこなっていた売血制度が見直され、赤十字の献血運動が広がることとなった。）などと、同様の構図である。

第5　まとめ

１９８０年代は、注射器のディスポ製品が普及し、予防接種時には針筒共に被接種者ごとに交換、消毒する自治体の割合が高まり、Ｂ型肝炎ワクチンが開発され、母子感染防止事業が開始されてキャリア率が激減するなど、Ｂ型肝炎予防の転換時期であった。しかし、院内感染で医療従事者が劇症肝炎で死亡する事件が起きるなど、必ずしも院内感染予防が徹底されていたわけではなかった。また、医療器具の不適切な連続使用によって引き起こされた水平感染によるＢ型肝炎の感染も複数報告されている。これらの事件や報告が、予防接種行政、とりわけ注射器具の使い回しの防止に直ちにはつながらなかったことは大きな問題である。

また、１９８０年頃までにはＢ型肝炎ウイルスによる肝炎研究が大きく進み、Ｂ型肝炎が直接肝がんを引き起こす危険な疾病であることや、無症候性キャリアの血漿からもウイルスが感染するなどの知見が広く知られるようになり、１９８０（昭和55）年には医療機関向けのＢ型肝炎感染対策ガイドラインなどが作成された。さらに、１９８０年代は、アメリカＣＤＣが普遍的予防策の考え方を発表するなど、院内感染予防の考え方が発展した時期であった。

このような状況にもかかわらず、予防接種での接種器具の使い回しや医療機関での医療器具の取り扱いを徹底する方向にはつながらず、対策は各自治体及び医療機関任せになっていた。B型肝炎に関する知見や感染防止の考え方が正しく予防接種行政に反映できず、予防接種について1988（昭和63）年まで注射針だけでなく注射筒の使い回しをやめるよう国が各自治体に指導することはなく、一部では注射筒や針の使い回しが続けられていた。

このように1980年代に入ってB型肝炎の知見が医療従事者の間に広まっていたにもかかわらず予防接種等で医療器具の使い回しが続いてしまった理由として、予防接種器具の使い回しによる具体的な感染被害が報告・認知されていなかったことや、医療器具の不適切な使い回しによるB型肝炎の感染被害が実際に発生していたにもかかわらず、その情報が共有されず、結果として使い回しがことさらに問題視されることなく、リスクが過小評価、あるいは無視されたことで、不適切な使い回しが続けられてしまったと考えられる。

さらに、1988（昭和63）年には厚生省の通知「予防接種等の接種器具の取扱いについて」が発出され、予防接種時に針筒共に一人ずつ交換が必要であるとの指導がなされたが、その後各自治体でこの通知が周知徹底され、注射器の使い回しが根絶されたのかは疑わしく、その後も不適切な予防接種を実施していた市町村が存在していた可能性は否定できない。

また、この通知によってもツベルクリン反応検査については「注射針及び注射筒を取り替えることが望ましい」と曖昧な表現となっており、一人一針一筒を徹底したとはいいがたい。

総じて、1980年代に至ってはB型肝炎の医学的知見の面からも、実際の感染事例の集積からも、医療器具の使い回しや不適切な管理によってB型肝炎の感染に高いリスクが存在していることが分かっていたにもかかわらず、漫然と続いていた予防接種現場における注射器の使い回しを根絶できなかったことは、国、医療従事者が教訓としなければならない事実である。

注

※1　美馬聰昭『注射器肝炎　誰も語らなかった医原病の真実』桐書房　２０１０年
※2　松下寛「HBVキャリアーの疫学」肝胆膵1巻1号１９８０年12月 田中敏章ほか「小児期のHBvirus感染の疫学調査―感染率の低下―」小児科診療４８巻6号１９８５年6月
※3　飯野四郎『肝炎と肝硬変　実態の変化とウイルスの役割』有斐閣　１９８４年
※4　村瀬敏郎『予防接種における一人一筒一針の必要性』日本医事新報No３３３０　１９８８年2月

#【B型肝炎訴訟（先行訴訟）提起に至る経緯及びその後の経過】

1　我が国における肝炎患者の状況

１９８０年代後半、肝がんや肝硬変で亡くなる患者は日本で年間４万人を超えており、その多くが肝炎ウイルスを原因としたものだった。そのひとつがＢ型肝炎ウイルス（ＨＢＶ）感染によるものである。

日本は先進国の中でもＢ型肝炎ウイルス感染キャリアが多く、その数は１２０万人から１４０万人と推定されている。

2　キャリア患者の感染原因を求めて

なぜ日本にはＨＢＶキャリアが多いのか。この疑問に取り組んだのが肝炎患者会と協力関係にあった医療チームであった。

ＨＢＶは人類誕生前から存在し、キャリアの母親から出産時に子に感染する「母子感染」で、代々受け継がれてきたと考えられていた。しかし、１９７３（昭和48）年にＨＢＶウイルスが発見され、検査の精度が上がり、血液検査でＨＢＶキャリアである人を識別できるようになると、ＨＢＶキャリアの患者の中には、母親がキャリアではない人も多いことが分かってきた。１９８０年ころの調査では、半分以上のＨＢＶキャリアの人は母子感染で感染したわけではないことが分かっていた。

そうすると、母親がキャリアではない人は母子感染以外の理由で感染したことになる。しかも、Ｃ型肝炎（当時はまだウイルスが特定できず、「非Ａ型非Ｂ型肝炎」と呼ばれていた。）と異なり、ＨＢＶは成人後に感染してキャリアになる可能性は極めて低く、幼少期に感染したことになる。

欧米では、第２次世界大戦前後から血液を介して感染する肝炎「血清肝炎」の存在が知られ、それが滅菌不十分な医療機器の使用で感染することが指摘されていた。予防接種の際に針を取り替えても注射筒を連続して使用すると血清肝炎になるとの報告もあった。１９５３（昭和28）年にＷＨＯは、血清肝炎を「Ｂ型肝炎」と名付け、社会に一定の割合でウイルス保持者がいるので、とりわけ予防接種の際には注射の針だけではなく筒も一人ごとに取り替える必要があると勧告をしていた。

１９７７（昭和52）年には志方俊夫医師のグループがチンパンジーによる実験で、ＨＢＶウイルスを含む血液が10の-8乗希釈、つまり1億分の1に薄めても感染性があることを証明し、ＨＢＶウイルスが直接血液に入った場合には強い感染力があることが判明した。

日本のＨＢＶキャリアの人は、１９４０年代後半生まれのいわゆる「団塊世代」が高率であることも分かってきた。まさに、幼少期に集団予防接種を受けた世代である。
また、多くの肝炎研究者が、ＨＢＶキャリアの感染ルートとして、集団予防接種を指摘していた。

日本にＢ型肝炎の被害を拡げたのは、行ってはいけない注射器の使い回しを行った集団予防接種が原因ではないか。そうだとすれば、集団予防接種での注射器の使い回しを放置、黙認していた国の厚生行政、予防接種行政の誤りがＨＢＶを我が国に蔓延させたことになる。

この国の責任を裁判で明らかにして、個別の患者の救済を図ると共に、国に医療費助成などの肝炎対策をとらせるべきではないかとの問題意識から、Ｂ型肝炎訴訟が始まった。

また、当時、いくつかの自治体ではＢ型肝炎を含むウイルス性肝炎について、「難病対策事業」としての医療費助成制度があったが、財政上の理由から制度の縮小、廃止が検討されていたことから、訴訟によりＢ型肝炎の問題、とりわけウイルス性肝炎が国に主要な責任のある病気であることを明らかにし、救済制度の維持、あるいは全国への拡充を図るという目的もあった。

3　Ｂ型肝炎訴訟を提起するいきさつ

患者会や医療チームは弁護士にこの問題を持ち込み、検討のすえ予防接種法の救済措置や損失補償ではなく、「国の違法行為」を前提とする「国家賠償請求訴訟」を提起することとなった。

訴訟を起こすには原告となる患者が必要であった。

家族や近親者にＨＢＶ感染者がおらず、乳幼児期に大きなけがや輸血歴がなく、母子手帳で予防接種を受けたことが証明できる患者を探すことになった。国相手の裁判の原告になることのハードルは高く、なかなか原告になる方が見つからなかったが、ようやく、１９５１（昭和26）年から１９６４（昭和39）年生まれ（当時20代から30代）の男性４人と１９８３（昭和58）年５月生まれの少年が名乗りを上げた。

少年はもちろん両親が決意したからであり、原告としての活動は本人が中学生になるまですべて母親が代わって行った。

この５人を感染被害者の代表として訴訟をはじめ、裁判が進む中で、原告を追加し全国にも広げていくことにした。

１９８９（平成元）年６月30日、５人は国にそれぞれ１０００万円の慰謝料の支払いを求めて札幌地裁に提訴した。

この裁判を広く社会に知らせるために、患者会、医療従事者らが「肝炎訴訟を支える会」を結成し、広報活動も積極的に行った。

提訴は大きな反響を呼ぶことになった。マスコミの扱いも大きく、提訴のニュースはテレビ各社も全国ニュースで報道した。「報道ステーション」に当時の弁護団団長が札幌のスタジオから生出演し、久米宏キャスターと「久米さんも経験あるんじゃないですか。小さいころ、予防接種を並んで受けましたよね。同じ注射針、注射筒で何人にも打っていませんでしたか。それが日本に肝炎を広めた大きな原因なんです。それを、裁判で明らかにするんです」とやり取りして裁判の標的をわかりやすく打ち出したことは印象的であった。
このようにして、現在は「先行訴訟」と呼ばれるB型肝炎訴訟がスタートしたのである。

4　B型肝炎訴訟の経過

その後、この裁判は第1審の札幌地方裁判所では、「予防接種によりB型肝炎に感染したと断定はできない」として5人の原告全員の請求が棄却されたが、第2審の札幌高等裁判所はB型肝炎の感染について「国の責任」を認め、一部の原告の請求を認めた一方で、感染から20年以上が経過した原告については「除斥期間」の経過を理由に請求を棄却した。

そして、2006（平成18）年6月、最高裁判所は「国の責任」を全面的に認め、「原告全員に勝訴」の判決を言い渡したのである。

しかし、この最高裁判決後も国が5人の原告以外の感染被害者に対する救済対策を何ら取らなかったことから、2008（平成20）年3月以降、札幌地方裁判所をはじめとして全国10の地方裁判所で新たなB型肝炎訴訟が提起され、2011（平成23）年6月28日、原告は国との間で基本合意を締結し、感染被害者救済のための手続と内容が定められ、和解への道すじがついた。

第2部　真相と教訓

第1　はじめに

第1部においては、主に1948（昭和23）年に「予防接種法」が施行されて以降40年にわたって、集団予防接種における注射器（針・筒）の使い回しが続けられ、多くのB型肝炎感染被害者が発生した歴史についてみてきた。

第2部では、このような歴史を振り返ってみて、改めて以下のことを考えたい。

○なぜ予防接種における注射器（針・筒）の使い回しがこんなに長く続けられたのか
○このことから私たちはどのような教訓を学びとることができるのか

なお、既に先行訴訟の最高裁判決で認定されているように、注射針及び注射筒の使い回しが行われたことが「違法」であり、その結果、B型肝炎感染被害者が受けた被害に対して「国が責任を負うべき」ことは明らかである。ここでは、国の責任の問題というより、「事実」として、どうして長きにわたって違法であるはずの注射器（針・筒）の使い回しが続けられてきたのかという真相と、そこから得られる「教訓」を考えたい。

以下においては、第1部で確認した使い回しが続けられた歴史について振り返り整理したうえで、どうして使い回しが続けられたのかを分析し、最後に、そこから得られる教訓について検討してみたい。

第2　使い回しが続けられた歴史の振り返り

1　当初から注射針も注射筒も使い回しをしてはいけないとの知見があった

第1部の1940年代において述べたとおり、既に「予防接種法」が施行された1948（昭和23）年当時には、注射をする際に注射針を交換するだけでなく、注射筒も交換しなければ、血清肝炎（現在のB型肝炎やC型肝炎）が感染する可能性のあることが分かっていた。前に注射を打った人が血清肝炎に感染していたら、その人の血液中のウイルスが注射器に入り込み、その人の後に同じ注射器で注射を打った人の体内に侵入し、後の人が血清肝炎に感染する危険性がある。既に、当時の内外の医学文献において、そのことが指摘されていた。このことは、先行訴訟の最高裁判決においても認定されている。

したがって、血清肝炎等の感染症を感染させる危険性があるため、「予防接種法」が施行された当初から、一般医療行為においてだけでなく、予防接種においても、注射針だけでなく注射筒も、使い回しをしてはいけないという知見が確立していたといえる。

それでは、実態はどうであったのか振り返ってみる。

2 「予防接種法」の施行と集団予防接種方式による使い回しの実態

(1) 「予防接種法」の施行と集団予防接種方式の始まり

1948(昭和23)年に予防接種法が施行された。当時は、感染症が蔓延する状況の中で、感染症の発生及び蔓延の防止を図ることが公衆衛生上の大きな課題となっていた。このため、同法は、国民に罰則まで課して予防接種を受けさせることにより社会全体を感染症から防衛することを主な目的として制定され、予防接種制度は予防接種率の向上を第一義として、専ら予防接種を広く国民に受けさせることが主軸とされた。予防接種の方式としては、短時間に多数に予防接種を受けさせるために集団予防接種方式がとられ、集団予防接種方式はその後もわが国の予防接種の基本的な方式として定着した。

(2) 規則では、注射針の使い回しは禁止されたが、注射筒の使い回しは許容された

「予防接種法」の施行後、国(厚生省)は各種ワクチンの実用化に応じて、各種ワクチンの接種に関

する技術的基準を定めた。

注射針については、被接種者一人ごとに交換（あるいは滅菌）するように定めた（ただし、ツベルクリン反応検査については、当初の短期間ではあるが注射針の使い回しを許容した定めとなっていた時期があった）。注射針の使い回しを禁じた理由について、厚生省は、1955（昭和30）年に出版した「防疫必携（第1輯）」では、「血清肝炎等の感染を防止するためである」と説明している。この点は、当時の知見を反映した規則となっていたといえる。

ところが、注射筒については、注射筒内に吸引したワクチンを使いきるまで連続して使用してもよいとして、吸引したワクチンを使いきるまで、使い回しを許容する定めをした。このように注射筒の使い回しを許容する定めは、国（厚生省）が1988（昭和63）年に注射筒についても一人ごとに交換するように通達を出すまで改正されなかった。この点は、注射筒も一人ごとに交換しないと血清肝炎等が感染する危険性があるとする当時の知見に照らすと不適切な規定であったといえる。どうして、注射筒については使い回しを許容したのかは、後に考察する。

（3）予防接種現場では注射針も注射筒も使い回しが行われた

注射針については、規則で使い回しが禁止されたが、第1部で述べたとおり、予防接種現場である自治体の多くではこの規則は守られず、注射針の使い回しが行われた。どうして、規則で禁止されていたにもかかわらず、現場では注射針の使い回しが行われたのかは、注射筒の使い回しを許容した理由とともに後に考察する。

注射筒は、規則で使い回しが許容されていたため、当然現場でも使い回しが続けられた。

3 時代が進んでも注射針や注射筒の使い回しは続けられた

(1) はじめに

「予防接種法」の施行から時代が進む中で、注射器(針・筒)の使い回しの危険性や肝炎に関する知見は進化したが、それでも注射器(針・筒)の使い回しが続けられたことは第1部で詳しく述べたとおりである。改めて概略を振り返っておく。

(2) 知見の進化と関連する出来事

ア 1950年代

1953(昭和28)年のWHOの「肝炎に関する第一報告書」で、注射針だけでなく注射筒の使い回しには血清肝炎の感染の危険性があること、とりわけ多数に接種する予防接種は注意を要することが指摘された。また、血清肝炎に関する知見として、無症候性キャリアが存在する可能性や慢性化・重症化する可能性のあることも指摘されていた。これらの知見は、一般医療における場合だけでなく、予防接種における注射器(針・筒)の使い回しによっても、血清肝炎が感染する可能性のあることや血清肝炎が慢性化・重症化する危険性のある疾患であることを明らかにするものであったといえる。厚生省は1957(昭和32)年出版の「防疫必携(第4輯)」においてWHOの「肝炎に関する第一報告書」の一部を翻訳紹介していることから、同報告書を把握していたことは明らかである。

イ　1960年代

1960（昭和35）年のWHO総会討議報告書「伝染病予防対策における予防接種の役割」で、注射筒及び注射針を一人ごとに交換あるいは消毒する必要性が改めて強調され、具体的な消毒方法等が紹介された。その翻訳文は厚生省公衆衛生局防疫課長の序文付きで1962（昭和37）年に出版されている。

また、1963（昭和38）年にオーストラリア抗原（B型肝炎ウイルスのタンパク質の一部で、現在はHBs抗原と呼ばれている）が発見され、それ以降、1970年代にかけてオーストラリア抗原と肝炎との関連性の発見やB型肝炎ウイルスの特定等、B型肝炎に関する研究が急速に進んだ。それまでは症例からの推測によるものとして抽象的に把握されていた無症候性キャリアの存在や血清肝炎の重症化が病理学的に明確にされ、より詳細に解明されていった。

1964（昭和39）年にライシャワー大使が暴漢に襲撃される「ライシャワー事件」が発生し、その治療において売血を輸血したことによって血清肝炎に感染したことが社会問題となった。これにより、血清肝炎の原因となる売血制度が禁止されて献血制度が創設され、輸血による血清肝炎の発生が激減した。しかし、血清肝炎の原因として予防接種における注射器（針・筒）の使い回しが問題とされることはなかった。

ウ　1970年代

1970年代には、献血においてB型肝炎ウイルスがスクリーニングされるようになり、そのデータから国民にかなり高い割合でB型肝炎ウイルス感染者がいることが明らかになってきた。しかし、その原因についての調査分析は行われなかった。（もし、その原因について詳しく調査分析がされていれば、予防接種における注射器の使い回しが重要な原因であることが明らかとなり、使い回しの禁止が徹底された可能性があったと考えられる。）

また、1970年代には、種痘（天然痘の予防接種）による副反応被害が社会問題となり、さらに、ワクチンの副反応によって重い障害を受けた被害者や死亡した被害者たちが全国的に予防接種禍訴訟を提起し、集団予防接種における副反応被害が問題とされるようになった。特に集団予防接種における不十分な問診が問題とされた。このため、国（厚生省）は種痘についてだけは自治体に対して個別接種とするように指導した。しかし、注射器の使い回しが問題とされることはなかった。

なお、1970（昭和45）年に鳥羽市鏡浦小・中学校でオーストラリア抗原陽性の肝炎の集団発生事例があった。そこで予防接種において注射針の使い回しが行われていたことは判明しているが、最終的には感染原因は確定できずに調査が終了している。注射針の使い回しが行われていたことは明らかに規則に反するものであったが、その後、当該地域に対しても、全国の各自治体に対しても、注射針の使い回しをやめるように徹底された形跡はない。

エ　1980年代

1981（昭和56）年にB型肝炎ワクチンが開発され、1986（昭和61）年には「B型肝炎母子感染防止事業」が開始され、B型肝炎対策についての転換点となった。また、1980（昭和55）年には「B型肝炎医療機関内感染対策ガイドライン」が作成され、医療機関内でのB型肝炎の感染防止のために、注射針の再使用禁止や注射筒の滅菌の必要性、ディスポーザブル製品の使用が勧告された。

しかし、Ｂ型肝炎感染原因の一つであったはずの予防接種における注射器の使い回しは問題とされなかった。

１９８７（昭和62）年にＷＨＯは、発展途上国において注射筒の使い回しによって肝炎患者が多発している状況があったことから、注射針だけでなく注射筒も使い回しを行なわないように勧告を出した。これを受け、厚生省は翌年の１９８８（昭和63）年に各自治体に対して注射筒の使い回しを禁止する通知（ツベルクリン検査については禁止ではなく望ましいとの限度にとどまっていた）を出した。これにより、やっと制度として注射針だけでなく注射筒も使い回しを禁止するにいたった。（しかし、それまでも注射針の使い回しは規則で禁止されていながらも現場では行われていたという実態があったことからすると、通知が出されただけで現場での注射針や注射筒の使い回しがすべてなくなったかは疑問である。通知後の実態調査もされていない。）

なお、１９８０（昭和55）年に岐阜県高山市の高校や北九州市スーパーマーケットでＢ型肝炎集団発生事例が起こった。高山市の事例は、検査において注射針を使い回して耳介を穿刺したために集団感染したものであり、北九州市の事例は、予防接種の際の注射針の使い回しによって集団感染したものであった。しかし、いずれも個別の事故として処理されただけで、同様の被害が発生しないように注射針の使い回しの禁止を徹底する措置が取られた形跡はない。

（３）使い回しが続けられた実態

ア　使い回しが続けられた実態は誰もが知っていた

時代の進展にともない注射器（針・筒）の使い回しの危険性の知見も進化したにもかかわらず、また、注射器（針・筒）の使い回しが原因と疑われる肝炎の集団発生事例が発生していたにもかかわらず、予防接種の現場においては注射針や注射筒の使い回しが続けられていたことは第1部において詳しく述べたとおりである。

予防接種の現場において注射器（針・筒）の使い回しが行われていることは、予防接種現場に立ち会った者であれば誰もが知っていたことといえる。予防接種に関わる医療関係者は当然のこと、予防接種を受ける国民においても、現場で使い回しがされていることを目にするのであるから当然である。子どもたちが一列に並んで注射器（針・筒）を交換せずに使い回しを受けているニュース映像も残っている。このため、その当時に予防接種を受けたことのある人たちは、口をそろえて、一列に並んで注射器（針・筒）の使い回しを受けたと記憶しているのである。

イ　使い回しが続けられた実態を示す資料等

使い回しが続けられた実態を示す代表的な資料や事実をあげておく。

①　自治体からの事故報告書

厚生労働省に残されていた1960（昭和35）年の資料に、予防接種において注射針や注射筒の使い回しが行われていたことが分かる自治体（熊本県と岡山県）からの事故報告書がある。熊本県の報告書では、予防接種実施後約1時間経過して3人の乳児に悪寒、高度のチアノーゼが認められ、岡山県の報告書では、予防接種後に7名の被接種者の局所に発赤、腫脹、化膿が認められている。いずれも、百日咳・ジフテリア混合ワクチンの予防接種において、5ccの注射筒にワクチンを吸引して、1人1ccずつ注射し、注射針はアルコールや酒精綿で消毒するだけで、注射筒に吸引したワクチンのなくなるまで取り替えることなく使い回したと報告されている（1回の吸引で5人に使い回したことになる）。

いずれの自治体においても、注射針や注射筒の使い回しが当然のこととして行われていたことがうかがえる。にもかかわらず、その後に当時の厚生省が注射針の使い回しを問題にした形跡はない。

② 厚生省元職員等からのヒアリング

検証会議は厚生省元職員等の国の関係者13人に対するヒアリング調査を行ったが、その結果の中にも予防接種における注射針や注射筒の使い回しが行われていた実態を認めているものがある。

1人の厚生省元職員は、「予防接種については、実施する現場で注射針・注射筒の連続使用が昭和40年代位まで一般的であり、むしろ連続使用の方が子どもが痛がらないといった認識すらあったくらい」と述べている。別の厚生省元職員も、「昭和40年代前半位までは、学校の体育館などで、注射針をアルコール綿で拭いた上で接種していたが、それが近隣でも一般的だったと思う」と述べている。

厚生省の職員においても、少なくとも昭和40年代（1965～1974年）頃まで、予防接種の現場において注射針・注射筒の使い回しが一般的に行われていた実態を認識していたのである。

③ 日本医事新報の記事

1976（昭和51）年1月30日付の「日本医事新報」においては、予防接種現場の担当者が、「定期接種（日脳・インフルエンザが主）は、一度に1000人以上も注射しなければならないが、……注射針は各人毎に交換することが最良ではあるが、手数がかかるので注射筒毎に交換（5人に1回位）している」と述べている。医学誌に堂々と掲載されており、予防接種の現場において当たり前のように注射針、注射筒の使い回しが行われていたことが分かる資料といえる。

④ 先行訴訟における保健師の証言

先行訴訟の証人尋問においても、北海道内の地方自治体職員として予防接種に従事していた保健師2人が、現場で注射針、注射筒の使い回しが当たり前のように行われていた実態を証言している。

1人は、1951（昭和26）年から1971（昭和46）年まで予防接種業務に従事していた間、注射針をアルコール綿で消毒するだけで、針も筒も一人ごとには交換したことはなく使い回しを続けていたこと、一人ごとに交換するように保健所や役場から指導されたこともなかったこと等を証言している。もう1人は、予防接種業務に従事した1962（昭和37）年から1980（昭和55）年頃までについて、予防接種においては注射針を酒精綿やアルコール綿で消毒するだけで、やはり針も筒も一人ごとに交換したことはなかったこと、1980（昭和55）年頃に、保健所から感染防止のためにBCGの管針についてだけは一人ごとに交換するように指導があったのでそうするようになったが、他の予防接種では使い回しが続いたこと、他の予防接種でも感染防止は同じように必要ではないかと考えてディスポーザブル注射器の導入を提案したところ担当の医師に反対されたこと、しかし町を説得して2〜3年後にはディスポーザブル注射器を導入することができたこと等を証言している。

予防接種の現場では、注射針や注射筒の使い回しが常態化していたことがよく分かる証言である。また、やっと1980（昭和55）年頃になって、自治体の関係者等が先進的な取り組みとしてディスポーザブル注射器の導入を進め始めることによって、現場における一人一針一筒が実施され始めたということも分かる。

これらの資料や事実は、予防接種法施行直後から、予防接種の現場において、注射筒だけでなく注射針の使い回しも当たり前のように続けられてきていた実態を如実に示している。

ウ　ディスポーザブル注射器の普及の遅れと使い回しの状況

1回注射するごとに使い捨てるディスポーザブル注射器を導入すれば、手間をかけることなく注射針や注射筒を一人ごとに交換することができる。このため、ディスポーザブル注射器の普及は予防接種現場において注射針や注射筒の使い回しがなくなるための最も有効な方法であった。そこで、ディスポーザブル注射器の普及について概観しておく。

ディスポーザブル注射器は先進諸外国では1960年代までには普及が始まっていた。1960（昭和35）年のWHO総会討議報告書「伝染病予防対策における予防接種の役割」では、注射筒を滅菌消毒する代わりに、より容易な方法として使用後は捨て去る安価な注射筒を用いる方法を紹介している。わが国では1970年代から大病院で普及し始めた。厚生省は自治体に対して、1976（昭和51）年に、予防接種における注射器について、「ディスポーザブルのものを使用して差し支えない」との通知を出しているだけで、その後は特段の措置をとっていない。1981（昭和56）年には、厚生省肝炎研究連絡協議会において、B型肝炎ウイルス感染の重要な予防対策としてディスポーザブル注射針の使用の徹底が指摘されたが、予防接種においては何の措置も取られなかった。自治体によってはディスポーザブル注射器が少しずつ使われ出したが、ディスポーザブル注射器の採用は自治体の裁量に任されており、国（厚生省）において積極的に進めるような指導や財政的措置が講じられることはなかった。このため、予算の都合等から採用する自治体は限られ、ディスポーザブルを採用した自治体では結果的に使い回しが行われなくなったとしても、採用しない自治体の多くでは依然として使い回しが続けられた。

表1

時　期	針のディスポーザブルの割合	筒のディスポーザブルの割合
1969（S44）年度（n=55）	7.3%	3.4%
1977（S52）年度 (n=207)	41.1%	20.9%
1988（S63）年度 (n=619)	80.1%	74.7%

（nは有効回答数、割合は有効回答数に対する割合である。）

表2

時　期	交換・消毒の方法	針	筒
1969（S44）年度 （針→ n=55、筒→ n=59）	交換・消毒を実施せず	9.1%	44.1%
	アルコール綿消毒	34.5%	5.1%
	合計（使い回し）	**43.6%**	**49.2%**
1977（S52）年度 （針→ n=207、筒→ n=215）	交換・消毒を実施せず	4.3%	25.6%
	アルコール綿消毒	10.6%	1.9%
	合計（使い回し）	**14.9%**	**27.5%**
1988（S63）年度 (針→ n=618、筒→ n=605)	交換・消毒を実施せず	0.5%	1.3%
	アルコール綿消毒	3.6%	2.5%
	合計（使い回し）	**4.1%**	**3.8%**

検証会議が全国の１７０１市町村に対して行ったアンケート調査（１１４９件の回答）によると、１９６９年度、１９７７年度、１９８８年度の各年度におけるディスポーザブルの採用の状況は表１のとおりである（これ以前については記録が残っておらず有効な回答がない）。これによると、１９７７（昭和52）年度でも、ディスポーザブルの採用は、針でも半分に満たず、筒では約20％に過ぎない。１９８８（昭和63）年度に至っても、ディスポーザブルの採用は、針で約80％、筒で約75％に過ぎず、逆に言えば、針では約20％、筒では約25％の自治体が当時においてもなおディスポーザブルを採用していない状況にある。

また、検証会議の同アンケート調査では、注射針や注射筒の使い回しを行っていた状況についても調査しており、その結果は表2のとおりである（アルコール綿消毒ではウイルスに対する消毒効果はほとんどないため交換も消毒もしていないことと同一視できる）。

有効回答数が少ないためどこまで実態が反映されているか不明であるが、アンケート結果の有効回答からは、１９６９（昭和44）年度では、針も筒も、約半数近くで使い回しが行われており、１９８８（昭和63）年度でも、針も筒も、約４％で使い回しが行われていたという結果が出ている。加えて、有効回答ができなかった自治体も相当数あることから、実態としては、使い回しが行われていた自治体の割合はもっと高かった可能性もある。いずれにしても、遅くまで使い回しを続けていた自治体が相当数あったといえる。

（４）まとめ

以上のとおり、時代が進み、伝染病の感染者数も減少して予防接種率の向上を第一義とする必要性もなくなる一方で、注射器（針・筒）の使い回しの危険性についての知見がより明確になっていったにもかかわらず、国（厚生省）において、使い回しを止めるように積極的な指導等の措置が取られることはなかった。自治体の自主的な取組によって徐々に使い回しが減少していったとは言え、漫然と注射器（針・筒）の使い回しが続けられていた自治体が残っていたといえる。

第3　なぜ注射針や注射筒の使い回しが続けられたのか

1　検証会議の提言における分析と本稿における分析

(1) 検証会議の提言における分析

検証会議の提言においては、「調査結果から抽出された問題点」として、注射針や注射筒の使い回しが続けられた原因について分析がされている。まずはそれを概観しておく。

検証会議の提言は、注射針や注射筒の使い回しが続けられた原因について、①国の姿勢、②自治体及び医療従事者の姿勢、③先進知見の収集と対応、④事例把握と分析・評価、⑤現場への周知・指導の徹底の5項目について問題があったと指摘している。①及び②は、予防接種の担当部署や担当者の基本的な姿勢に問題があったことの指摘であり、③ないし⑤は、より具体的に使い回しが続けられた原因と考えられる制度や組織の問題点について分析したものである。以下に概要を記載しておく。

① 国の姿勢

○国民の生命と健康を守ることを最大の使命として取り組むべきであるにもかかわらず、リスクの把握と対応が不十分、不適切であった。
○特に予防原則の徹底が不十分であった。

② 自治体及び医療従事者の姿勢

○現場の自治体職員や医師等の医療従事者にあっては、国から求められる措置を徹底するといった受動的な対応に留まらず、リスク認識を適期に更新しなければ国民の生命と健康に多大な影響を及ぼす業務に携わっている、という意識を持ち、能動的に取り組む必要があった。
○特に医療従事者については、プロフェッショナルとしての責任に基づいて、一般医療行為と同様に予防接種についても、先進知見の収集と収集した知見に基づく問題点の指摘や改善策の提示といった具体的な対応をとり、また、被接種者に対して十分説明することに日頃から務めるべきであった。

③ 先進知見の収集と対応

○海外及び日本における先進知見の収集・分析・評価・伝達等が十分になされておらず、加えて、公衆衛生の推進の観点から予防接種の効率性を重視し、結果、リスク認識を適期に更新してリスクの管理・対応を適切に行うことができなかった。

④ 事例把握と分析・評価

○国においては、事例・実態の把握・分析・評価・伝達等が十分になされておらず、リスク認識を適期に更新し、リスクの管理・対応を適切に行うことができなかった。

⑤ 現場への周知・指導の徹底

○国においては、現場における予防接種の実施において指導した内容を確実に担保して、法令上の措置との乖離をなくすためのきめ細かな取組ができていなかった。

(2) 本稿における分析

検証会議の提言における分析は、研究班報告書を踏まえ、客観的な根拠があり確実に推認できる範囲の事実に基づき、問題点を網羅的に抽出したものであり、その点では正しく詳細に分析されているといえる。しかし、検証会議の性格上、客観性や確実性を担保するために、不確実な部分については掘り下げて分析をするまでには至らなかったのではないかとも思われる。

そこで、本稿においては、検証会議の提言や研究班報告書を前提として、これを主要な手掛かりとしながらも、それを補完するものとして、不確実な部分についても推認を行うことを躊躇せず、被害者の立場から見える事実とそれから考えられる原因について分析を行って、原告団弁護団としての真相を究明しようと試みた。

以上の観点から、使い回しが行われた原因として、以下の３つの項目に集約して分析した。

i　使い回しについての誤ったリスク認識
ii　使い回しのリスク回避より予防接種率の向上が優先された歴史的経緯
iii　社会的に問題にならなかったことによる使い回しの継続

iは、注射器（針・筒）の使い回しが行われ続けた大きな要因であったと考えられる「使い回しについてのリスク認識」を分析したものである。iiは、戦後予防接種制度が構築された時から、どうして注射器（針・筒）の使い回しが行われるようになり、さらにどうしてそれが続けられたのかという「歴史的観点」からの分析である。これらは、検証会議の提言における問題点の分析のうちの主に①国の姿勢、②自治体及び医療従事者の姿勢に関する部分と重なるものといえる。iiiは、どうして使い回しが社会において「許容され続けた」のかという観点からの分析である。この点の分析は検証会議の提言にはないが、原告団弁護団としては使い回しが続けられた重要な要因となったものと考える。

2 使い回しについての誤ったリスク認識

(1) はじめに

注射器（針・筒）の使い回しが続けられた大きな要因として、国（厚生省）の担当者や予防接種の現場の担当者において、使い回しについての誤ったリスク認識があったこと、また、その誤ったリスク認識が時代が進んでも改められなかったことを指摘しておかなければならない。

すなわち、国（厚生省）の担当者や予防接種現場の担当者において、注射針や注射筒の使い回しに危険性はない、あるいは危険性が極めて低いという誤ったリスク認識があり、それが時代が進んでも改められなかったことが、注射針や注射筒の使い回しが続けられた大きな要因となっていたと考えられる。

(2) 注射針の使い回しについての誤ったリスク認識

国（厚生省）は、予防接種法の施行後すぐに、血清肝炎等の感染を防止するために、規則で注射針については一人ごとに交換するように定めた。それは注射針を使い回しすれば血清肝炎を感染させる危険性があるという当時の知見に合致したものであったといえる。

しかし、既に述べたとおり、予防接種現場では規則に反して注射針の使い回しが続けられた（第2参照）。また、当時の日本医事新報には、現場で予防接種を担当する医療従事者から、注射針を一人ごとに交換することは大変な負担となるが、それでも注射針を一人ごとに交換しなければならない理由は何かとの問い合わせが繰り返し掲載されていた。これらの問い合わせの中には、現場では注射針を交換せず使い回しを行っていると述べたうえで、「このままで問題はないか」との問い合わせをしている例もある。明らかに規則に反する運用であるにもかかわらず、医療専門誌に堂々と掲載されているのには驚かざるを得ない。いかに予防接種現場において規則が無視され、注射針の使い回しが慣行的に行われていたかを推測させるものである。

これらのことからすると、予防接種現場の担当者（自治体職員や医療従事者）は、注射針の使い回しを禁止した規則の内容や規則が定められた趣旨を正しく理解しておらず、注射針の使い回しをしても危険性はない、あるいは危険性があるとしても極めて低いというリスク認識しかなかったと考えられる。このために注射針の使い回しを続けたと考えられる。

また、このように予防接種の現場において注射針の使い回しが続けられているにもかかわらず、厚生省は使い回しをしないように積極的な指導等の措置を取らず、注射針の使い回しを容認していたことも既に述べたところである（第2参照）。厚生省は注射針の使い回しを規則で禁止していながら、現場における注射針の使い回しを容認していたのはなぜであろうか。

日本医事新報における予防接種の現場担当者からの注射針の使い回し禁止の理由の問い合わせに対して、厚生省の担当者は、一応、血清肝炎等の感染防止のために注射針の使い回しが禁止されていることを説明し、このため規則通り注射針の一人ごとの交換を遵守すべきであるとして、建前どおりの回答をしている。しかし、他方で、わが国においては「注射針を交換しなかったために感染事故が発生した例は把握していない」との説明もしている。わざわざ感染事故の例がないとの説明をしているのは、規則上は一人ごとに交換しなければならないとなっているが、もし一人ごとに交換しなかったとしても、これまで感染事故が発生したという例はないので、問題はないかもしれないという意味合いにも受け取れる。むしろそのように受け取られたために、現場で注射針の使い回しが続けられたと考えられる。

また、日本医事新報の別の記事では、厚生省防疫課名で、「注射針を取り換えるべき必要性の医学的根拠としての文献をということであるが、私どもが探し得た範囲では見当たらない」との回答がされている。しかし、注射針を取り換えるべき必要性については、既に当時にはＷＨＯ報告書をはじめいくつもの文献があった。にもかかわらず、「文献は見当たらない」との回答がされているのである。このような回答は、注射針を取り換えるべき必要性についての「医学的根拠は乏しい」との誤解を与えかねず、使い回しの禁止を徹底するどころか、「使い回しを促進しかねない」ものといえる。

このように、厚生省の担当者においても、「建前」として注射針の使い回しを禁止する規則を守るように述べてはいるが、注射針の使い回しによって実際に被害が発生した事例はないと回答したり、注射針を取り換える必要性についての文献は見当たらないと回答しているように、注射針の使い回しをしても危険性はない、あるいは危険性があるとしても極めて低いというリスク認識しか持っていなかったと考えられる。このため、厚生省の担当者においても、現場において続けられていた注射針の使い回しの慣行を認識しながらも、これを禁止するように徹底した措置をとることはなく、「事実上容認」していたと考えられるのである。

厚生省は、一方では、注射針の使い回しを規則で禁止しながら、他方では、現場において規則が守られず注射針の使い回しが行われていることを容認するというチグハグな対応をとっていたことになる。その原因としては、厚生省の中で、規則の制定段階における担当者の注射針の使い回しについてのリスク認識が、規則の執行運用段階における担当者に共有されていなかったと考えられる。いくら正しい規則を制定したとしても、その執行運用段階において無視されるようであれば意味をなさず、正しい規則も無に帰してしまっていたといわざるを得ない。

これらのことからすると、注射針の使い回しが続けられた大きな要因として、現場の担当者や厚生省の担当者が、注射針の使い回しをしても危険性はない、あるいは危険性があるとしても極めて低いというリスク認識しかもっていなかったことがあると考えられる。

しかし、注射針の使い回しをしても危険性はない、あるいは危険性があるとしても極めて低いというリスク認識は、明らかに誤ったリスク認識であったといえる。なぜなら、既に予防接種法施行当時には注射針の使い回しが血清肝炎等の感染症を感染させる危険性があるために行うべきではないという医学的知見が確立していたし、そのために規則においては一人一針が定められていたからである。

また、注射針の使い回しによる感染被害を把握していないから危険性が低いということも理由にはならない。諸外国においては感染被害の例が文献で報告されていたし、わが国においても肝炎の集団感染事例において注射針の使い回しが原因と疑われた事例も発生している。後述するように研究者・専門家の中には、注射針の使い回しによってわが国において肝炎感染が多発していると認識していた者もいたのである。感染被害が発生している可能性は十分に予見できたというべきであり、十分な調査もしない根拠のない理由に過ぎない。

以上のように、厚生省の担当者や現場の担当者において、注射針を使い回しても危険性はない、あるいは危険性があるとしても極めて低いという誤ったリスク認識があったことが、注射針の使い回しが続けられた大きな要因であったと考えられる。

(3) 注射筒の使い回しについての誤ったリスク認識

注射筒も一人毎に交換しなければ血清肝炎等の感染症を感染させる危険性のあることが知見として確立していた。注射針と同じように、注射筒についても使い回しを禁止するように規則で定めるべきであったはずである。ところが、注射筒の使い回し禁止は規則に定められず、注射筒に吸引したワクチンを使い切るまでは複数人に使い回しをしてもよいと定められた。これはどうしてであろうか。

1975(昭和50)年10月25日付日本医事新報における、当時の渋谷区医師会予防接種センター所長である村瀬敏郎による読者からの質問に対する回答を見れば、その理由がよく分かる。読者の質問は、注射針を取り替える際に針の中に逆流した組織液が注射器のノズルを汚染し、HB抗原（B型肝炎ウイルスと同じ意味で使用されていると思われる）を伝播するため注射筒も各人ごとに交換すべきことが文献で記載されているので、この点はどう対処すればよいのかというものである。これに対して、村瀬敏郎は次のように回答している。

「一人一筒一針の必要性については、ご指摘のごとく英国の文献に記載があるが、HB抗原の感染様式については学説も決定的ではなく、特に無症候性キャリアからの感染についてはウイルス量の問題もからめて可能性を少なく考えるむきもあるので、われわれの予防接種センターでも集団接種の場合には、2㎖以下の注射筒により一人一針で接種を行い、一回使用した注射筒は再度ワクチンを吸い上げないことですませている。この方法で現在まで重大な感染症は起きていないように思っている」

つまり、血清肝炎の感染防止のためには一人一筒一針が必要であるとの知見もあるが、予防接種を受けるような無症候性キャリアはウイルス量が少ないという説もあるし、実際注射筒を使い回ししていても現在まで重大な感染症は起きていないように思っている。だから、注射筒については、2㎖以下の容量のものを使用し、吸引したワクチンを使い切る度に交換するが、吸引したワクチンを使い切るまでは使い回しを続けているというのである（1回の吸引で数回の使い回しをすることになる）。この記事は予防接種法施行時からは相当後のものであるが、この回答は、注射筒の使い回しを許容した規則を制定した当時の国（厚生省）の考えと基本的に変わらないものであろう。

しかし、無症候性キャリアはウイルス量が少ないという説に信頼性がないことは明らかである。その後の知見の進展により、無症候性キャリアにはウイルス量が多く感染しやすい時期（免疫寛容期）が長期にわたって存在することが判明している。無症候性キャリアはウイルス量が少ないという説が誤っていることは立証されているといえるし、このような説が当時においても信頼性があったかは疑問である。少なくとも、そのような確実とは言えない学説を根拠に国民を危険にさらすことは許されるものではない。

もう一つの理由としてあげられているのは、注射筒の使い回しによって、これまで重大な感染症は起きていないように思っているという点である。この点は、予防接種現場で注射針の交換が行われなかった理由とも共通するものである。つまり、使い回しを行っても感染被害は発生していないから、危険性はない、あるいは危険性があるとしても極めて低く、重視する必要がないという理由である。このため、注射筒を一人毎に交換することによる費用や準備の負担を省いて効率的に予防接種が行えるように、注射筒の使い回しを許容したと考えられる。

しかし、注射筒の使い回しによって重大な感染症が発生していないというのは根拠のない誤った認識というべきである。実際には多数の被害者が発生していたし、注射器（針・筒）の使い回しによる肝炎の集団発生事例もいくつか報告されており、それらの事例では注射針だけでなく注射筒も使い回しされているため、注射筒の使い回しが原因であるとも疑えるのである。さらに、注射筒の使い回しに血清肝炎感染の危険性のあることが知見としてあったからこそ前記の読者の質問がされているのであり、重大な問題になった事案を知らないから危険性を無視したり、軽視してもよいということにはならない。注射筒の使い回しをしても危険性がない、あるいは危険性があるとしても極めて低いというリスク認識は、十分な調査に基づかず、確立した知見にも反するものであり、誤ったリスク認識といわざるを得ない。

厚生省の担当者も、このような注射筒の使い回しについての誤ったリスク認識があったと考えられる。そして、この誤ったリスク認識が、注射筒の使い回しを許容する規則の制定やその後も改正されずに使い回しが続けられた大きな要因であったと考えられる。また、予防接種現場の担当者も、同様の誤ったリスク認識があり、それが現場で注射筒の使い回しが続けられた大きな要因であったと考えられる。

(4) 時代が進んでも改められなかった誤ったリスク認識

厚生省の担当者や現場の担当者において、前述した注射器（針・筒）の使い回しについての誤ったリスク認識があったとしても、時代が進む中で、誤ったリスク認識を改め、注射針や注射筒の使い回しの禁止を徹底するように取り組むべき機会はあったはずである。もし、そうしていたならば、B型肝炎感染被害の拡大を早期に防ぐことができたはずである。

たとえば、以下のようなリスク認識を改めるべき知見の進化や出来事があった（第2の3の(2)参照）。

○1953（昭和27）年のWHO報告書や1960（昭和35）年のWHO報告書において、注射針や注射筒の使い回しによって血清肝炎が感染する危険性のあることが指摘された。

○1970年代以降にはB型肝炎ウイルスの特定等によりB型肝炎に関する研究が進み、無症候性キャリアの存在や血清肝炎が重症化することが病理学的にも明確にされ、予防接種においても血清肝炎が感染する危険性のあることや感染した血清肝炎が重症化する可能性のあることがより明らかとなった。

○1970年代以降に献血におけるB型肝炎ウイルスのスクリーニングが開始されたことによって、我が国においてB型肝炎感染者が高い割合で存在することが明らかになったが、その時点で原因を調査分析していれば、予防接種における注射器（針・筒）の使い回しがB型肝炎感染拡大の原因と判明する可能性があった。

○1980（昭和55）年に医療機関内でのB型肝炎感染防止のために注射針の再使用禁止、注射筒の滅菌の必要性、ディスポーザブル製品の使用等が勧告された。

これらの知見の進化や出来事は、予防接種における注射針や注射筒の使い回しの危険性をより明らかにし、あるいは注意喚起をするものであり、厚生省の担当者や現場の担当者の誤ったリスク認識を改めるきっかけとなり得るものであった。

しかし、一部の先進的な取組をしていた現場の担当者がリスク認識を改めてディスポーザブル注射器を導入したりしたことを除き、厚生省の担当者や多くの現場担当者は、誤ったリスク認識を改めることはなく、このため多くの現場においては漫然と注射針や注射筒の使い回しが続けられてしまったのである。

(5) まとめ

以上のように、注射器（針・筒）の使い回しが続けられた原因は、予防接種を担当する厚生省の担当者や現場担当者が、使い回しをしても被害が発生する危険性はない、あるいは危険性があるとしても極めて低いという誤ったリスク認識しか持っていなかったことに大きな要因があり、そのために使い回しの危険性を軽視し、使い回しを続けたと考えられる。

3　使い回しのリスク回避より予防接種率の向上が優先された歴史的経緯

(1) はじめに

前述したように注射器（針・筒）の使い回しの危険性についての誤ったリスク認識が使い回しが続けられた大きな要因だと考えられるが、さらに、予防接種法施行後に集団予防接種における注射器（針・筒）の使い回しが行われるようになり、その後も使い回しが続けられた歴史の流れを見ると、予防接種法施行直後の予防接種政策において、使い回しのリスク回避より予防接種率の向上が優先されたという歴史的経緯も使い回しが行われ続けた要因となっていると考えられる。以下においてはこの点について分析する。

(2) 予防接種法施行当時における使い回しの始まり

「第2　使い回しが続けられた歴史の振り返り」において述べたように、予防接種法の施行当時は、感染症患者が多発する状況の中で、国民に罰則まで課した法律によって予防接種を強制的に受けさせることにより、社会全体を感染症から防衛すること（社会防衛）が大きな課題であったといえる。このため、当初の予防接種制度は、「予防接種率の向上を第一義とし、専ら予防接種を広く国民に受けさせることに制度の主軸を置いていた」[※1]。

そして、予防接種率を向上させるために、短時間で多人数に予防接種ができる集団予防接種方式が採用された。さらに、各種ワクチンごとに1時間当たりに予防接種を行う人数の目安も定められ、おおよそ1時間当たり100人前後と定められた。このため、実際に予防接種を実施する自治体は短時間に多人数に予防接種を実施する必要に迫られた。

他方で、国（厚生省）は、予防接種法の施行後すぐに定めた規則で、注射筒については次のワクチン充てんまでは使い回しを許容したが、注射針については血清肝炎等の感染を防止するため使い回しを禁止し、一人一針を定めた。このため、予防接種を実施する自治体は、一人一針の順守と短時間で多人数に予防接種を実施することとの両立が求められることとなった。ディスポーザブル注射器が普及していない当時において、一人一針を守りながら1時間当たり100人前後に接種する目安を達成することは極めて負担が大きかった。一人ごとに注射針を交換するためには多数の注射針を用意しなければならない（現場で滅菌処理するのは困難であろうから予防接種を受ける人数分を用意する必要がある）。また、現場で注射針を交換するための要員も確保しなければならない。手間がかかり面倒なうえに費用負担も増加する。当時の自治体の財政や人員からすれば、一人一針を順守したうえで接種人数の目安を達成することは極めて困難だったのである。

その結果、自治体の多くにおいては、予防接種率の向上が第一義とされていたことから、一人一針を守って使い回しのリスクを回避することよりも、使い回しすることによって短時間で多人数に予防接種を行うことによる効率を優先したと考えられる。

また、自治体において注射器（針・筒）の使い回しが行われていた実態については、厚生省においても把握していながら容認していたことは既に述べたとおりであるが、その理由も、前述した厚生省担当者の使い回しについての誤ったリスク認識とともに、第一義としていた予防接種率の向上を優先するためでもあったと考えられる。

このように、予防接種法が施行された当時は、感染症が多発する状況の中で、社会防衛のために予防接種率の向上が第一義とされ、短時間に多人数に予防接種を実施することが要請されたことから、自治体においては、集団予防接種方式が採用されるとともに、注射筒の使い回しだけでなく、規則に反する注射針の使い回しを行うことが常態化し、厚生省においても黙認していたと考えられるのである。

（3）使い回しの定着と継続の原因

予防接種対象疾病の患者数は昭和20年代には70万人を超えていたが、昭和50年代には20万人以下に減少し、死亡者数も昭和20年代は16万人前後であったが昭和30年代に急速に減少し、昭和60年代までに5000人を下回る水準になっていた。このように、徐々に感染症の患者数も減少していく中で、予防接種率の向上を第一義とする必要性や広く国民に予防接種を受けさせる緊急性も低減していったといえる。また、1970年代における予防接種禍訴訟の提起等にみられる国民の権利意識の高まりの中で、予防接種法も、1976（昭和51）年には、予防接種被害救済制度が法定化され、国民が予防接種を受ける義務についても罰則なしに改められた（さらに平成6年には努力義務に改められた）。予防接種制度は、当初の社会防衛を重視する傾向からすると、時代の進展の中で、予防接種を受ける個々の国民の生命健康や人権をより重視する方向に進んだといえる。

このような予防接種を取り巻く状況の変化や、既に述べた注射器（針・筒）の使い回しの危険性についての知見が進展したことからすれば、予防接種における注射器（針・筒）の使い回しについても、その危険性が重視され、注射針や注射筒の一人ごとの交換が徹底されるようになってしかるべきであったと考える。

しかし、ディスポーザブル注射器の普及等によって使い回しが少しずつ減少していったとはいえ、多くの自治体において注射筒や注射針の使い回しが続けられ、前述したように１９８８（昭和63）年にいたっても注射針や注射筒の使い回しをしていた自治体が残っていたのである。

厚生省は、注射筒の使い回しを許容する規則を１９８８（昭和63）年まで改めなかった上に、注射針の使い回しについても、一人一針を徹底するように具体的な指導を行った形跡はなく、使い回しを容認し続けていた。それどころか、１９６３（昭和38）年12月14日付の日本医事新報では、読者が注射筒の使い回しについての危険性を指摘したうえで、これを規則で許容している理由を質問したことに対して、厚生省防疫課の職員は、「御説の通り注射筒も各人とり替えることが理想であるが、現在の如く予防接種を市町村の責任において多数に実施する場合、注射筒を各人ごとに替えることは煩に耐えないことはおわかりと思う」と回答している。現場から危険性の指摘を受けながら、逆に、危険性を無視して効率を優先することを誘導するような姿勢を示している。

このように、予防接種率の向上のために効率を優先する必要性も低くなった時代の進展からすれば、使い回しの禁止が徹底される方向に進むべきであったにもかかわらず、使い回しが続けられた。その原因としては、感染症が多発する中で短時間に多人数に接種をするために、使い回しのリスク回避よりも効率を優先して始められた集団予防接種における注射器（針・筒）の使い回しという方法が、予防接種における基本的な方法として定着してしまったことが大きいと考える。一旦定着すると、短時間に多人数に接種する必要がなくなっても、知見の進歩により使い回しの危険性がより明確になっても、見直されることなく、使い回しについての誤ったリスク認識が改められなかったこととあいまって、効率的な方法として続けられたと考えられる。

(4) まとめ

以上のように、使い回しが続けられた原因として、予防接種法の施行当時は感染症患者が多発する状況であったことから、使い回しによって生じるリスクを回避することよりも、使い回しによって予防接種率を向上させることが優先されたということと、さらには、それが現場の効率的な予防接種の方法として定着し、継続されたという歴史的経緯があると考える。

4 社会的に問題にならなかったことによる使い回しの継続

(1) はじめに

注射器（針・筒）の使い回しが続けられたもう一つの大きな原因として、使い回しが行われていることが社会的に問題とならなかったということがある。もし、使い回しが行われている危険性が社会的に問題になっていたならば、それでも使い回しを続けることにはならなかったと考えられる。それでは、なぜ使い回しは社会的に問題とならなかったのであろうか。これは検証会議の提言では全く触れられていない点である。

注射器（針・筒）の使い回しは、現在からすると誰もが危険だと思う行為であり、当時の知見でも危険性が指摘されていた。にもかかわらず、このような注射器（針・筒）の使い回しが社会的に問題にはならず、長く行われ続けたのはどうしてであろうか。

（2）研究者・専門家は危険性が分かっていても問題にしなかった

先行訴訟においては、肝炎の研究に携わる先進的な医師グループが、日本においてB型肝炎ウイルス感染者が多いのは、集団予防接種における注射器（針・筒）の使い回しが大きな原因だと考えたことから、訴訟の提起に結び付いた。そのことが契機となり、予防接種での注射器（針・筒）の使い回しによる被害が初めて社会的に問題となったといえる。しかし、先行訴訟が起こされたのは１９８９（平成元）年である。その当時には、注射針だけでなく注射筒の使い回しも禁止されており、現場においてもかなりディスポーザブル注射器が普及した時代なので、注射器（針・筒）の使い回しが行われている自治体は少なくなっていたと思われる。もっと早い時代に研究者・専門家らが、予防接種における注射器（針・筒）の使い回しが血清肝炎患者やB型肝炎患者の感染原因になっている可能性のあることを発信・啓発して、注射器（針・筒）の使い回しを中止させることはできなかったのであろうか。

B型肝炎ウイルスが同定される前には、B型肝炎はC型肝炎とともに血清肝炎として把握されていたのであるが、血清肝炎を研究する研究者・専門家の間では、諸外国の文献にもわが国の文献にも記載があるとおり、血清肝炎は注射器（針・筒）の使い回しが原因で感染することが分かっていたはずである。そうであれば、予防接種における注射器（針・筒）の使い回しによって血清肝炎の感染が拡大している可能性のあることも分かっていたはずである。そのことを示唆する研究者・専門家の文献もある。

1957（昭和32）年6月29日発行の日本医事新報では、「予防接種の際、針先をアルコール綿で拭くだけで連続注射しているが、伝染病（梅毒）の危険はないか」との質問に対して、東大医学部衛生学教室の豊川行平が、「予防接種で同じ注射器で連続使用することが以前から行われているが、これは伝染病感染の危険がある。また、今次大戦中注射によって肝炎に感染した例が発表されている。したがって、注射毎に少なくとも注射針は取り換えるやり方をしなければならない」と回答している。しかし、1973（昭和48）年発行の「内科シリーズ№13　肝炎のすべて」（南江堂）に、国立公衆衛生院疫学部の松下寛は、ウイルス性肝炎の感染経路として、「医療行為に伴う伝播」をあげ、「使い捨て器具の普及により、医療行為に伴う本症伝播の危険は減少したと考えられるが、多人数に対するツベルクリン反応、種痘や歯科治療などの従来からの実情からみて一般住民間にみられる高率なＡｕ抗原およびＡｕ抗体陽性者とこれらとの関係を否定することはできない。しかし、その実証は極めて困難である」と記載して、B型肝炎の感染原因として多人数に対するツベルクリン反応検査をあげている

（Ａｕ抗原とは「オーストラリア抗原」のことであり、Ａｕ抗原およびＡｕ抗体陽性者とはＢ型肝炎感染者を意味すると考えられる）。ここでのツベルクリン反応検査が注射器（針・筒）の使い回しによって行われていることを前提としていることは明らかである。１９８４（昭和59）年発行の「肝炎と肝硬変」（飯野四郎著、有斐閣選書）には、「今になって考えてみると、昔は予防接種の際、同じ注射針で何人も続けて注射していたので、これによってＢ型肝炎を広げていたのであろうと推察されます」との記載がある。

これらの記載から分かるように、肝炎の研究者・専門家の間では、予防接種現場において注射器（針・筒）の使い回しが行われていることの認識とともに、注射器（針・筒）の使い回しによってＢ型肝炎の感染が広がっていることの認識もあったことが分かる。

先行訴訟を推し進めた医師グループはそのような認識から社会的な問題提起をしたのであるが、もっと早い時代において、注射器（針・筒）の使い回しによる血清肝炎やＢ型肝炎の被害の発生を認識していた研究者・専門家らが社会的問題として提起することはできなかったのか。注射器の使い回しを禁止するよう警告し、一人一筒一針を徹底させる原動力となることができたはずである。

もちろん、予防接種における注射器の使い回しについて第一義的に責任があるのは国や自治体である。しかし、注射器（針・筒）の使い回しの危険性を知り、さらにはそれによる血清肝炎やＢ型肝炎に感染した被害者が発生していることも知っていた研究者・専門家が、早期に、注射器（針・筒）の使い回しをやめるように国（厚生省）に申し入れたり、あるいは社会に問題提起したりしていたならば、使い回しが早期にやめられ、被害も拡大せずに済んだのではないか。その意味で、研究者・専門家が早期に予防接種における注射器（針・筒）の使い回しの危険性を訴え、これをやめるように社会的に問題提起できなかったことの責任は重い。

（3）国民は危険性を知らず、被害者は被害に気付けなかったため、問題にできなかった

注射器（針・筒）の使い回しを受けた国民（本人あるいはその保護者）は、現場において予防接種の様子を見るのだから、使い回しを受けたことは分かっていた。

しかし、注射器（針・筒）を使い回ししたら血清肝炎等に感染する危険性があることは、知見として確立していたとはいえ、研究者や専門家が知っているだけの知見であり、一般の国民は知らないことであった。

このため、多くの国民は、まさか予防接種における注射器（針・筒）の使い回しによって血清肝炎等の感染症に感染する危険性があるとは思いもしなかった。また、仮に「使い回しは危険ではないか」と不安に思う国民がいたとしても、「国や自治体、医療従事者のすることに間違いはないだろう」と信頼して、使い回しによる予防接種を受けていた。だから、国民は、使い回しが行われていることを知っていても、それが危険だとは知らないから、社会問題にできるはずもなかった。

また、予防接種における注射器の使い回しによってB型肝炎に感染した被害者も、予防接種からB型肝炎の感染が判明するまで長期間が経過することから、B型肝炎の感染原因が分からない。このため、予防接種における注射器（針・筒）の使い回しによる被害であることに長年気づくことができなかった。したがって、社会的に問題にすることができなかったのである。

以上のように、注射器（針・筒）の使い回しを受けた国民も、それによってB型肝炎に感染させら

れた被害者も、使い回しを社会的に問題にすることはできなかった。このことが、使い回しが長く続けられた要因の一つと考えられる。

(4) まとめ

以上のとおり、予防接種における注射器（針・筒）の使い回しについて、研究者・専門家はその危険性を知っていながらも社会問題化するための行動をとらず、また、国民や被害者はその危険性を知らなかったために社会問題化することができなかった。このため、使い回しが行われていることが社会的に問題になることがなく長く続けられた原因の一つであると考える。

第4　どのような教訓が得られるか

1　検証会議の提言における再発防止策と本稿における教訓

(1) 検証会議の提言における再発防止策

検証会議の提言は、注射針や注射筒の使い回しが続けられた原因の分析（第3の1の(1)で概要を既述）

に基づいて、再発防止策を提言している。その内容は、原因の分析で指摘された問題点に対応したもので、的確な分析がされており、重要な教訓を指摘している。以下に概要を記載する。

① 国の姿勢

ア 国は、国民の生命と健康を守ることを最大の使命として、このために十分な情報・知見の収集・分析・評価とそれに基づく適切な対応をとることができる体制を常に備えていくべきである。

イ 国は、常に最新のリスク認識を有するとともに、予防原則に則った迅速な意思決定と適時・適切な実施が求められることを念頭におく必要がある。

② 自治体、医療従事者及び国民の姿勢

ア 自治体においても、国と同様に、国民の生命と健康を守ることを最大の使命として、このため情報・知見を収集して具体的な対応を検討するための枠組みの充実や国との連携充実に努めることが望まれる。

イ 医療従事者は、知識・技術の研鑽義務があることを改めて認識し、実践としての医療についての最新の知見を日々習得することが求められる。被接種者に対して十分な説明を行うことも求められる。

ウ 国民にあっても、国、自治体、医療従事者の対応を把握し、理解・協力・指摘を行う積極的な意識と姿勢を持つことが望まれる（この点は、原因の分析における問題点としては指摘されていない部分である）。

③　先進知見の収集と対応

最新の知見を迅速・体系的に収集し、共有することにより、最新の知見に基づいてリスクを予想し、直ちに対策をとることが必要。具体的な対策は以下。

⇩予防接種担当部署の体制充実

⇩国立感染症研究所・地方衛生研究所等の関係機関の体制充実と国との連携強化

⇩厚生科学審議会の予防接種制度評価・検討組織の充実

④　事例把握と分析・評価

予防接種の事故や危険性について、現場の医療機関や自治体と国が情報を共有するための対策が必要。具体的な対策は以下。

⇩国による、自治体・医療機関の事故情報の調査・整理

⇩事故情報を予防接種制度評価・検討組織において評価し、対策を検討すること

⇩自治体への注意喚起等情報の共有

⇩各行政機関の間で情報共有するための体制充実

⑤　現場への周知・指導の徹底

③の先進知見や④の事故情報及びその評価を、国から現場に周知・指導するための対策が必要。具体的な対策は以下。

⇩先進知見を踏まえたテキスト作成

⇩メールマガジン等の様々なツールを用いた情報共有システムの構築

⇩市町村と保健所・医師会との委員会設置
⇩各自治体での先進的取組の情報収集と周知

(2) 本稿における教訓

本稿では、検証会議の提言を補足するものとして、被害者の立場である原告団弁護団の目線から、前段で述べた使い回しが続けられた原因の分析に対応して考えられる教訓の分析を試みるものである。検証会議の提言における再発防止策と重なる部分も多いが、検証会議の提言では触れられていないものも含まれている。

また、予防接種における注射器(針・筒)の使い回し自体は予防接種政策における問題ではあるが、そこから得られる教訓は、国民の生命健康にかかわる政策一般に妥当するものであると考えられるため、広く国民の生命健康にかかわる政策一般を対象とする教訓を考えた。

分析の切り口としては、国民の生命健康にかかわる政策に関係する組織や人(以下、「関係者」という)について、以下のⅰないしⅳの4つに分けて、それぞれに関する教訓として分析を試みた(なお、ⅳは原告団弁護団が検証会議で提案した組織であり、現在はまだ存在しないものである)。

ⅰ 国・自治体・医療従事者(政策の立案・執行に携わる関係者)
ⅱ 専門家・研究者(政策およびその関連分野を研究する関係者)
ⅲ 国民(政策の影響を受ける関係者)
ⅳ 第三者機関(原告団弁護団が提案している組織で、政策の立案・執行を担当する関係者とは独立して、政策

の検証等を担当する関係者）

2　国・自治体・医療従事者について

（1）正しいリスク認識に基づく予防原則の不徹底による使い回しの継続

ア　誤ったリスク認識に基づく予防原則を徹底する必要性

注射針も注射筒も、使い回しが続けられた大きな原因として、国（厚生省）や現場担当者（予防接種に携わる地方自治体の職員や医療関係者）が、使い回しに危険性はない、あるいは危険性が極めて低いという誤ったリスク認識を有していたことを指摘した。そして、この誤ったリスク認識のために、使い回しの危険性を軽視し、効率を優先した予防原則の不徹底が、使い回しを続けた大きな要因であることを指摘した。

この点、検証会議の提言では、B型肝炎感染拡大の原因として、「国の姿勢」に問題があり、予防原則の徹底が不十分であったとして、具体的に以下のように指摘している。

「厚生労働行政は、リスク（国民の生命と健康に深刻な影響を及ぼす事象）の認識、管理、対応の観点から振り返った場合、歴史的に、結果が重大であるが発生頻度が低いと考えられるリスクの把握と対応に不十分又は不適切なところがあったと考えられる。／特に、予防原則の徹底が不十分で、リスク認識が不足し、また、適期に更新されず、行政としての対応が適期になされなかった国の体制と体質が今回の大きな問題であったと考える」

ここで「予防原則」とは、取り返しのつかない結果や重大な危害を引き起こすおそれがある場合に、科学的な因果関係が十分証明されない状況でも予防のための政策的決定を行う制度や考え方である。

前記の提言の趣旨を分かりやすくいうと、注射器（針・筒）の使い回しをすれば、それによって血清肝炎等を感染させるリスクがあるという意味で、結果が重大であるが発生頻度の低いと考えられるリスクがあったが、そのリスク認識と対応が不十分不適切であったということである。

この指摘自体は正しい。ただ、「発生頻度が低いと考えられるリスク」という捉え方は、使い回しを行っていた当時の担当者の認識としてはそのとおりであるが、国の推計でも40万人以上の被害者を出したことからすると必ずしも発生頻度が低いとはいえないのではないかという疑問がある。

いずれにしても、発生頻度が低くない場合は当然のこと、発生頻度が低い場合でも、国民の生命健康に重大な影響を与えるリスクのある問題については、正しいリスク認識を持つとともに、リスク防止のための最大限の対応をとるべきであって、その意味では、検証会議の提言が指摘するように、リスク認識を誤り、予防原則の徹底が不十分であったことが大きな原因であったことは間違いない。

イ　政策立案から執行に至るあらゆる段階で予防原則の徹底の必要性

上記から得られる教訓は、生命健康にかかわる政策については、立案から執行に至るあらゆる段階で、繰り返し、「予防原則」の徹底が検証されなければならないという意味である。検証会議の提言における再発防止策の中で、「①国の姿勢」として、「常に最新のリスク認識を有するとともに、予防原則に則った迅速な意思決定と適時・適切な実施が求められる」と指摘しているのも同趣旨と考えられる。

生命健康に直結する行政政策にかかわる者は、政策の立案段階においては当然のこと、執行の段階においても、常に、その政策が安全といえるのか、「予防原則」が徹底されているのかを検証する必要がある。少しでも危険性があると考えられる場合には、政策を変更するか、危険性を防止するための最大限の対応をとる等、危険性を回避する方法をぎりぎりまで検討すべきである。注射筒の使い回しは、危険性があるとWHO報告等でも指摘されながら、政策の立案段階でこれを軽視して使い回しを許容する規則が定められた。また、注射針の使い回しは、危険性があることが分かっていたために規則では禁止されながらも、政策の執行段階では危険性を軽視して使い回しが続けられた。厚生省あるいは現場において、予防原則が徹底されていたならばこれらの使い回しが続けられることはなかったはずである。

また、他の目的のために、危険性があってもあえてその政策を行う必要がある場合があるかもしれない。その場合には、危険性の有無や程度と他の目的の必要性等が真剣かつ徹底的に検討されるべきである。また、それは行政部門だけでの検討ではなく、実際に危険にさらされる国民にも情報提供がされ、国民的議論がされなければならない。その上で、危険があっても行わなければならない政策であれば、危険を被る国民の同意を大前提とした上で行われなければならず、開始された後も絶えず予防原則の徹底の観点から検証が行われなければならない。注射器（針・筒）の使い回しについては、それを行う必要がある他の目的として、注射針や注射筒の交換による手間と費用を省くことで予防接種の効率をあげることが考えられるが、そのような目的は使い回しによる国民の生命健康の危険性に優先するものとは考えられない。少なくとも、優先するかどうかの議論は、注射針については当然のこと、注射筒の使い回しを許容する規則を制定する時でさえも、真剣に検討された形跡もなければ、国民的議論がされた形跡もない。予防原則は無視されていたに等しいといえる。予防原則が徹底されて、真剣に徹底的に議論されていたならば、使い回しが続けられることにはならなかったことは明らかである。

ウ　予防原則を徹底する前提としての正しいリスク認識の必要性

予防原則を徹底するためには、その前提として正しいリスク認識が必要である。最新の正しいリスク認識がなければ、国民の生命健康に対するリスクを正しく把握できず、予防原則の徹底ができないからである。検証会議の提言が、「常に最新のリスク認識を有するとともに、予防原則に則った迅速な意思決定と適時・適切な実施が求められる」と指摘しているのもその趣旨と解される。

また、ここで最新のリスク認識とは、最新の先進知見や事例報告等の情報を収集し、それらを正しく評価したうえでのリスク認識である。その意味で、検証会議の提言が、具体的な再発防止策としてあげる「③先進知見の収集と対応」及び「④事例把握と分析・評価」の項目は、いずれも最新の正しいリスク情報の取得と共有に関するものであり、予防原則徹底の前提としての最新の正しいリスク認識を形成するために必要なものである。さらに、「⑤現場への周知・指導の徹底」の項目も、現場に最新の正しいリスク情報を提供する意味で、やはり正しいリスク認識を形成するために必要であるといえる。そして、現に、これらの項目の内容が不徹底であったことが、誤ったリスク認識を形成し、使い回しが続けられた原因となったといえる。内外の医学文献やＷＨＯ報告書等に注射器（針・筒）

の使い回しによる血清肝炎感染の危険性が記載されていたにもかかわらず、これらの知見が政策にいかされず使い回しが続けられたことは、「③先進知見の収集と対応」が十分でなかったためといえる。また、自治体からの予防接種事故報告書等に注射針の使い回しがされていることが記載されていたにもかかわらず注射針の使い回しの禁止を徹底する措置がとられなかったことは、「④事例把握と分析・評価」が十分でなかったためといえる。さらに、現場で予防接種を担当する自治体職員や医療従事者において、使い回しの危険性を軽視して注射器（針・筒）の使い回しを続けたのは、「⑤現場への周知・指導の徹底」が不十分であったためといえる。

これらの項目の具体的内容については、検証会議の提言において、国や自治体等の組織の体制や機能の充実の必要性として指摘されており、国や自治体等が早急に取り組むべき対策といえる。

エ　まとめ

以上のとおり、本件から得られる重要な教訓として、同じような被害を発生させないためには、国民の生命健康にかかわる行政政策は、立案から執行まであらゆる段階で予防原則が徹底される必要性がある。そのためには政策の立案・執行に携わる国・自治体・医療従事者が最新の正しいリスク認識を有することが必要であり、検証会議の提言における再発防止策の「③先進知見の収集と対応」、「④事例把握と分析・評価」及び「⑤現場への周知・指導の徹底」において具体的に指摘されている対策に取り組む必要がある。

（2）国民の生命健康を最大限尊重する姿勢を持つ必要性

ア　国民の生命健康を尊重しなかったことによる使い回しの継続

なぜ使い回しが続けられたのかを分析した部分で、予防接種法が施行された当初の予防接種現場では、個々の国民の生命健康に対する使い回しのリスクを回避することより予防接種率の向上を優先したために、集団予防接種方式において注射器（針・筒）の使い回しが行われ始め、それがそのまま定着して続けられることになったと述べた。そこでは社会防衛が優先され、個々の国民の生命健康を尊重する姿勢が十分でなかったといえる。しかし、予防接種が感染症の発生と蔓延を防止して社会防衛の機能を有するとしても、全体のために個々の国民の生命健康が軽視されることがあってはならない。

イ　国民の生命健康を最大限尊重する姿勢を持つ必要性

このような過ちの歴史を踏まえるなら、国民の生命健康にかかわる政策に携わる関係者は、常に、国民の生命健康を最大限尊重する姿勢をもつべきことを教訓として刻むべきである。

この点、検証会議の提言も、再発防止の提言の冒頭において、国の姿勢として、「国は、国民の生命と健康を守ること、そしてそれを通して個人の尊厳と人権を守ることを最大の使命とし、厚生労働行政に全力を尽くすべきである。」と指摘している。

また、国民の生命健康を尊重する姿勢が必要なのは、国だけの問題ではない。予防接種における注射器の使い回しにおいては、予防接種を現場で担当する地方自治体の職員や医療従事者においても、使い回しによる個々の国民の生命健康リスクを軽視し、国民の生命健康を尊重する姿勢が不十分であったことが、使い回しをやめられなかった一つの要因であったと言わざるを得ない。この点でも、検証会議の提言は、「自治体においても、国と同様に、国民の生命と健康を守ること、そしてそれを通して個人の尊厳と人権を守ることを最大の使命として厚生労働行政に取り組むべきである」と指摘しているとおりである。

したがって、国の職員は当然のこと、地方自治体の職員や医療従事者等、国民の生命健康にかかわる政策に携わる関係者は、すべて国民の生命健康を最大限尊重する姿勢の重要性を常に自覚して取り組むべきである。

そして、関係者が国民の生命健康を最大限尊重して取り組むということは、抽象的な社会や国家だけを守ることを念頭におくのではなく、社会や国家を構成する個々の国民を守ることを念頭において、その国民の生命健康のリスクに思いをはせて取り組むことを意味する。さらに言えば、個々の国民を念頭におく場合でも、真剣に危険性を検討するために、抽象的な国民ではなく、自分や大切な家族と同様に、守らなければならない大切な国民として念頭に置くべきである（仮に医師が注射器の使い回しを検討する場合でも、自分の子どもに注射する場合と他人の子どもに注射する場合とでは真剣さに違いがあるであろう）。

ウ　関係者の教育・研修の必要性～原告団の取組（患者講義）

さらに、関係者が国民の生命健康を尊重する姿勢をもって取り組んでくれるための教育や研修が重要である。厚生労働省や地方自治体の担当者の教育・研修、研究者・専門家や医療従事者の教育・研修において、国民の生命健康に関する政策に携わる者として、抽象的な社会や国家ではなく、大切な国民の生命健康を尊重するという姿勢で取り組むことこそが重要であることをしっかりと教育すべきである。

その一助となればと考え、原告団弁護団は、実際に政策の間違いによる被害を受けた者として、被害の歴史を伝えるとともに、被害者の声を聞いてもらう取組をしている。被害者の声を聞いてもらうことにより、政策の対象者の立場を身近に感じてもらい、それが自分であったなら、大切な家族であったならと思ってもらい、そういう被害者を再び出さないように取組をしようという姿勢を涵養してもらう試みである。そのために、厚生労働省の新人研修用に被害者の声をまとめたものを使ってもらったり、医療教育機関に「患者講義」として被害者の声を届けたりしている。さらに、将来を担う若者に広く伝えることが有意義であると考え、普通教育においても生徒に伝える取組を進めている。微力ではあるが再発防止のための取組として続けていきたい。

3　研究者・専門家について

(1) 研究者・専門家が社会的責任を果たさなかったこと

研究者・専門家が注射器（針・筒）使い回しの危険性やそれによって被害が発生している可能性を認識しながら、それを社会に問題提起しなかったことが使い回しが続けられる原因となり、被害を拡大させる原因にもなったことを指摘した。もっと早期に研究者・専門家からの問題提起があれば、早期に使い回しをやめることができ、使い回しによる被害の拡大を防止することもできたと考える。

（2）研究者・専門家が社会的責任を果たす必要性

その点で、研究者・専門家は、学究的な役割だけでなく、社会に危険のあることを認識した場合は、それを行政や社会に積極的に問題提起し、改善するように働きかける必要があり、危険を除去するための社会的責任を負っている。また、研究者・専門家は、そのような社会的責任を自覚すべきであり、そのために研究者や専門家の教育養成機関においては社会的責任や倫理面に関する教育や研修を重視すべきである。

この点、現在では、厚生労働省及び日本医療研究開発機構が行う研究助成により研究を実施する研究者は、研究の過程で健康危険情報を把握した場合には速やかに厚生労働省に報告することが求められている。これは指摘する問題意識が現実化したものと評価できる。

また、研究者・専門家がこのような社会的責任を果たすためには、政策の立案・執行の場面において、研究者・専門家がその情報や意見を提供・交換することのできる仕組みが有用である。現在の各種の審議会等がこのような機能を担っていると考えるが、行政からの独立性が弱く、行政の方針を追認するだけの役割しか果たしていない場合が多いのではないか。したがって後述する第三者機関のように、行政から独立した仕組み作りが必要である。

4　国民について

（1）危険性に関する情報が国民に周知啓発されなかったこと

注射針や注射筒の使い回しが血清肝炎等を感染させる危険性のあることは、既に予防接種法が施行された当時から確立されていた知見であることは何度も述べた。しかし、それは一部の研究者・専門家や医療従事者に認識されていたに過ぎず、一般国民のほとんどは知らなかった。このため、わが子に予防接種を受けさせる際に、注射器（針・筒）の使い回しをされても、医療従事者が行うことであるから安全だという信頼をおいて受けていた。

もし、一般国民にも、注射針や注射筒を使い回しすることに感染の危険性のあることが周知啓発されていたなら、自分や自分の子どもが受ける予防接種で注射器（針・筒）が使い回しされようとすれば拒否しただろうし、より早期に使い回しが社会的問題にされていたはずである。また、注射器（針・筒）の使い回しによってB型肝炎に感染させられた被害者も、自分の感染原因が集団予防接種における注射器（針・筒）の使い回しではないかと疑問をいだくことができ、より早期に、①医療的ケアを受けること、②他者への二次感染を防止すること、③使い回しによる被害を社会的問題にすることができたと考える。

少なくとも、国（厚生省）は、注射針については、血清肝炎等の感染症の感染を防止するために、一人ごとに交換することを定めていたのであるから、それを国民にも周知していれば、国民が注射針の使い回しを受けることはなかったはずである。

（2）危険性についての情報を広く国民に周知・啓発する必要性

以上のように、注射器（針・筒）の使い回しのリスク情報が行政や専門家に独占されることなく、一般国民にも周知・啓発されていたなら、これほど使い回しが続けられ、未曽有の被害者が出ることはなかったと考える。

その意味で、国民に関係のある危険性に関する情報は、行政や専門家に独占されるべきでなく、広く、国民に周知・啓発されるべきである。そうすれば、国民自身が危険性の判断や議論をする機会が広がり、政策を検証して改善する力ともなり、危険性を回避する有効な手段となるはずである。

特に、現代はインターネット等の情報通信技術が発達し、様々な方法で情報を周知・啓発することが可能になっているが、情報を単にホームページで公開するだけでなく、それをわかりやすく広報するなど、国民に関係のあるリスク情報は広く周知して、国民的議論の場に提供しながら行政政策に生かしていくべきである。

なお、検証会議の提言における再発防止策が、「②自治体、医療従事者及び国民の姿勢」の中で、国民も積極的な意識と姿勢を持つことが望まれると指摘しているが、その前提として、危険性に関する情報が広く国民に周知・啓発されることが必要である。

また、国民が積極的に政策に関わり、有効に機能するためには、国民が政策に関与できる仕組みが必要である。単にパブリックコメントのように形式的、一方的に意見を述べる機会を設けるだけではなく、情報や意見を交換でき、議論ができる仕組みが構築されるべきである。後述する第三者機関はそのような仕組みとして有用なものと考える。

5　第三者機関について

(1) 関係者の役割が正しく果たされるための仕組みの必要性

これまで、使い回しによるB型肝炎感染被害発生の歴史から得られる教訓として、国民の生命健康にかかわる政策の関係者である、国・自治体・医療従事者（政策の立案・執行に携わる関係者）、専門家・研究者（政策およびその関連分野を研究する関係者）、国民（政策の影響を受ける関係者）ごとに、それぞれが果たすべき役割の重要性について述べた。これら国・自治体・医療従事者（政策の立案・執行に携わる関係者）を中心とした関係者の役割がきちんと正しく果たされたならば、同じ過ちが繰り返されることはないのではないかと考える。

しかし、これまでの国民の生命健康にかかわる政策の過ちによって被害の発生が繰り返された歴史を見た場合、これら関係者の役割、とりわけ国・自治体・医療従事者（政策の立案・執行に携わる関係者）の役割が、それぞれの関係者任せで、正しく果たされると期待することは難しい。

これら関係者の役割が正しく果たされるためには、その仕組みを構築する必要があると考える。以下に、その仕組みについて検討する。

(2) 関係者の役割が正しく果たされる仕組みとしての第三者機関

国・自治体・医療従事者（政策の立案・執行に携わる関係者）の重要な役割は、政策の立案・執行のあらゆる段階で「予防原則」を徹底することである。しかし、政策推進部門であるため、ともすれば政策目的を達成することを優先し、それによって生じる危険性を軽視しやすくなり、予防原則の徹底が守られないきらいがある。集団予防接種における注射器（針・筒）の使い回しが続けられたのも、予防接種率の向上を第一義の政策目的とした政策推進部門が、使い回しについての誤ったリスク認識を有していたことに加え、効率を優先して使い回しの危険性を軽視し、予防原則を無視したことに大きな原因があった。このため、政策推進部門とは別に、政策推進部門から独立した立場で、「予防原則」が徹底されているかどうかを中心とした政策の適正性を検証する仕組みが必要である。

研究者・専門家（政策およびその関連分野を研究する関係者）の重要な役割は、政策に危険性がある場合に、行政や社会に積極的に問題提起して、政策を改善させることである。政策に影響を与える役割を果たすためには、政策の立案・執行の場面において、研究者・専門家としての情報や意見を提供・交換することができ、政策に関与できる仕組みが必要である。

国民（政策の影響を受ける関係者）の重要な役割は、正確な情報提供を受けた上で、国民の立場から意見を政策に反映させることである。国民の意見を政策に反映させるためには、政策の立案・執行の場面において、国民が政策に関与できる仕組みが必要である。

以上のような、関係者の役割が正しく果たされるための仕組みとして、原告団弁護団は、常設的な第三者機関の設置を提案する。

（3）第三者機関の概要

関係者が正しくその役割を果たすために必要な仕組みとして、原告団弁護団が提案する常設的な第三者機関の概要は以下のとおりである（組織や手続きの詳細を分析しているものではなく、理念としての提言である）。

まず、第三者機関は、国・自治体・医療従事者（政策の立案・執行に携わる関係者）が、政策の立案・執行のあらゆる段階で「予防原則」を徹底する役割を果たせるように、政策推進部門が立案執行する政策を、政策推進部門から独立して、「予防原則」の徹底を中心とした政策の適正性を検証し、監督・是正する権限と機能を有する組織である必要がある。このような機能を果たすため、政策推進部門である厚生労働省から独立した組織でなければならず、組織としてリスク評価のための情報収集や調査が実施でき、的確に評価する専門的能力が備わっており、そのためのスタッフが配置されていなければならない。

また、第三者機関は、研究者・専門家（政策及びその関連分野を研究する関係者）や国民（政策の影響を受ける関係者）が、政策に関与して、その役割を正しく果たすことができるように、これら関係者の代表者が構成員として含まれる組織でなければならない。そして、第三者機関においては、これらの関係者間においてそれぞれの情報と意見を交換することができ、政策に伴うリスクを正しく把握、評価することにより、政策の適正性を検証することができ、そこでの議論の結果は政策推進部門に対して一定の拘束力をもつものでなければならない。

組織としての独立性や公正性を担保するために、組織の透明性、公開性も必要である。

また、このような第三者機関の機能として、国民の生命健康に関する被害が発生した場合に、その原因を調査し、再発防止の対策を検討する役割を持たせることも有用である。予防接種において注射器（針・筒）の使い回しというリスクある行為によって被害が発生していないかを調査したり、生命健康被害の発生について、徹底的に原因を調査し、再発防止を検討することも可能となる。

なお、検証会議においては、原告団弁護団の構成員から、このような第三者機関の設置を提言に盛り込むことを提案した。しかし、独立した組織を分離すると縦割りの弊害もあり、必ずしも政策推進部門と監視・是正部門を分離することが望ましいとは言えないという理由や、既に予防接種政策に関しては厚生科学審議会に設置されていた予防接種制度評価・検討組織（現在の予防接種・ワクチン分科会）が第三者機関としての機能を果たすことが期待できることなどを理由に、提案は採用されるに至らなかった。

しかし、現在の予防接種・ワクチン分科会が原告団弁護団が提案する第三者機関としての機能を果たしているとは言い難い。予防接種・ワクチン分科会は、厚生労働省の政策推進部門が事務局を担っており、常設的で独立した事務局が置かれていない。委員も会議に参加して、厚生労働省が諮問した議題について意見を述べるのが中心で、分科会の構成員として一定の課題について専門的スタッフを活用して検討分析した結果を公表したり、提案したりはできていない。委員の選任についても、公募制は採用されておらず、選任過程は非公開であり、透明性・公開性があるとはいえない。市民の立場の委員も選任されてはいるが、やはり選任過程は不透明であり、市民の立場の委員としての積極的な発言もあまりされていない状況にある（なお、委員とは異なり、一定の発言はできるが決議に参加する資格はない参考人が募集され、原告団より応募を繰り返しているが選任されたことはない）。実際の活動も、そのほとんどは厚生労働省からの諮問に対して会議体で協議して回答することであり、その限りで活発な議論もあるが、積極的な提案型の活動はできていない。やはり厚生労働省の諮問機関としての会議体でしかなく、原告団弁護団が提案しているような、厚生労働省から独立して厚生労働省の政策を検証する第三機関とは言い難い。

厚生労働省は真剣に原告団弁護団が提案する第三者機関の設置を検討すべきである。

なお、検証会議の提言では、「再発防止策を全うするための組織のあり方の議論を続ける機会や場を設ける必要があると考える」とされたので、原告団弁護団としては、年に1回の厚生労働大臣との定期協議やそのための実務協議等において、組織のあり方の議論を続けている。

また、原告団弁護団としては、可能な限りにおいて、原告団弁護団自身が、政策推進部門から独立した立場で政策の安全性を検証するという意味での第三者機関的な立場において、厚生労働省の政策を監督・是正することに努めている。

第5　結語

B型肝炎感染被害は、生涯にわたり治ることのない感染被害である。病気による身体的、精神的、経済的な被害にとどまらず、家族や他人に感染させるのではないかという対人関係での不安、社会的な偏見差別、母子感染における母や子の苦悩など、実に多岐にわたる深刻な被害として現れ、被害者を一生苦しめ続ける人生被害である。

B型肝炎感染被害者たちは、自らの感染が集団予防接種による注射器の使い回しを原因とする被害であると分かった時から、どうしてこのような理不尽な被害にあわなければならなかったのか、どうして被害の発生を防ぐことができなかったのかと、強い疑問をいだき続けてきた。また、自らは元の健康な体に戻ることができないとしても、せめて同じような被害が二度と出ない社会になって欲しいと心から願っている。

本稿は、B型肝炎感染被害者たちのこのような思いを受けて、集団予防接種における注射器（針・筒）の使い回しが長年にわたって続けられたことによって未曽有のB型肝炎感染被害が発生したことについて、被害者団体である原告団弁護団の目線から、その真相と教訓の分析を試みたものである。二度と同じような過ちが繰り返されないため、同じような被害を出さないために、被害者団体としての願いを込めて分析した。

ところで、集団予防接種における注射器の使い回しが行われなくなってから30年あまりが経過し、このような被害は二度と発生しないのではないか、過去の問題ではないかと思う方がいるかもしれない。

しかし、集団予防接種における注射器の使い回しは行われなくなったとしても、同じように不適切な制度や行為が行われることにより、同じような被害が発生する。例えば、現に不適切な行為が行われている例として、歯科における口腔内器具の使い回しの問題をあげることができる。感染防止の観点から、口腔内器具は患者ごとに交換することが標準予防策（スタンダード・プリコーション）とされている。しかし、わが国の歯科においては、口腔内器具の患者ごとの交換は徹底されていないのが実状である。２０１４（平成26）年の調査では約70％の歯科において口腔内器具であるハンドピースが交換・滅菌されずに使用されていたし、２０１６（平成28）年の調査でも、患者ごとに交換・滅菌しているとの回答は52％に過ぎない。予防原則からすれば当然患者ごとに交換すべきことは明らかといえる。しかし、口腔内器具の使い回しによる被害の実態が明らかでないことや、患者ごとに交換する費用負担の問題から、交換の徹底が進まない。まさに、集団予防接種における注射器の使い回しと同じ構図といえる。原告団弁護団は、被害発生を防止するために、厚生労働省に歯科に対する徹底した指導を求めるとともに、歯科医の団体や歯科医に対する啓発活動も行い、口腔内器具の患者ごとの交換が徹底されるための活動を行っている。

この一例だけでも、集団予防接種における注射器の使い回しは行われなくなったとしても、同じような不適切な制度や行為が行われ、同じような被害者が発生する可能性のあることは明らかであり、同じ過ちを繰り返さないために、Ｂ型肝炎感染被害の教訓が生かされる必要があるといえる。

原告団弁護団は、Ｂ型肝炎感染被害の教訓を生かし、同じ過ちが繰り返されないために、歯科における口腔内器具の交換徹底のための活動のほか、予防原則を守り人権を尊重する人材が育つように、医療教育機関や小中学校において、「患者講義」としてＢ型肝炎感染被害の真相や被害実態を伝える活動も行っている。また、厚生労働大臣との定期的協議などの機会をとらえて、政策についての問題提起や意見表明をしたり、マスコミを通じて社会に意見表明をするなどの活動も行っている。二度と同じような過ちが繰り返されず、同じ被害が出ないために、今後も活動を続けていく所存である。

注

※1　感染症法研究会編「予防接種法詳解」（中央法規出版、２００７（平成19）年発行）の「はしがき」（編集代表・前厚生労働省健康局結核感染症課課長補佐 新俊彦）

第３部　検証会議

【検証会議について】

1　はじめに

検証会議とは、２０１２年５月31日から２０１３年６月18日までの間に、厚生労働大臣の主催により主に厚労省で合計12回開催された「集団予防接種等によるＢ型肝炎感染拡大の検証及び再発防止に関する検討会」のことをいいます。

２０１１年６月28日に締結された基本合意の中で設置が決まりました。

第１回検証会議において、出席した藤田一枝大臣政務官は、「本検討会は、この基本合意書に基づいて集団予防接種によるＢ型肝炎感染拡大の検証と、そして再発防止策の検討を行うために開催されるものでございます。再発防止のための予防接種制度の課題を洗い出して、そして二度とこうした事案を起こさないように、また国民の命と健康を守る重要な手段である予防接種が、より安心かつ安全に受けることができるよう誠心誠意努力をしてまいりたい」と検証会議の位置づけを説明しました。

2　検証会議メンバーとサポートメンバー

基本合意で検証会議が設置されることが決まり、厚生労働省は検証会議を20名の委員で構成することを決め、原告団と弁護団に対して、原告団から2名と弁護団から1名の委員を推薦するよう要請してきました。原告団と弁護団は、東京の田中義信原告、九州の梁井朱美原告、北海道の奥泉尚洋弁護士の3名を検証会議委員として送り出すことにしました。そして、彼らをバックアップするために、九州の小宮和彦弁護士をリーダーとするバックアップ班を設置しました。

バックアップ班は、検証会議が始まるまでは、薬害肝炎など、過去の別被害における弁護団や真相究明再発防止を目的とした会議に参加された方から体験談を聴いたり、情報収集をしたりして、会議の開始に備えました。ハンセン病被害の検証会議についても勉強しました。

検証会議が始まってからは、検証会議開催日の前後や別日に東京などに集合して、次回の検証会議に備えました。

田中原告と梁井原告は、検証会議委員に積極的にアプローチし、個人的に交流を深めて人的関係を築き、また、研究班にも参加することにより検証会議でのレポート作成に携わるなどし、多角的に検証会議への対応を行いました。

3　第1回検証会議（2012.5.31）

第1回検証会議に先立ち、原告団及び弁護団（以下、「原弁」といいます）は、事前意見書を提出し、積極的に具体的な検証項目（案）への意見を出しました。その内容は、

○被害実態調査から検証を始めてほしい
○1948年から1988年まで使いまわしが継続したのはなぜ？
○WHOの勧告を看過したのはなぜ？
○先行訴訟後の放置はなぜ？

第1回検証会議では、各検証委員の思惑がばらばらでまとまりのないものでした。会議の方向性も定まりませんでした。患者会代表の山本宗男委員はC型肝炎についても検証して欲しい、明治大学の新美育文教授はB型肝炎が判明した昭和48年以降の検証に限定すべきではないか、八橋弘医師はB型肝炎ワクチンの議論をしてほしい、自治医科大学学長で検証会議の座長である永井良三委員は当時、厚生科学審議会感染症分科会の予防接種部会でまとめられようとしていた第二次提言（予防接種の対象疾病を増やしたり、予防接種に関する評価検討組織を設置する等の予防接種制度の大幅な見直しを内容とする提言）にお墨付きを与えるような議論に誘導しました。

第1回検証会議を終えた後に開いたバックアップ班会議では、

○事前提示した検証項目案が十分に反映されていない
○岡部委員や新見委員は、厚労省との事前の取り決めで厚労省の想定するストーリーで進めようとしている
○厚労省は予防接種部会の第二次提言にお墨付きを与えるために検証会議を利用している

等の意見が出ました。議論の内容が、事前に想定していた「集団予防接種によるB型肝炎感染拡大の検証と再発防止策の検討」とはかけ離れているとして、次回以降しっかりと位置付けていこうと確認をしました。

4 第2回検証会議（2012.6.21）

第2回検証会議に先立ち、原弁は意見書を出しました。

○B型肝炎感染被害の実態（肉体的、精神的、経済的被害の実態、差別偏見を含む。）を検証事項に入れてほしい
○「予防接種等に関する予算の内容」についても、調査検証してほしい

○血清肝炎の時代（S48年以前）も含めて調査すべき
○「集団予防接種等によるB型肝炎感染被害」が社会問題になった後（特に札幌高裁判決後や最高裁判決後）も、被害救済が進まなかった原因を調査検討してほしい
○行政の組織的な問題についても調査検証してほしい
○予防接種の健康被害制度との関係を調査検証してほしい
○医学教育の対応についても調査研究してほしい
○検証対象を、予防接種行政にとどまらず厚生行政とされたい

この他、田中原告単独意見書では、教育啓発を目指した語り部制度の創設を提言し、梁井原告単独意見書では、基本合意・特措法の広報及びウイルス検査制度の広報を提言しました。

第2回検証会議の議題は「早期に実施が必要な対策（たたき台案）」と「検証項目（案）」でした。前者の早期に実施が必要な項目に関して、原弁は、基本合意・特措法の広報及びウイルス検査制度の広報などのことを念頭に置いていましたが、厚労省は違いました。日本医師会の小森貴委員と川崎市衛生研究所長の岡部信彦委員（両人は当時予防接種部会の委員を兼任）は、B型肝炎ワクチンの定期接種化を主張しました。永井座長らは、第二次提言の内容にお墨付きを与える議論をはじめようとしました。これに対して、梁井原告は、「私は肝炎患者として、ワクチンをこの検討会で推進していくというのはどういうものか、私も賛成はできません。」「この検討会で何も話さないままでB型肝炎ワクチンを促進するということを出すというのはいかがなものかと思います。」と明確に発言し、厚労省主

導の流れにくさびを打ちました。これに続いて、奥泉弁護士と山本委員は、「予防接種部会で22回会議をした議論をここで取りまとめることは不要。ここではB型肝炎感染被害の検証をすべき」と発言をしました。

その後、検証項目案の議論を進めたところで、厚労省の外山健康局長が「今日は、『早期に実施が必要な対策』につきまして、粗々まとまったということでございますので、それを受けまして25年度の概算要求や法改正に盛り込むことができるように頑張ってまいります」と発言し当日の会議は時間となりました。

この時、傍聴していた原告団弁護団メンバーは、今後も議論を進めていき取りまとめをしていくものだと思っていました。しかし、その思いはすぐに打ち砕かれました。

第2回検証会議の後、厚労省から、「早期に実施が必要な対策」と「検証項目」が出ました。検証会議で決議されたわけでもなく、取りまとめを一任したこともないのに、取りまとめが出ました。

これに対して、原弁は烈火のごとく怒りました。決議を取ってもいないのに取りまとめを出す厚労省の姿勢に驚き、怒りました。厚労省の姿勢に対し、原弁はバックアップ班会議を何度も重ね、7月3日付、7月20日付で各々意見書を提出しました。

○議論のプロセスを明確にしてほしい
○感染被害者の声をヒアリングしてほしい

郵便はがき

料金受取人払郵便

神田局
承認

7846

差出有効期間
2024年6月
30日まで

切手を貼らずに
お出し下さい。

101-8796

537

【受 取 人】

東京都千代田区外神田6-9-5

株式会社 **明石書店** 読者通信係 行

お買い上げ、ありがとうございました。
今後の出版物の参考といたしたく、ご記入、ご投函いただければ幸いに存じます。

ふりがな お名前	年齢	性別

ご住所 〒 -

TEL ( ) FAX ( )

メールアドレス	ご職業（または学校名）

＊図書目録のご希望	＊ジャンル別などのご案内（不定期）のご希望
□ある □ない	□ある：ジャンル（ □ない

書籍のタイトル

◆本書を何でお知りになりましたか？
□新聞・雑誌の広告…掲載紙誌名[ ]
□書評・紹介記事……掲載紙誌名[ ]
□店頭で □知人のすすめ □弊社からの案内 □弊社ホームページ
□ネット書店 [ ] □その他[ ]

◆本書についてのご意見・ご感想
■定　価 □安い（満足） □ほどほど □高い（不満）
■カバーデザイン □良い □ふつう □悪い・ふさわしくない
■内　容 □良い □ふつう □期待はずれ
■その他お気づきの点、ご質問、ご感想など、ご自由にお書き下さい。

◆本書をお買い上げの書店
[市・区・町・村 書店 店]

◆今後どのような書籍をお望みですか？
今関心をお持ちのテーマ・人・ジャンル、また翻訳希望の本など、何でもお書き下さい。

◆ご購読紙 (1)朝日 (2)読売 (3)毎日 (4)日経 (5)その他[新聞]
◆定期ご購読の雑誌 [ ]

ご協力ありがとうございました。

ご意見などを弊社ホームページなどでご紹介させていただくことがあります。 □諾 □否

◆ご 注 文 書◆ このハガキで弊社刊行物をご注文いただけます。
□ご指定の書店でお受取り……下欄に書店名と所在地域、わかれば電話番号をご記入下さい。
□代金引換郵便にてお受取り…送料+手数料として500円かかります（表記ご住所宛のみ）。

書名	冊
書名	冊

ご指定の書店・支店名	書店の所在地域 都・道 府・県 市・区 町・村
	書店の電話番号 （ ）

○Ｂ型肝炎訴訟を理解してほしい

厚労省主導で検証会議が進むことに重大な懸念を覚えた原弁は、検証会議の委員に被害実態を知ってもらい、Ｂ型肝炎訴訟を知ってもらうことからはじめようと、第３回検証会議に臨みました。

5　第３回検証会議（2012.9.13）

第２回検証会議から３カ月空いて第３回検証会議が開かれました。

第３回検証会議では、被害者３名の生の声ヒアリングと奥泉弁護士によるＢ型肝炎訴訟プレゼンテーションを行い、その後に検証項目を議論することになりました。

被害者ヒアリングでは、石川冬美さん、九州原告85番、北海道原告４６７番のヒアリングが行われました。ヒアリングの後、田中原告は、「検討会、研究班でも、私たち被害者の実態調査から始めていただいて、その原因究明、真相究明、そして再発防止策をぜひとっていただきたい」と訴えました。

奥泉弁護士からは、Ｂ型肝炎訴訟（先行訴訟）の提起の経過・目的「先行訴訟の経過」「訴訟における争点」因果関係、責任論などの解説をしました。１９４５年のランセットの記事の紹介（国外知見）、１９５１年の和歌山医大の楠井教授の論文の紹介（国内知見）、１９５３年のＷＨＯ勧告の紹介（針筒交換の勧告）などにより丁寧に説明をしました。奥泉弁護士の解説の後、山本委員から「昭和48年以前の血清肝炎の時代の調査が必要」と意見が出ました。永井座長からは、「医学的概念の変遷を知りたい。」との意見が出ました。東京医療保健大学学長の小林寛伊氏からは、針や筒の変遷、煮沸消毒、シングルユースの点に関する調査要望が出ました。田中原告からは、被害者アンケート、被害者ヒアリングの必要性が訴えられました。

この時からようやく、検証会議が真に始まったように感じられました。

さいごに、全国予防接種被害者の会の野口友康委員は、意見書を出して、第2回までの厚労省の議論プロセスを正しました。これを受ける形で、梁井原告が厚労省に釘を刺しました。

○私たち、奥泉、田中、梁井でも意見書をこの一任に関して出させていただきましたけれども、あの当時、座長に一任ということで、第3回で議論が開かれるという認識で私たちは一任したつもりだったんです。ですから、やはり一任したらこういうことが決まりましたとか、こういうふうになりましたと、それを文章化して、それを私たちにまず見せていただきたいと思います。そして、それからどういうふうにするか。決定事項ですね。そういうふうなシステムというか、取っていただきたいというふうに思います。

6　研究班

研究班は、検証会議の提言や研究結果報告書を取りまとめる、いわば検証会議のブレーンです。三菱総研が調査の実務をサポートしました。研究班及びその構成員は、検証会議において最も真相にアクセスしたといえます。検証会議と研究班はいわば車の両輪で、両会議により検証が進められました。

一般財団法人日本公衆衛生協会会長の多田羅浩三検証会議委員が研究班長となり、医学的知識を持つ委員を中心に、広島大学の田中純子教授や京都女子大学の手塚洋輔教授を構成員としました。第2回検証会議で、原告の参加を強く要望し、原告団からは、田中義信原告と梁井朱美原告が研究班のメンバーとなりました。

研究班も、検証会議と同じく1カ月に1回のペースで会議を重ね検証会議で決まった事項の調査を進めました。

２０１２年８月31日に第１回研究班会議が開催されました。

7 第4回検証会議（2012.10.3）

はじめに、厚労省から、研究班における文献調査の中間報告と予防接種法の対象疾病の変遷のまとめ、予防接種制度の変遷、時間当たりの接種人数の調査、ディスポーザブル注射器の普及状況について報告がされました。

その後、市町村や都道府県に対するアンケート調査内容が議論されました。多田羅研究班長からは、「今回の都道府県及び市町村については、原則、全数調査とすることを大前提で考えております」という力強い宣言がありました。自治体アンケートの発送時期は11月中を目指すことになりました。

会議の最後に田中原告は、「きょうの感染拡大の検証項目、非常に具体的になって、原告団にとってはありがたい限りです。本当にありがとうございます。きょう、この自治体のアンケートの項目が随分具体的になりましたので、今後、国へのアンケート、あるいはインタビュー、ここもぜひ、国の当時の担当者も含めて項目が明らかになるようにお願いしたい。これは研究班でももちろんやるかと思うのですが、四十数万人と言われている私たち感染者の願いですし、これは責任追及ではなくて、ぜひ今後の再発防止につながるように検証していただきたいと強く思います。どうぞよろしくお願いします」と発言しました。

ようやく本格稼働をはじめました。

8　第5回検証会議（2012.11.12）

会議の議題は、B型肝炎に関する医学的知見及びそれに対する関係機関等の認識に関する文献調査に関するもの、医療従事者及び保健所長向けアンケートに関するもの、自治体向けアンケートに関するものでした。

原弁は意見書を出して、「当時の国の担当者に対するヒアリングは欠かせない」と主張しました。多田羅研究班長からは「国へのヒアリングは相当ハードルが高い」と難色を示されました。

議論はアンケートの項目・内容が中心でした。その中でも特筆すべき意見を紹介しておきます。

○大事なのは、リスクの大きさとして肝がんになるということが非常に大きなポイントなので、それがいつからわかったのか、外国ではどうか、日本ではどうかというところを明確にする必要があると思います。我々が学生時代に習ったのは、もう既にそういうことがあれでしたが、ちょっと前の世代は一過性だと思っていた世代もあるわけですね。一過性で治ると思っていた世代もある。それが次第に慢性化するぞ、あるいは肝硬変になるぞ、肝がんになるぞというのは、我々の世代には習っていたわけです。（永井座長）

東京大学医学部を１９７４年に卒業した永井座長が、学生時代には重症化リスクの認識はあったと発言をしました。

○何でディスポーザブルにしなかったのですかということはみんな内心思っているわけですから、その経緯を明らかにして、今後の方針につなげるわけですから、ぜひお願いしますということは必要かと思いました。（日本ヒューマンファクター研究所顧問垣本由紀子委員）

ディスポ普及の遅れが感染拡大につながったことは、第５回検証会議の時点で各検証会議委員が疑問に思っていたところでした。

○「国による把握及び対応」という項目が入っております。その項目を具体的にする場合に、感染拡大の実態把握をしているのですが、国のほうが感染拡大をどう把握したかということと、把握したと今も話していろいろ出ましたが、国のほうがどう行動したかということと、その後、蔓延するのですけれども、蔓延する状況はあらかじめわかっていたと思うのですが、そのときにどう行動したかということと、蔓延してしまった後、国はどう行動したかということの調査もぜひお願いして、実態を明らかにして、今後の対応策を講じていただきたいと思います。（山本宗男委員）

国の法的責任追及の話ではなくて、被害が出たとして被害が判明した後の国の対応についてもきちんと検証するよう要望しています。この問題は、集団予防接種によるB型肝炎感染被害を語るうえで欠かせない視点ではありますが、果たして検証できたのか疑問です。

9　第6回検証会議（2012.12.20）

会議の議題は、研究班の構成員でもある田中純子教授の感染実態に関する研究に関するもの、多田羅研究班長による諸外国調査の結果報告、被害者アンケートに関するものでした。

原弁からは、被害者アンケートに加えて、被害者ヒアリングを実施するよう要望しました。

多田羅研究班長の諸外国報告に対し、野口友康委員から、英米と日本を比較すると英米は1946年の時点で接種強制をやめているが日本では1994年まで接種強制を続けている、つまり日本と比較して英米は接種率を上げることを政策としていなかったと指摘がありました。相互間のやり取りは何度も繰り返され、社会防衛の概念から説き起こす議論がされ、非常に興味深いものでした。

被害実態調査は、２０１２年11月時点で和解が成立していた約１０００名の原告及び遺族を対象に行われることになりました。被害者の生の声を聴く機会を与えるべきという議論になり、アンケート内に自由記載欄を拡充することになりました。野口友康委員からは、「被害者アンケートで『心の変遷』（肝炎発覚→原因を聞く→予防接種が原因と知る→病状が悪化する）を調査する項目を入れることが、被害者に寄り添う姿勢ではないか」という意見が出ました。

原弁は、被害者アンケートに加えて被害者ヒアリングを強く要望したものの、永井座長をはじめとする他の構成員からは、第３回会議で既に被害者ヒアリングを実施していること、実施するには相当の時間と体制が必要であり困難であること、例えば30名からヒアリングしたとしてもこれでは不十分となるとキリがないこと等から消極の意見が大勢を占めました。

しかしここで、全国薬害被害者団体連絡協議会代表世話人の花井十伍委員から以下の発言がありました。

○私の個人的な感覚からいえば、ハンセンや薬害エイズでやってきた作業からいえば、これはまだまだ序の口というか、さっき1回目の調査としてはと言ってしまいましたけれども、まさにそういうことになるし、とりあえずこれでいいという形で、それは御判断なんですけれども、被害者の方々がそれをやっていくという強い意思があるのであればちょっと国は応援してあげて、来年もこれはこのままのタイムスケジュール感で進みつつ、何か研究費をもう一回、多分2年くらいかかると思うんですけれども、来年度と再来年度くらいでがっちりやるということはできます。もしそうであれば、私どもはいろいろな分野の専門家と協力してやっていますので、何人かそういう方々を紹介して、被害者の方々とインタビューチームも、ある程度ハンセンのインタビューチームとかエイズのインタビューチームは多分使えるというか、そういう人たちは持っていますし、そういう人たちはこういうものに割と慣れていますから、そういう方々や先生方にお願いしてやるということは可能ですという御提案です。

事務局、3月までで予算はもうありませんということではないですね。

花井委員の発言を契機に、被害者ヒアリングについては検証会議から切り離した形で、厚労省の予算をつけて続行されることになりました。

被害者ヒアリングについては、2013年度以降厚労省でチームが作られて3年間調査がされました。このチームには、原弁からも3名の検証会議委員をはじめとして複数の者が参加しました。岡多枝子氏、片山善博氏、三並めぐる氏が編者となって明石書店から『B型肝炎被害とは何か　感染拡大の真相と被害者救済』という書籍が発行されていますので、詳しくはそちらをご覧ください。

10　第7回検証会議（2013.1.16）

会議の議題は、自治体アンケートの中間報告、保健所長・医療従事者アンケートの中間報告、自治体アンケートの報告、有識者・研究者ヒアリングに関するもの、注射器等製造販売業者ヒアリング調査の報告でした。

第7回検証会議から、厚労省の担当室長と課長補佐が交代しました。

研究班で、有識者・研究者ヒアリングの中間報告に接した梁井原告は以下の感想を述べています。

○研究班にもおりまして、中間報告を送ってもらって読んだときに、背筋が寒くなりました。なぜ自分が肝炎に感染したかがまだわからなかった時期、それよりもずっと以前に医療関係者は、もう肝炎の恐ろしさをわかっていたのだと。それがアンケートで出てきています。それでは、私たちは何だったのだと、本当に背筋が寒くなりました。（梁井）

11　第8回検証会議（2013.2.22）

会議の議題は、自治体アンケートの調査結果報告に関するもの、保健所長・医療従事者アンケートの調査結果報告に関するもの、自治体関係者及び関係学会に対するヒアリングに関するもの、注射器等製造販売業者向けヒアリング調査結果に関するもの、文献調査結果に関するもの、諸外国調査結果の追加報告に関するものでした。

この会議に際して、原弁から以下の内容の意見書を出しました。

○検討会の課題として、最高裁判決を踏まえて明らかにしなければならないと考えることは以下のとおり。

①昭和23年に針のひとりごと消毒が指示され、昭和33年に針のひとりごと交換が指示されたのに、筒の連続使用禁止の指示が昭和63年まで待たなければならなかったのはなぜか

②ツベルクリン反応検査については針の交換さえ徹底されず、昭和63年通知でようやく「針及び筒」のひとりごと取り換えが指示されたが、この点はなぜか

③接種方法に関する厚生省の指示が守られていたのか否か、守られていないとすればその理由はなぜか、自治体の問題か国の問題か

④現実にB型肝炎（血清肝炎）の感染事例はなかったのか、感染の危険を探知できるような事例はなかったのか、あったとすれば調査・検討・行政への活用がされたのか否か

○ヒアリング対象に保健師を入れてください

○予算上の問題があったのかどうか検証してください

○国及び国立感染症研究所職員に対するヒアリングを実施してください

○検証会議には課題がたくさん残っているので、次年度いっぱいまで延長してください

第8回検証会議では、自治体アンケートの結果が出てきました。アンケート結果をみると、注射器

具の使用方法について、1977（昭和52）年時点だけではなく1988（昭和63年）時点でも、接種者ごとにアルコール綿で消毒や交換消毒実施せずという回答が散見されました。「なぜそうなるのだ」、原弁は疑問を強く持ち、自治体関係者へのヒアリング調査の必要を訴えました。

また、昭和51年通知で使用されたディスポーザブル注射器の使用に関する「差し支えない」という文言についても議論がされました。

多田羅研究班長は、

○その「差し支えない」ですけれども、これは非常に意味深い言葉、消極的、また積極的な意味で、今おっしゃっていただいたように法律で予防接種は市町村の実施義務でございますので、前向きに解釈すると、国がしなさいとは言えないということも思えるのかというふうに、市町村の方などと私との話でもそういうことなので、国が遠慮されたのだろうと。ですから、実質的には我々市町村としては実施しなさいというものとして、この市町村は理解しましたということをここではおっしゃいました。そういう意味で、おっしゃっていただいている法律の形は市町村が自治体ですので、国が簡単にやりなさいとは言えないので、差し支えないという消極的な言い方になったのは非常に微妙なところで、解釈の要るところかと思います。

と、ディスポーザブル注射器の準備をするのが自治体なのでこのような表現になった可能性の指摘がされました。

この日の会議で提案された自治体関係者ヒアリング、保健師ヒアリング、国の担当者ヒアリングは後に実現しました。このヒアリングには田中原告と梁井原告も積極的に参加し、当時の国の担当者の話を直接聞く機会を得ました。

また、会議の進行ペースから、平成24年度内に終えることは不可能であると判断し、検証会議の延長を原弁から申し入れました。

12 第9回検証会議（2013.4.3）

会議の議題は、被害実態調査アンケート結果報告に関するもの、自治体ヒアリングの中間報告に関するもの、有識者ヒアリングの結果報告に関するもの、提言案のたたき台議論に関するものでした。会議において、「被害実態調査の結果を再発防止策に役立てていきたい」と田中原告が発言したところ、多田羅研究班長から、

○助成制度を利用していない被害者が半数程度存在することが判明したので、助成制度について患者会などとともに啓発していきたい
○被害者のうち6割強が保健所等に対して期待していることが分かったので反映していきたい
○家族内感染予防の観点から、感染者家族へのワクチン提供を検討していきたい

という発言がありました。

さらに、田中原告からは、「医療費助成制度の拡充」が主張されました。山本委員からは、「肝硬変と肝がんで非常に重篤な方に対しての医療費助成というのはゼロなので改善して欲しい。多くの人が専門医の下で治療できるようにしてほしい」と、八橋委員からは、「若年者で、かつ、肝硬変・肝がんの方は、収入が少ないので医療費の問題が大きい。このような点にも着目して分析を」という意見が出されました。

重症者に対する医療費助成はこの数年後に制度化されたので、検証会議での被害実態調査が寄与していると評価することが可能です。

また、自治体ヒアリングの結果、ディスポーザブル注射器の採用に関して、大半の自治体が1985（昭和60）年前後であるとの回答が発表されました。

有識者ヒアリングの結果、以下の回答があったことが発表されました。

○重症化の認識は、臨床的には昭和30年代から（B）、確認されたのは昭和40年代後半

○キャリア化の認識は、昭和40年代後半から（A、D）

○感染力の高さは、チンパンジーの感染実験（昭和52年に発表）以後から広く知られた（A、B、D）

○B型肝炎がそんなに怖い病気だとは思っていなかったので、重大性の認識は遅かったのではないか（D）

○肝炎が注射器を通じて感染するという認識は昭和30年代からあった（D、E）

○国の感染防止対策は、①昭和47年の日赤HBs抗原スクリーニング、②昭和60年母子感染防止事業（A、B）

○昭和40年代以前には、発症しても治ればそんなに怖いものではないという認識だった時期がある（D）

野口委員から以下の内容を含む意見書が提出されました。

○戦後の予防接種制度（強制集団予防接種）から時代にあった予防接種制度への政策転換が大幅に遅れた。その結果、多数の感染症対策のために少数の国民が犠牲となった。しかし、当時は、多数のためには少数の犠牲は仕方ないという考え方と接種率を維持したいという思惑があった。そのためB型肝炎訴訟にあるB型肝炎の感染拡大につながったと考えられる。予防接種禍訴訟において、当時の厚生省は、責任を回避するために、何十年という期間を裁判に費やしたために、新しい予防接種制度の導入、被害者との和解・救済が大幅に遅れた。

ディスポの普及が（諸外国に比べて）10年以上遅れており、対策の遅れが重要な問題であることが検証会議では共有されていました。

奥泉弁護士から、裁判対応による責任回避のため、再発防止や被害対策が遅れたのではないかという指摘がありました。

13　第10回検証会議（2013.5.1）

会議の議題は、国の担当者ヒアリング・保健所長ヒアリングの結果報告に関するもの、提言のたたき台案に関するものでした。

会議において、国の担当者ヒアリングの結果が報告されました。国の担当者13名（昭和45年以降の担当者）から聴取するも、1988（昭和63）年以前に、注射器具の使い回しに関するリスク認識を持っていた担当者は皆無でした。事例や予防接種の実施方法に関する問題意識を持っていた者も皆無でした。

奥泉弁護士からこの報告に対して、強い憤りと、この言葉を額面どおり受け取っていいのかなという疑問が示されました。

国の担当者ヒアリングを受けて検証会議委員は以下の問題点を共有しました。

○縦割り行政の弊害
○医系技官と事務官の知識差
○2年ごとに異動することによる継続性の欠如、コミュニケーションギャップ
○行政担当者が専門家ではないことの弊害

○通知を出したら終わりで事後の検証がない体制面での問題

多田羅研究班長からは、

○今の点でございますけれども、先ほどの国の職員の方のヒアリングについても御意見いただきましたが、基本として1つの国の職員の方の特徴というのは、2年ぐらいで異動するということなのです。ですから、その行政を担当されている方は、ある意味ではその部分の基本的な専門家というわけではないわけでございます。そのとき処理すべきことを処理する。その処理が適切な時期に的確に行われたかどうかというのが問われるわけでありまして、その人の認識が非常に不十分であるとか、リスクに関する管理が行政において不十分であるということでは、少し論点がずれるのではないかと思うのです。

○そういう意味で今回のこのまとめでも、我々の研究班でも、結局そういう問題に対してリスクとか知見の収集ということは、感染症に関して言えば国立感染症研究所があるわけでありまして、そういうところが基本的に情報を集め、リスクを認識していくことが行われる場所であると認識していると思います。そこで仕事をされる方は何年にもわたり、場合によっては何十年にもわたり、岡部先生のようにライフワークとして支えていただいているという方もあるわけでございます。

○ですから、行政に直接リスクに関する管理あるいは認識を求めることが本来、1年ないし2年で異動される人に対しては、無理というところがございますので、今回の経験からいえることは、感染症研究所の人も来て、行政の人も入り、あるいは大学の学者も入り、患者の代表が入る場合もあるかもわかりません。そういう組織的な体制というものを常時用意して、構築しておく必要があるというのが今回の結論であり、きょうの事務局の説明でもそういう体制をこれから構築していく。組織的な体制です。それによって適切な時期に的確な処置を行うことができるのではないかと提案されていると思いますので、そういうふうに御理解いただいたらどうかと思うのです。

という、厚労省の組織体制を再構築すべきとの意見が出された。

この後も、組織体制に関する議論が進められ、田中原告から、「現時点の再発防止策は非常によくまとまっているが魂、命がない。魂、命を吹き込むべく、被害者の声を盛り込んでほしい。」との意見が出ました。

また、第10回検証会議では、第三者機関に関する議論が始まりました。

厚労省組織の再構築に関する具体的提案として、原弁及び協力者は第三者機関の設置を求めました。これに対して多田羅研究班長は、感染症対策の基本は保健所機能の強化（人員・予算・権限）によるべき。現場を実際に見る保健所の強化が優先。無駄に屋上屋を重ねる組織を作っても機能するか疑問であると発言しました。澁谷委員や岡部委員も、厚労省内の審議会を強化することで、第三者機関の機能を果たすことを提案しました。第三者機関に関する議論は第11回会議に持ち越されました。

14　第11回検証会議（2013.5.20）

会議の議題は、具体的な論点（案）及び集団予防接種等によるB型肝炎感染拡大の再発防止策について（案）についてのひとつだけ、原弁はこの日の会議が最後かもしれないという思いで会議に臨みました。

会議では、提言の表現内容について各委員が注文をつけ、厚労省や研究班長がこれに対応し、提言のアップデートが進められました。しかしながら議論の大半を占めたのは第三者機関の方向性に関するものでした。原弁の意図は、再発防止を遂行するためにより強固な第三者機関の設置を求めるもので、それこそが検証会議の最大の成果物であると考えていました。

第三者機関に関する議論は白熱し、最終的に両論併記案が採用されました。

〔第三者機関積極案（原弁ら案）〕

抽出された問題点を克服し、国民の生命と健康にかかわる事案について適時的確な被害の回復と再発防止の対策が取られるためには、法的責任の議論よりも被害への迅速な対応が求められることから、予防接種行政にとどまらず、厚生行政に関する情報の収集・分析、リスクの管理・対応の役割を担う組織として、政策推進部門とその過程で生じる生命健康被害等の問題の監視・是正部門とを分離独立した国家行政組織法（昭和23年法律120号）第3条の行政機関又は第8条の審議会等による第三者組織を設置することを目指して検討を続けていくべきとの意見があった。

第三者組織の具体的な機能としては、

○透明性・公開性を担保しつつ、先進知見、危険性に関する情報・事例を収集・分析し、リスクを適正に認識・管理し、関連機関に伝達すること、

○国民の生命と健康に危害が生じた事件について、法的責任とは別に原因究明のための調査、被害救済及び再発防止策の検討、厚生労働大臣や原因関係者への必要な施策や措置の実施を求めること、

○厚生行政の法令等を制定・変更するにあたって意見具申及び自治体等の実施機関における実施の担保に必要な措置をとること、

があり、国民の生命と健康に危害が生じた事件の調査・検討のためには政策推進部門との分離・第三者性の強化が必要である、といった意見があった。

〔第三者機関消極案〕

○審議会等の整理合理化に関する基本的計画（平成11年4月28日閣議決定）に審議会等は原則として新設しないとあること、

○新たな行政機関を設置することは行政機関の職員の定員に関する法律（昭和44年法律第33号）の定員枠や平成22年度以降の定員管理について（平成21年7月1日閣議決定）による整理合理化が求められて

いること、

○独立性を担保するために組織を分離すると縦割りの弊害も可能性として存在し、かならずしも政策推進部門と監視・是正部門とを分離することが望ましいとは言えないこと、

といった課題があり、厚生行政全体の議論は本検討会では当を得ていないため国家行政組織法第8条の審議会等である厚生科学審議会に設置した予防接種制度評価・検討組織は、情報の透明性・公開性を確保した運営を行うとともに、副反応に関する問題点の検討会もあることから、予防接種のリスクを評価する組織として十分に機能を果たすことができるため、

当該組織を充実していくことが現実的な策であるとの意見があった。

その後、第三者機関に関する議論を続けるとしても、議論続行に関する文言をどのように入れるべきか、当日には決着せず、「第三者組織のあり方を検討する機会・場を設置する」との文言を提言に入れるかどうかが積み残しになり、次回も開催されることになりました。

15　第12回検証会議（2013.6.18）

会議の議題は、「概要（案）及び集団予防接種等によるB型肝炎感染拡大の再発防止策について（案）について」のみでした。第11回会議において合意できなかった点に関する詰めの会議でした。

厚労省は、タイトルとして「（2）再発防止策を全うするための組織のあり方の議論」と入れること、文章の最後に、「これらの議論を踏まえ、本検討会としては、再発防止策を全うするための組織のあり方の議論を続ける機会や場を設ける必要があると考える」という1文をいれることを提案し、奥泉弁護士から了承するとの回答があり、議論はまとまりました。

会議はその後、各検証委員からの挨拶が行われ、終了となりました。

患者会の山本宗男委員は、

○血清肝炎の重症化が古くからわかっていたことを踏まえると、注射針・筒の対策、消毒や取りかえ、これをもっと早くできたのではないか。20年とか30年とか遅れているのではないか
○売血への対策もライシャワー事件で初めて腰を上げたが、10年遅れたのではないか
○多くの感染者が出ていることは昭和50年代にわかっていたのにウイルス検査の導入は平成14年からであるが、ここも10～15年遅れたのではないか
○この問題を国がもっとPRしていれば、早く人々が知って多くの人が対応できたのではないか
○ゆえに、厚生省の対応だけでは不十分であることがわかったので、健康と生命に対応する第三者機関が必要ではないか

と話されました。

多田羅研究班長は、何よりも大事なのは、日常的な形の中で予防がどのように行われるのか、全国

津々浦々の市町村、保健所においてどのような実態が今の日本の社会の中で備わっているのかということが一番大事なことだとしたうえで、国の姿勢はサポート及び結果への対処にあるとして、地方自治体や保健所の重要性を述べた上で、予防原則の徹底が必要だと述べられました。

16　提言と研究結果報告書

検証会議の成果物は、提言と研究結果報告書です。

提言とは、検証会議の結果、平成25年６月に「集団予防接種等によるＢ型肝炎感染拡大の再発防止策について」として取りまとめられたものです。

本書末尾に資料として提言の概要を添付します。

研究結果報告書とは、研究班によってまとめられた「平成24年度集団予防接種等によるＢ型肝炎感染拡大の検証及び再発防止に関する研究　報告書」をいいます。

これらはともに厚労省のホームページからアクセスできます。

https://www.mhlw.go.jp/stf/seisakunitsuite/bunya/kenkou_iryou/kenkou/b-kanen/index.html

【スタートはB型肝炎感染拡大の被害実態の明確化】

検証会議委員（全国B型肝炎訴訟原告団代表）　田中義信

1　はじめに

私は、２０１２（平成24）年５月に始まったB型肝炎感染の被害を明らかにし、再発防止策を提言する「検証会議」に、その構成員の一人（原告団から梁井、田中の二人、弁護団から奥泉弁護士、全構成員20名）として参加した。

検証会議は、第１回（２０１２年５月31日）から第12回（２０１３年６月18日）までの１年１カ月に渡り開催された。

また、検証会議で検討する検証項目の具体的作業を行うために「研究班」にも参加した（原告団から梁井、田中の二人、全構成員13名）。

この検証会議を振り返って感じたこと、一原告としての思いと願いを記録しておく。

2 B型肝炎の感染拡大の真相究明は、被害実態調査から始まる

検証会議は、「2011（平成23）年6月28日の原告団・弁護団と国（厚生労働大臣）との基本合意書に基づき、過去の集団予防接種等の際の注射器等の連続使用によるB型肝炎ウイルスの感染拡大について、その実態およびその経緯等の検証を多方面から行い、これらの検証結果や予防接種施策の現状等を踏まえて再発防止策の検討・提言を行う」（第1回検証会議事録）とされていた。その役割は、「①集団予防接種等によるB型肝炎感染拡大の検証」と「②再発防止策検討」という二つの役割があった。

この検証会議において感染拡大の検証、すなわち真相を究明するにあたって、私はB型肝炎感染被害の実態を明らかにすることから始まると思っていた。

その理由は、集団予防接種における注射器の使い回しにより、40数万もの被害者を生み、生命の危険だけではなく、治療費や就職できないという経済的困窮や、偏見や差別で多くの方が苦しんでいたからである。この肝炎ウイルスに感染することによる苦しみ、被害の実態を明らかにすることが、真相を明らかにし、二度と被害を繰り返さないということや、恒久対策・被害者への助成制度実現への原動力になると思った。

私は、原告団の一員として、2008（平成20）年6月から始まったB型肝炎訴訟の原告・被害者

が、各地裁判所で悲惨な被害の実態を訴えていたことを、聴いていた。また、原告・被害者が厚生労働省前や全国各地の街頭で、被害の実態や思いを訴えたことを聴くにつれ、なぜ自分たちが苦しめられ、人生が狂わされたのかを知りたいと思った。

そして、その実態を明らかにすることから、二度と悲劇を生まないためにはどうしたら良いかを考えることとなる。

さらに、全てのウイルス性肝炎患者が安心して暮らせる社会の実現（恒久対策）、偏見や差別のない社会の実現（人権啓発）を目指して活動していることに繋がることになる。

なお、被害の実態は、第７回研究班会議（２０１３（平成25）年３月15日）、その後、第９回検証会議（２０１３（平成25）年４月３日）において、「被害実態アンケート調査結果報告（最終報告）」が報告されている。

３　なぜ、Ｂ型肝炎に感染し苦しまなければならないのか？

（1）私たちの人生を返してほしい

Ｂ型肝炎感染者の被害の実態、そしてどうしたら同じような被害の再発が防げるのか、肝炎患者の目線から検討することを目的に、この「検証会議」の第１回会議（２０１２（平成24）年５月31日）で患者へのアンケートを取ることを提案した。しかし、その実現は第６回会議（２０１２（平成24）年12月20日）でようやく詳細が決まることになる。Ｂ型肝炎がなぜ40万人以上の被害者と最大の感染症と言われるまで拡がったのかを検証する会議で、被害者の思いや意見がなかなか実現しないという不条理を感じさせられた。

(2) 被害の実態から真相究明を始めることが決まる

第2回検証会議(2012(平成24)年6月21日)の議事録から紹介しよう。私は「注射器の使い回しで被害を受けた。そこから始めてほしい。その苦しみから始めてほしい。被害があって、まず何でそれが起こったのかという真相究明と、どうやったら防げるのかという再発防止、それが今回の検討会の目的である。そうであるならば、今回の意見で出してある第1の感染被害の実態、肉体的、精神的、経済的被害、差別の問題、これがここの検証項目には入っていないのではないかと思われます」と発言した。

さらに、「今回の検証項目の中では2のところに『B型肝炎ウイルス感染者の生活実態』とありますが、生活実態じゃないんです。被害者の実態なんです。そこをしっかりととらえてほしいし、そこからやはり始めていただきたい。

今、苦しんでいる方、亡くなられている方、遺族の方、そこからやはり生活実態ではなく、被害の実態からなぜ起きたのかということをやってほしいし、それは国民に明らかにすることだと思います」と発言し、被害実態のアンケートを実施することを強く求めた。

このアンケートを実施するかのやり取りは更に続き、「明確に『被害の実態』と入れていただきたい。『生活の実態』ではないんです。今、現在の生活ではないんです。なぜ、この被害が起きたのか。

これは、基本合意書を結んだときにも国の責任と認めています。私は、『国の責任』と入れていただきたいんですが、そこまでは言いません。

ただし、やはり被害の実態ありき、ここからそれがなぜ起きたのか。真相究明があり、再発防止がある。それなので、『被害』という言葉を是非入れて、それについて検証していただきたいと思います」と発言した。

生活だけでなく、人生が大きく変わったB型肝炎ウイルス感染者にとって、「生活」の実態よりも「被害」の実態を明らかにし、なぜ苦しまなければならなかったのかという真相と、二度とこのような被害が起きないような仕組み、いわゆる再発防止と恒久対策を望むのは当然のことである。

この論戦の結論は、厚生労働省健康局長の「私どもは客観的に当初『生活実態』で、原告団の方も研究班に入ってもらえば実質被害ということでやれるのかなと思いましたけれども、今の御意見を踏まえまして私どもとしては『被害実態』で結構でございます」の言葉通りに「被害」実態で決着した。

(3) 被害の実態を少しでも構成委員に理解してほしい

第3回検証会議(2012(平成24)年9月13日)は、第2回(2012(平成24)年6月21日)から、実に3カ月後に開催された。

第2回までは、厚生労働省の下に設置された検証会議がゆえに、被害の実態はなるべく小さくしたいとの意図を感じた。また構成委員もまだ被害の実態を摑んではいない状況であった。このため原告弁護団は、第3回検証会議が開催されるまでに、被害実態調査を実施するよう意見書の提出や構成委員への面談を行った。

そして、ようやく、第3回検証会議の場において、原告・被害者に参考人として参加してもらい、感染被害等のヒアリングが実現した。

3名の原告からは、急性増悪、お産の時のつらい経験、歯科検診を3軒断られたこと、B型肝炎でお母様や最愛のお嬢様を亡くされたつらい経験が語られた。

原告団からは、日本におけるB型肝炎ウイルスの感染及び感染被害拡大の実態で、先行研究もあるが、感染者の肉体的・精神的及び経済的負担、さらに社会的差別偏見に関する実態を無症候性キャリアの方も含めて、さらに被害の実態がわかる独自のアンケートやヒアリング調査も入れるよう発言した。

これに対し、研究班でも議論となり結論が出ていないことを受けて、検証会議でも継続して議論することとなった。

(4) 遅かった被害実態調査のスタート

被害者に対する感染被害実態アンケートの実施が決まったのは、第6回検証会議(2012(平成24)年12月20日)である。

12月4日に三菱総合研究所にて第4回研究班会議が開催され、被害実態調査アンケートに取り組むことになり、その項目を検討して、12月20日の検証会議で提案された。

ようやく、被害者ご本人と遺族の方の苦しみや被害の実態が報告書で明らかになり、その後の被害者救済制度や恒久対策につながることとなる。

さらに、原告団・弁護団は、被害者アンケートの実施に加えて、被害者ヒアリングの実施を求める意見書をこの検証会議に提出して、その実現を迫った。その理由は、アンケートだけでなく、被害者・遺族の方へのヒアリングによって、より深く具体的な語りによって当事者ならではの被害実態が明らかになり、その被害を二度と繰り返さないという再発防止策の検討に繋がるからである。

意見書では、「被害の実態については、国の責任を認める最高裁判決が確定した後ですら何らの調査もなされたことがなく、被害者の数についても推計に推計を重ねたものに過ぎない。」「感染症を防止するための予防接種によって、国内最大の感染症を蔓延させたことに対する反省がなければ、再発防止などあり得ない。再発防止のためには、何よりその被害実態を明らかにし、被害の大きさを再確認し、そこから全ての施策を検討する必要がある。これまで、ハンセン病や薬害ＨＩＶ、薬害肝炎などにおいても、個別ヒアリング調査による被害実態調査が行なわれている。それらの被害実態調査は、時間をかけて十全な調査を行なわれたものである。本検討会における被害実態調査においても同様の扱いがされることを強く求める」とした。

構成委員の花井十伍氏（全国薬害被害者団体連絡協議会代表世話人）からは、「被害者の方々がそれをやっていくという強い意思があるのであればちょっと国は応援してあげて」実現するのが良いとの後押しする発言があった。

私は、「原告になって裁判をして、いろいろな方のいろいろな意見を聞いて、こんな差別やこんな被害もあったんだ。離婚されたとか、本当に悲しい話も聞きました。これは今までのハンセンだとかHIVもそうですけれども、やはり被害実態をきちんと捉えて、そこから出発しない限りは再発防止につながらないと思っています。ぜひ研究費をつけていただきたいと思います。

それからもう一つ、私も実は龍岡班のアンケートに答え、そしてヒアリングもしました。それで、ヒアリングというのはこういうことなのかということがよくわかりました。なぜならば、やはり差別、偏見ということに気づかされるんですね。単にアンケートを書くだけではない。それは非常に自分の実体験から感じましたので、ぜひ来年度、また厚労省とも検討させていただいて、この被害については さらに深く掘り下げていただきたいと思います」と発言した。

こうして、ようやく、被害者アンケートを実現することが決まり、その後、被害者ヒアリング(「集団予防接種等によるHBV感染拡大の真相究明と被害救済に関する調査研究」2015年)も実施することになった。

(5) 被害実態調査に記載されている被害者の言葉

B型肝炎に感染する被害を明らかにする検証会議の取りまとめの報告書(「集団予防接種等によるB型肝炎感染拡大の再発防止策について」)に書かれている被害者の言葉の一部を紹介する。

「どんなに治療しても完治することがないこの病気と、自分の人生の終わりを迎えるまでつきあっていかなければならないのが一番つらいです」

さらに、1311名のB型肝炎訴訟において和解した被害者ご本人とご遺族の方を対象にしたアンケート調査では、「いつか発症するのではといつも不安」、「死について考えるようになりました。治療で精神的、肉体的、経済的な不安、悲しみ、迷惑はかけられない。病状により収入が減少、あるいはゼロになればどうなるのか？　不安でいっぱいです。」、「肝がんの症状悪化への不安をかかえながら日々生きております」などの回答があった。

日常生活の困難な点について、「家族や周囲への感染を心配する」、あるいは「異性との交際や結婚を自らあきらめる」といった回答もあった。

B型肝炎に関する悩みやストレスでは、「病気が発症・進行すること」に関して9割近い方が悩みやストレスを感じていた。

B型肝炎ウイルスに感染していることを秘密にしている相手について、「隣人」との回答が41％と最も多く、「職場の同僚」が28・5％、「親友」が23・6％、「親戚」が22・7％、「職場の上司」が21・2％となっていた。

嫌な思いをした経験については、「民間の保険加入を断られた」経験が27・3％と最も多く、「医師等から性感染など感染原因の説明を受け、つらい思いをした」経験が16・8％で次いでいる。

母子感染については、「二次感染した子供にそのことを話さなければならなかった日、思い出すだけで涙が出ます」、「娘達にもキャリアをうつしてしまいやはり申し訳ないと思う気持ちは今後も忘れる事は無いと思っています」、「息子二人が肝臓がんで術後1年～2年半経過していて、娘もウィルス値が高い為治療中です。私からの母子感染の為、自責の念とこの先の不安で精神的に参っています」、「2人目の妊娠を希望していますが、1人目のようにいつ感染させてしまうのではないかと、不安ととなり合わせの生活になるのではと思うと、妊娠をあきらめようかとも思っています」といった回答があった。

また、ご遺族の調査への回答について、「やはり寿命とか運命という言葉では諦めきれない思いがあります。本人が『何故自分だけがそんなウィルスに感染しているのか』と言った時の姿が今でも目にやきついて、時々思い出されて胸が苦しくなります」、「亡くなってからの補償よりも闘病中にもっと物心両面でのサポートがあったら、できる限りの治療・療養ができただろうと思いました。せめて十二分な治療ができるような環境をお願いしたいです」といった回答があった。

4　被害実態調査で実現したこと

被害者による感染被害実態アンケートに基づいて、第9回検証会議（2013（平成25）年4月3日）において、原告団から、医療費助成制度の拡充を主張した。山本委員からは、肝硬変と肝がんで非常に重篤な方に対しての医療費助成というのはゼロなので改善の要望が出された。多くの人が専門医の下で治療できるようにとの要望であった。また、八橋委員からは、「若年者で、かつ、肝硬変・肝がんの方は、収入が少ないので医療費の問題が大きい。このような点にも着目して分析をすることで様々な問題点がもっと浮き上がる」という意見が出された。

また、肝炎患者の被害実態が明らかになったことで、身体障害者手帳の認定基準の緩和や障害年金制度の改善にも繋がった。

そして、肝硬変・肝がん患者医療費助成制度は、その後、実現していくことになった。

5　原告として検証会議に参加して

私は、検証会議、研究班会議で被害者・ご遺族のヒアリング、アンケートを通して被害の実態を知ることで、苦しんでいるのは自分だけではないことを改めて感じた。

全国B型肝炎訴訟が始まった2008（平成20）年の翌年から原告団に加わり、東京地裁での原告・被害者の意見陳述で被害実態を聞いていたが、この検証会議を通してその被害の大きさ、深さ、拡がりを思い知ることになった。

そして、そのことがB型肝炎感染被害拡大の真相究明と再発防止策を実現したいという思いを実現する原動力となった。

再発防止策については、「予防接種に関する政策決定に係る情報の把握、予防接種の危機管理対応、予防接種現場の体制、予防接種行政の在り方や組織体制の問題にも踏み込んで提言を行っている。その中には、体制の充実や相応の制度改正及び予算措置を伴うものが含まれている」ととりまとめ報告書（「集団予防接種によるB型肝炎感染拡大の再発防止について」）に記載されたことは大きな成果だった。一方で、「厚生行政に関する情報の収集・分析、リスクの管理・対応の役割を担う組織として、政策推進部門とその過程で生じる生命健康被害等の問題の監視・是正部門とを分離独立した国家行政組織法（昭和23年法律第120号）第3条の行政機関又は第8条の審議会等による第三者組織」の設置について意見が一致できなかったのは残念だった。なぜならば、当時の厚生省では先進の知見やリスクの収集・分析・対策が取られず、また誤った通知や、通知すれば終わりというような体制や体質だったからである。それは、当時の厚生省の担当者のヒアリングで「知らなかった」、「慢性化・重症化の認識はなかった」という発言があり、同じ組織内では身内の過ちを糾すことができないことを強く感じたからだ。

そして、厚労行政の過ちを糺し国民本位の政策に変えることが、いかに時間や労力がかかるかを実感した。

検証会議は、２０１２（平成24）年6月の第12回の開催をもって終わった。

１年余り続いた検証会議、研究班会議が、後に私の人生を変えることになるとは、思ってもみなかった。それは、当時の全国代表だった谷口三枝子さんから引き継いで、２０１３年6月に原告団全国代表となったことだ。

まさに、人生の転機であり、この原告団活動を一生続けていくであろうと予感させられる出来事であった。

今後、被害者として、「再発防止策を全うするための組織のあり方の議論を続ける機会や場」に、その当事者である被害者を参加させること、また第三者組織の設置の必要性を今後も訴えていきたい。

最後に、私たちの活動が、同じ過ちを繰り返さない再発防止に役立ち、さらに、医療費助成制度拡充や厚労行政の改革に少しでも結びつけば幸いである。また、教育啓発につながる教科書や副読本に歴史と教訓が刻まれれば幸いである。

そして、国民の健康と命を大事にする厚生行政になることを願っている。

【コラム：勇気をもって明るく生きること】

全国B型肝炎訴訟原告団代表　田中義信

「がんの可能性が極めて高い」、「8月まで生きているかどうかわかりませんよ」

２００９（平成21）年1月26日、病院でがんを宣告され、生きるということを考えさせられた。そのことがきっかけで、闘病生活をノートに記録するようになった。その後、肝臓がんの切除、抗癌剤治療と２０１１（平成23）年1月まで6回の入院、２０１３（平成25）年8月のインターフェロン治療での入院、核酸アナログ製剤治療や検査通院をしている時期の検証会議、班会議であった。

当時は、まだ大学生協で働いていたので仕事と原告団活動の両立も忙しかった。

記録を取っておかないと、忙しくて忘れてしまうという思いもあり、ノートを取ることとした。

検証会議での論戦のメモもあり、当時が懐かしく思える。

そして、このノートを振り返ると、40数万人という被害者の思いがよみがえってくる。

【検証会議委員による振り返り】

検証会議（九州原告）梁井朱美

1　はじめに

2011（平成23）年に国との基本合意を締結し、これで裁判は終わったとのんびりしているところに検証会議委員のお話をいただきました。私は、肝炎や予防接種の知識を全く持ち合わせておらず、とんでもないと思いましたが、原告の気持ちは原告にしか伝えられないという言葉と、なぜ自分が肝炎に感染したのか知りたいという気持ちから、委員を引き受けることにしました。

そして、検証会議のバックアップ班の皆さんに支えてもらい、私はどうにか提言を出すまでにたどり着いた次第です。

2　検証会議・研究班について

検証会議の下には研究班があり、田中原告と私はその研究班の班員でもありましたので、月に2回ほど検証会議と研究班に参加するため、大量の資料を読み込んで上京していました。全てが知らないことばかりでしたが、興味深いことが多く学ぶことが苦になりませんでした。

研究班では、すべての自治体に予防接種の手技についてアンケート調査を行い、直接話を伺えるところには三菱総合研究所の方と共に自治体を訪問しました。その中で印象に残っているのが「予防接種は、健康な子供に注射をするものだから、逆に病気にさせてはいけない。その考えで予防接種をやってきた」というお話でした。針も筒も交換せよという通達が出た1988（昭和63）年当時でも注射針はアルコール消毒だけの自治体もあれば、それ以前でも事故がないよう対応している自治体もあったという予防接種の地域による格差に驚きました。

アンケート調査は、自治体だけでなく小児科医や当時の保健所長にも実施しました。その中に「自分の地域だけ肝がん患者が多い、東京に行った際にその事を話すつもりと告げるとやめたほうがいいと止められた」という書き込みがありました。長い間注射器の使い回しが続いて大勢の肝炎患者が苦しんでいるのに、誰も気づかなかったのだろうかという疑問がずっとありましたので、不自然、おかしいと気付く人とそれに蓋をする人がやはりいたんだとそれを読んで思いました。

1948（昭和23）年は遠い過去となっていて、また平成の大合併もあり自治体の資料も残っていないところが多く、集団予防接種の実態を探る作業は細い細い糸を手繰るようなものでした。

3　ヒアリングへの同行

それから、直接集団予防接種とは関連がありませんでしたが、研究班の多田羅先生が茨城県の猿島にも行かれると聞き私も参加しました。美馬聰昭先生の「注射器肝炎」に出てくる地名だったからです。ここも肝炎の水平感染が注射器の使い回しで広まったと考えられています。が、ウイルスが発見される以前でしたので、「猿島の奇病」と恐れられたそうです。現在でも肝炎患者が差別偏見で苦しんでいますが、当時は今のような治療法もなく肝炎患者の置かれた状況はどれほどひどかったことだろうとお話を聞いて思いました。

4　アンケート調査において

最後に、「実態調査ならまずは原告の声を聞いてくれ」という私たちの主張が通り、基本合意前の原告にもアンケート調査をすることになりました。そして、原告の思いを書いてもらうところは、自由記載欄を設けるのではなく白紙《しらかみ》を1枚付けることになりました。「足りない方はもっと増やして書いてもらって下さい」と永井座長がおっしゃったのには驚きました。

もっと驚いたのは、それまで発言されたことのなかった委員がこの自由記載の文章を読んで検証会議の中で感想を述べられたのです。一年以上会議を続ける中で、肝炎患者の苦しさや悲しさ、悔しさなどが委員の皆さまに伝わったと思ったのでした。そして、自分だけでなく苦しんでいる他の多くの肝炎患者の救済を求めると書かれたたくさんの自由記載欄の文章を読んで、裁判で国の責任を明らかにして肝炎患者への施策を充実させるという、この裁判の目的を私と同じにした人が大勢いらっしゃると感じ力強くもあり、また委員としてのとても重い責任も感じました。

（注釈）

「検証会議について」第6項で解説（220頁）。田中原告と梁井原告は研究班の構成員でした。検証会議では、自治体や保健所長、医療従事者などに対してアンケート調査とヒアリング調査を行いました。最終的には国の担当者に対してもヒアリング調査を行いました。自治体へのアンケート調査の結果、1988（昭和63）年時点になっても注射器具の取り換えを行っていないという自治体が複数存在することがわかりました。

田中原告と梁井原告は研究班の一員でもあったので、三菱総研や多田羅研究班長によるヒアリングにも同行することができました。両原告は可能な限りヒアリングにも参加し、当時の自治体の担当者や国の担当者から生の声を聴く作業をしました。茨城県猿島地方はB型肝炎患者が多いと言われていたので、梁井原告は積極的にヒアリングに同行しました。

第6回検証会議で被害実態調査のアンケート内容に関する議論がありました。被害者へのヒアリングは物量的な問題があり実現しなかったものの、被害実態調査アンケートには白紙1枚の自由記載欄がつけられることになり、被害者の思いが反映されることになりました。被害実態調査アンケートは第9回検証会議で確認されました。

【検証会議バックアップ班員としての振り返り】

大阪原告　井島克也

1　バックアップ班に参加するにあたり

２０１２（平成24）年５月から『検証会議』がスタートするにあたって、会議メンバーの奥泉弁護士、田中原告団代表、九州原告の梁井さんをバックアップする真相究明班に参加した。

事前の勉強の参考文献として、『ハンセン病問題に関する検証会議　最終報告書』を読んだ。検証会議一同として記された「はじめに」から一部を抜粋する。

「2年半という短い期間であったが、国立及び私立のすべてのハンセン病療養所を訪問し……、予防法の廃止がかくも遅れた理由など、多くの事実を明らかにすることが幸運にもできた。」

「ハンセン病患者・家族の『人間回復』に少しでもお役に立つことができれば、そして、過ちを繰り返さないでほしいという思いであった。」

「取り返しのつかない過ちを犯し贖罪のおびただしい涙を流して、私たちは反省を心に刻んだ。」

我々の検証会議においても、「なぜ注射器の回し打ちが放置されたのか？　当時の厚生省や現場は感染の危険を把握していたのか？　なぜ我々は苦しまなければならなかったのか？」被害を受けた患者に寄り添い、しっかりと明らかにされるものと思っていた。

2　第1回検証会議を傍聴して

期待と緊張の中、第1回の会議を傍聴すると、その印象は、

○原弁から要望していた検証項目が入っておらず、厚生労働省が務める事務局と一部の検証会議メンバーに対しては、患者の声を最大限反映してもらえるのか不安になった。

○検証対象期間についても、「B型肝炎ウイルスが判明した1973（昭和48）年以降を検証すべき」との発言があったり、先行訴訟後の1988（昭和63）年以降の国の無策問題については頑なに拒んだりする発言があり、原弁が求めていた対象期間をできる限り絞ろうとしているように思えた。

○設置された研究班からの報告をもとに、数回の開催で終わらせるつもりではないか。

等々であった。ハンセン病のそれとは、取り組む姿勢・前提が全く違う。

このような運営で「全国の患者さんたちが納得できる成果が得られるのだろうか？」

これは大変な闘いになると実感するとともに、バックアップメンバーとしての大きな責任とプレッシャーを背負った。

3　計12回の検証会議から

研究班において調査・報告された資料や、検証会議の委員から発言されたことで、以下の3つが頭から離れない。

○資料の中に、厚生省の職員が、「注射筒を各人ごとに替えるのは、煩に堪えないことはおわかりのことと思う。」と発言しているものがあったこと（1963年　厚生省防疫課）

○接種現場で、若い保健師が危険性を指摘しても、ベテラン保健師が、「これまでこの方法でやってきた。何も問題になっていない。」ととりあわなかった。

○検証会議座長が、「私たちが医者になった昭和40年代中頃は、病院では一人一針は当然だったよね」と発言したこと

針や筒の使い回しの危険性を、厚生省も現場もわかっていたし、病院ではちゃんとしていたのに、集団接種現場では……。このようなことに対して、検証会議において、患者としての想いを原告委員に発言してもらったり、あるいは意見書を提出したりすることが、バックアップ班での私の役割でし

た。

大阪からの新幹線では、資料に目を通し、患者の立場からの意見をメモする。検証会議後の帰りには、なかなか思惑通りには進まない実態に悔しさをにじませる。なんとか実施にこぎつけた被害アンケートの自由記載欄に記された、皆さんの具体的な被害や想いが、闘うエネルギーとなったことは間違いない。最終提言にも、自由記載欄から一部だが、被害者の声を載せることができた。

一般市民の我々が国と闘うには、基本合意までの闘いもそうであったが、悔しさ・悲しみ・怒りの声を本気であげること。それを弁護団が受け止めて、リードし、国へぶつけてくれる。その繰り返しであった。除斥や偏見・差別への活動にも繋がってきていると思う。

すべてのウイルス性肝炎患者のために、共に頑張りたい。

第４部　資料

資料目次（★は横組のためページは逆順となる）

⇩「御説の通り注射筒も各人取り替えることが理想であるが、現在の如く予防接種を市町村の責任において多数に実施する場合、注射筒を各人ごとに変えることは煩に耐えないことはおわかりと思う」との回答

2　ＷＨＯ専門委員会シリーズNo３「伝染病予防対策における予防接種の役割」……312 ★

１９６０年ＷＨＯ第13回総会　予防接種に際しての危険と禁忌

昭和37年11月　厚生省公衆衛生局防疫課長　中原竜之

⇩血清肝炎の危険を避けるためには注射の度毎に注射筒や注射針を新たに滅菌することが大切であること、そのほかの方法として使用後は捨て去る安価な注射筒を用いる方法があること等の指摘

3　先行訴訟……313

証人２名　尋問調書抜粋

⇩予防接種に従事していた保健師２名が注射針・注射筒の使い回しが行われていたと証言

１９７０年代

1　日本医事新報（昭和45年１月24日No２３８７）「予防接種の際の注射針取り換えの医学的根拠」

厚生省公衆衛生局防疫課……350

⇩被接種者ごとに取り換えなければならないとされているのは、接種の際に、針等が体液中の病原体に汚染され、他の者に対して感染の原因となることがあるからである、との回答。

2　日本医事新報（昭和45年８月29日No２４１８）「予防接種における注射針交換の医学的根拠」

厚生省防疫課伊田八洲雄……351

⇩各人毎に針を取り換えるべき必要性の医学的根拠としての文献は見当たらない、防疫課へ入った事故報告例のなかにも該当するものはない、との回答。

3　昭和46年度特別研究促進調査費による「血清肝炎の成因、治療、予防に関する特別研究」における特別研究報告……352

⇩献血制度に移行する方針が実行された後も、約20％の頻度で血清肝炎が発生していることは、国民の医療対策上憂慮すべき問題とされていること等。

4　日本医事新報（昭和50年10月25日No２６８７）「集団予防接種時の注射薬と器具の取扱い」村瀬敏郎（渋谷区医師会予防接種センター長）……353
⇩予防接種センターでも筒の使い回しをしているとの内容。

5　「予防接種の実施について」昭和51年９月14日衛発第７２６号厚生省公衆衛生局長通知……355
⇩ディスポを使用して差し支えない旨の通知予防接種の実施について　厚生省公衆衛生局長から各都道府県知事あて

6　日本医事新報（昭和51年１月31日No２７０１）「集団予防接種の実施をめぐって」厚生省保健情報課松村明仁……359
⇩被接種者ごとに針を取り換えなければならない。以上は原則論であるとの内容。

１９８０年代

1　日本医事新報（昭和63年２月20日No３３３０）「予防接種における一人一筒一針の必要性」……361
⇩村瀬敏郎（渋谷区医師会予防接種センター所長）三重大学病院事件とＷＨＯ勧告を踏まえて厚労省に一人一筒一針の具現を申し入れしている。

2　B型肝炎医療機関内感染対策ガイドライン（昭和55年11月１日）……385 ★
⇩本編でも触れた１９８０年に厚生省の研究班が出した院内感染対策ガイドライン。

3　WHO WEEKLY EPIDEMIOLOGICAL RECORD 1987.11.13［原文（３９５〜３８８）及び訳文（３８７〜３８６）］……395 ★
⇩予防接種で針筒ともに交換すべきとしたＷＨＯ勧告

4　厚生（厚生省広報誌）１９８８・２……396
⇩１９８８年当時のＢ型肝炎の予防対策や課題についての座談会、当時の知見について記載がある。

5　「予防接種等の接種器具の取扱いについて」昭和63年１月27日健医結発第６号、健医感発第３号……414 ★
⇩１９８８年１月27日の厚生省の通知。予防接種について針筒ともに交換するように自治体に指導するよう都道府県衛生主管部あてに通知したもの。

最高裁判決と検証会議提言

表 1 予防接種法・結核予防法における対象疾病

	S23～	S26～	S33～	S36～	S39～	S43～	S45～	S51	S52	S53 ～ S63
痘そう	●	●	●	●	●	●	●	▲	▲	▲
ジフテリア	●	●	●	●	●	●	●	●	●	●
百日せき	●	●	●	●	●	●	●	●	●	●
結核	●	■	■	■	■	■	■	■	■	■
コレラ	▲	▲	▲	▲	▲	▲	▲	▲	▲	▲
インフルエンザ	▲	▲	▲	▲	▲	▲	▲	▲	▲	▲
ワイル病	▲	▲	▲	▲	▲	▲	▲	▲	▲	▲
発疹チフス	▲	▲	▲	▲	▲	▲	▲			
ペスト	▲	▲	▲	▲	▲	▲	▲			
腸チフス	●	●	●	●	●	●	▲			
パラチフス	●	●	●	●	●	●	▲			
しょう紅熱	▲	▲								
ポリオ				▲	●	●	●	●	●	●
破傷風						●	●	●	●	●
風しん								▲	●	●
麻しん								▲	▲	●
日本脳炎								▲	▲	▲
対象疾病数	12 疾病	11 疾病	11 疾病	12 疾病	12 疾病	13 疾病	13 疾病	12 疾病	12 疾病	12 疾病

●：定期接種として実施 ▲：定期接種として実施するもの以外 ■：結核予防法

黄疸の伝染における注射器の役割

著者：英国保健省

雑誌：「LANCET」（ランセット）1945年7月28日発行
――― [LANCET] は1823年創刊の英国医学雑誌 ―――

麻疹や流行性耳下腺炎の回復血清、ヒト血清をふくむ黄熱病ワクチン、パパタケ熱ワクチンの注射後におこる肝炎は、血清中の発黄因子によることは今では認められている。この肝炎は保健省により血清肝炎と呼称されているが、今まで知られているいかなる抗原も存在しない血液製剤の使用によっても発症する。また、この肝炎は砒素治療後に起こるものとも区別がつかない。そのため、Bigger, MacCallum , Pegetら（共に1943年）はアルスフェナミン後黄疸は、性病クリニックで使用された注射器と針が偶然血液で汚染されて起こることを示唆した。もしこの説明が正しいならば、治療用の注射が頻繁に行われる他のクリニックでも黄疸が発生する可能性がある。そして実際に、インスリン、金、ビスマス、アクリフラビンの注射後の肝炎が報告されている。同様なことが、高熱療法の際に起こり、またSheehan（1944年）によってサナトリウムにおける血沈検査のための注射器に起因する肝炎の報告がある。しかし、残念なことに、実験動物でこの血清肝炎並びにアルスフェナミン黄疸を発症せしめることはできず、黄疸の流行に注射器が重要な役割をしているとする推測は現在のところ疫学的観察と人体実験からのみ支持されている。この人体実験では
(Havens, Paul,van Rooyen 1945年　MacCallum 1945年）アルスフェナミン黄疸は、患者の血清 0.25mlをいままでアルスフェナミン治療を受けたことのないボランティアの皮下に注射することで発症せしめることが観察されている。この発生因子が伝染性肝炎のそれと極めて近いかまたは同一のものと考えられるが、その性質（本態）についての実験的な確証は得られていない。その一方で肝炎を伝播する運び屋（媒体）は注射器と針であるとの状況証拠が以下のごとく挙げられる。この肝炎は8～12週の潜伏期間を有する。（但し、砒素製剤の注射後1～2週で黄疸が発症するMilian症候群や高熱療法にひきつづき発症する熱傷による肝壊死黄疸、またTAB高体温後に報告される黄疸と混同されてはならない。）

アルスフェナミン（駆梅剤）黄疸

1943年Marshallによれば、３ヵ所のセンターで治療を受けた梅毒罹患軍人940人のうち273人、即ち27%が黄疸を発症した。Anderson（1943年）の報告では、スコットランド軍人の場合、1942年後半の黄疸発生率は10.3%であった。そのうち、171例中108例は8～10月の３ヵ月に集中した。Daviesによれば（1943年）聖トマス病院で1929年から1941年の間アルスフェナミン治療を受けた22.5%が発黄したという。1934年から1935年の１年間に限ると発症率は50%に達する。

Daddleyによれば（1943年）海軍における近年の数字は30～40%の梅毒患者が発黄し

ている。アルスフェナミン治療後の黄疸はアルスフェナミンに関連する他の副作用に比して抜きん出て多く明らかに増加している。

病因についての諸説

①肝炎の原因が梅毒であるとする説

これに対して1922年、Medical Research Councilのサルバルサン委員会は、梅毒が肝炎の直接の原因であるのはほんとうに稀であるとして以下のごとく結んでいる。"多分サルバルサンの副作用の多くは含有する砒素にその原因があり……、肝や骨髄にたいしてサルバルサン全体の化学構造に原因し、副作用の発現にはいまだ知られていないアジュバントの存在が必要であると思われる。"

②梅毒と砒素の両方の毒のため（相乗効果）肝炎に対する感受性が亢進し、たまたま（例えば、流行性肝炎などを）併発した肝炎であるとする説

この生体指向性（biotropism）の概念は、1942年に一般に受入れられ、またこの年はアルフェナミン肝炎の非常な増加が認められた年でもあった。この説を支持するものは1931年のFindlyらの報告で弱毒素を注射するとアルフェナミンの中毒作用を増強するというものである。しかし、多くの研究者は、梅毒その他の感染がなくても砒素化合物は動物の肝細胞の壊死を引起こすことを示した。（これはKolmer,Messengerらにより記載されており、大量のアルスフェナミンの投与においてのみ発生する。組織学的にはクロロフォルムとフェニールヒドラジンの投与で起こる変化と同じもので、肝細胞の脂肪変性や水腫様変性を伴う中心帯壊死が特徴的である。これに対して人間のアルスフェナミン肝炎の場合は病変がびまん性でより門脈域周囲に強く脂肪変性は見られない。）

化学物質による肝障害を防止する目的ではじめは高蛋白食（1919年 Davis,Whipple）とミルク（1919年 Westrope）が与えられた。更には、硫黄を含むアミノ酸（Millar, Wipple 1942年）、特にメチオニン（Peter 1944年, Himsworth 1944年）が砒素と肝の代謝にに必要な砒素感受性酵素との結合を阻害する目的で投与された。動物実験においてはそれなりの効果が得られ、またシステインとメチオニンを投与されたアルスフェナミン黄疸の場合も統計学的に有意な早期回復がみられた。しかし、だからといって、この効果がアルスフェナミン黄疸に特異的であるとかいうことにはならない。

一方、Beatlie（1943年）は硫黄化合物とカゼインを予防的に投与してもアルスフェナミン肝炎の発症頻度が変らないことを発見した。そして、この事実から硫黄を含む蛋白質は砒素と結合することによって肝を守のではなく、障害をうけた肝細胞の再生を促進するであろうと推論している。これにはPeter（1944年）も賛同している。

治療に使用されている砒素の量では肝臓をより感染しやすい状態にしているという証拠もない。

③注射器と針に付着する感染因子による肝炎の伝染とする（MacCallum 1943年）。

この説が有力であるいくつかのポイントをあげれば

A)いくつかのクリニックにおいてみられる高頻度は肝炎の発症（梅毒患者の50%に達する時もある）を説明するのに生体指向性（biotropism）の概念を持ちだす必要がないのである。この高頻度の発黄因子の注射によるのと同じであって、例えば流行性耳下腺炎の回復期の血清（Beeson他　1944年）では47%，乾燥ヒト血清の使用では57%の肝炎の発症をみている。

B)Dible,McMichael（1943年)はアルスフェナミン黄疸の患者の肝生検の結果から以下のごとく結論している。

a）組織学的また病理学的検討から流行性肝炎並びに血清使用による肝炎との差はみられない。

b）梅毒による病変、または砒素による病変とは組織学的に異なる。

c）組織学的には血清使用による肝炎、または流行性肝炎とはよく似ている。

C）砒素を含有する薬物は肝毒性が強いとされるが、その程度、投与量に関係なく黄疸が発生する。

D）個人のクリニックで治療される梅毒患者には、めったに黄疸が発症しないが、同じ製剤を使用しても病院で治療をうけた患者のかなりの数が肝炎になるという奇怪な事実をどう説明するのか。更にもし、生体指向性（biotropism）が重要なことでなく（実際疑わしい）、また梅毒病院での手技に落度がないならば（実はそうらしいのだが）、人々が集るあらゆる病院外来患者に同じ高頻度の黄疸が発症してもよいではないか。

肝炎はアルスフェナミン黄疸が発生している梅毒病院の医療スタッフにもみられ、接触感染が強く疑われる。それならば流行性肝炎と同様の頻度で感染が起こらねばならない。しかし、アルスフェナミン注射をうけている患者よりはずっと少ない頻度でしか医療スタッフには肝炎が発症しない。ということは、ある特殊な要素が梅毒治療をうけている患者に作用しているといえる。

Soffer（1937年）によれば砒素療法は黄疸のある患者にも悪影響なく続けることができるとしているし、また砒素製剤のアンプル（注射液）の中にも感染因子が入っているわけではないから、もし我々が化学物質による中毒説を放棄するならば、注射器と針による感染の伝播という説が、疫学的諸事実を一番よく説明できる。

注射器を替えることによるアルスフェナミン黄疸の実験的コントロール

Salamanら（1944年）は、従来の方法で治療した梅毒患者67人のうち37%が120日以内に、また56人のうち68%が180日以内に発黄した。しかし、注射器と針を替えただけで他の条件は一定にし、同じ病院で同じ治療をした場合、36人中１例のみが120日以内に発黄、18人は更に180日以上観察したが発黄しなかった。従来の方法では注射器はその日の仕事が始まる前に煮沸され、注射と注射の間（即ち、患者と患者の間）

に蒸溜水でよく洗われ、アルコールか弱いリゾール液か水銀の２ヨード化合物液に浸けておかれる。針は注射と注射との間で煮沸される。

新しい方法では、針をつけた全てのガラス注射器は150～160℃で１時間乾熱消毒される。注射器と針はパラフィンで潤滑されテストチューブに別々に保管され１回の注射だけに使用された。

Sheehan（1944年）は５人の患者に最大限に消毒された注射器と血液との汚染を十二分に注意して治療をした。同じ病院に通院中で従来通りの治療をうけた患者の3/4は発黄したが、この５人は17～27週の観察下では発黄していない。同じ著者は同じ合宿（キャンプ）で生活する34人の患者を２つのグループに分け、一方は水曜日に、他方は金曜日に前述のごとく注意深く血液との汚染を避ける方法で治療した。17人中水曜日に治療した患者の９人が発黄したが、金曜日の全員は発黄を免れた。この結果からは、原因は自然感染であるとか、化学的毒であるとすることにはならない。水曜日には、多分ただならぬ媒体が作動していたのであり、それはその日の仕事の終りにのみ熱で消毒される注射器がそのような媒体を供給していたことになる。

Climie（1944年）は４年半の間に746人の男性患者が彼のクリニックを受診したが、このうち４人の発黄をみたのみで、そのうちの２人は他で治療をうけていた。彼はこの低率の発黄を患者ごとに注射器を消毒できる彼のクリニックによるものとしている。

他の注射後肝炎の例

糖尿病クリニック

Graham(1938年)によれば２年半に28人の黄疸患者が発生したが、ロンドンの他の病院や彼の小さなプライベートクリニックからは黄疸患者はでていない。彼は以下のように書いている。”私はこの奇妙な合併症に当惑している。私はインスリンと一緒に注射された何物かのせいであろうと考え、それは感染因子に違いないという結論に達した。” 彼は注射器を入れておく液を、乳酸メチルアルコールとリゾールから工業用アルコールとエーテルに変更したが黄疸の発生率は変らなかった。

Droller(1945年)によれば、２年間に糖尿病クリニックを受診した約450人のうち62人が肝炎を発症した。黄疸の出現後２人がそれぞれ７日と16日目に急性黄色肝萎縮（劇症肝炎）のため死亡した。更に２人が肝炎の発症後各々70日目と240日目に死亡した。また、６人が慢性肝炎の症状を示し、90～130日黄疸が持続した。慢性肝炎を発症した全部の患者と、死亡した患者のうち１人を除いて残りの患者は全て55才以上の年齢であったことは注目に値する。患者は定期的に１回60～70人が通院し、体重測定とそのつど血糖測定が行われた。血糖測定のため、採血係の同一のシスターにより静脈穿刺がなされた。 20分間煮沸された新しい針が各患者に使用されたが、注射器は決して煮沸されず、アルコールの中に浸けられ使用前に滅菌水で洗浄された。この

場合の疫学的様相は複雑である。その糖尿病クリニックで静脈採血していたシスターは同じ病院内の性病クリニックで患者に注射したり採血したりしていた。しかし、そこでの注射器と針は、糖尿病クリニックとは別なものが使われていた。黄疸を呈する糖尿病患者を受持っていた看護婦が１人発黄し、他の糖尿病患者の妻も30〜51日の間隔をおいて各々発黄した。また、異なる他の患者の場合、本人が発黄する27日と56日前にその家族の者２人が各々発黄した。それで、Drollerは接触による感染と注射器による感染の両者があると結論づけた。そして通常の血液検査を週50〜70件から５件に減らすことで黄疸発症の大半がコントロールされた。採血の方法は変更しなかったが、93日間の間隔を経て、新たに１例が発黄したのみであった。潜伏期はもし計算しうるならばこのクリニックの場合以下のごとくである。

20〜40日……………………　７例
41〜120日……………………　23例
20〜40または41〜120日……　４例

ビスマス（駆梅剤、筋注）注射

KulcharとReynolds(1942年)は治療をうけた121人の患者のうち10.3%のビスマスによる黄疸を報告した。ビスマスは通常肝毒性はないと考えられている。
反対にMarshall（1943年）はアルスフェナミンによる肝炎の前経過をとおして大量のビスマスを投与すべきだとしている。

Febeo(1944年)は大量のビスマス投与は肝にたいして無害であるとしている。

アクリフラビン注射

Murray(1930年)はある部隊で119人の淋病患者を静注用アクリフラビンで治療したところ、このうち11%が肝炎を発症した。（１例が急性黄色肝萎縮で死亡）同じ部隊内の無治療群では0.32%の発生率であった。黄疸は最後のアクリフラビン注射後55〜120日に出現した。平均潜伏期は82日であった。

血沈測定のための静脈穿刺

重要な事件がSheehan（1944年）によって報告されており、それによれば、５年間で85例の肝炎が結核サナトリウムで発生した。患者のうち56人の記録を調べてみるとその半分がカルシウムまたは金の注射をうけているが、全例に月１回血沈測定のための採血がなされていた。Sheehanは、注射器が媒体となっており５つの経路からの感染伝播の経過を追うべきであると主張している。

温熱療法

Climie(1944年)は温熱療法をうけた2人の患者が、退院後それぞれ6週後と3ヵ月後に発黄したのを観察している。

1944年 Captain,S.NisnewitzはTAB温熱療法治療後、1～2週後に発症した重症の肝炎を報告している。

金療法

Hartfall,Garland,Goldee (1937年、1944年) の慢性関節リュウマチに対する金療法の経験は以下のごとく要約される。

期間	金療法を受けている患者数	発黄した患者数(%)
1933年4月～1935年5月	100	0(0)
1936年2月まで	300	11(3.6)
1937年10月まで	900	85(9.4)
1944年まで	約1500	約250(17.0)

彼等は黄疸の原因を金の肝毒性とその地方に流行していた感染性肝炎の未知の因子との複合効果によるとしている。なぜならばこのような説明は性病クリニックでのアルスフェナミン黄疸の流行の際にも一般に認められているからとしている。他の同じ様な規模の病院での経験 (Bradley 1945年) はこれと対照的である。即ちそこでは1944年まで10年間黄疸の発症がなかった。このクリニックでは3つのユニットに患者が分類される。

I. 大勢の外来の理学療法と金療法組

II. 男性の入院12ベット組

III. 女性の入院18ベット組

患者の多くは金療法を受けていたが黄疸流行時には金療法中であったのは全体の3分の1以上を出なかった。外来と入院との比では2：1であった。同一の製剤のみがこの4年間使われており、以前には他の製剤も使用されていた。肝炎は次の様に発症した。

I. 外来患者の組

金治療を受けていた50人未満の患者のうち17人が6月20日から11月17日の間に発黄した。この中で6月22日に注射を受けた22人のうち55%にあたる12人が発黄した事実は

重要であろう。またその時期通院していたが金療法を受けていない100名以上の患者から発黄したのは1名のみであった。この女性は金治療の注射を受けて発症した患者と同じ時期に同じ注射器で金以外の薬物の投与を受けていた数少ない患者のうちの1人であった。次いで黄疸の患者と接触のあったこの外来クリニックのシスターとマッサージ師が肝炎を発症した。またはこれらの患者の夫の1人が妻の発症後66日後に発黄した。

II. 男性病棟においては発黄なし。

III. 女性病棟の場合２つの黄疸の感染源があった。1944年1月、一人の看護婦が明らかに周知の外部感染源と接触し40日後に流行性肝炎に罹患し、これを病棟に持込んだ。次いで病棟のシスター、金治療を受けていない患者の一人、そしてもう一人の看護婦が予想された通り連続的に黄疸を発症した。1943年11月から1944年1月までの間に８例の外来患者がこの病棟に、外来での治療のため発症した肝炎のため入院した（MacCallum, Bradly 1944年）。しかしこの患者達は通常の外来患者とは分離された特別なグループに属していた。ところが病棟内で金療法を受けていた患者のうち１名が最後に注射してから77日目の6月19日発黄した。肝炎の発症前並びに発症後もこの女性患者は理学療法と血沈検査の静脈採血のため外来部門に通っていた。この患者の静脈採血のために使用された注射器は、外来で数人いやおそらく全ての金療法を受けて後発黄した患者に使用されたものと同じ注射器であった。

さて上記３つ(I. II. III.)のグループの中で、一つのグループだけから高頻度の黄疸が発生した事実から発黄因子が金溶液中に入っていたことは考えがたい。肝炎の発症が一様でないことは、生体指向性(Biotropism)の理論から予想される事実とも異なる。何故なら多くの患者は或る時期金療法を受けており肝炎を発症しやすいのは皆同じだからである。もし金と感染との合併が最大の要因(肝炎発症の)だとするならば、自然感染が一番多かった女性病棟に最も多くの患者が発生しなければならなかったはずである。

発黄した外来の患者に唯一特有なものは注射に用いられた注射器と針だけであった。1944年6月敵軍(ドイツ軍)の行動の結果多くの外来患者は治療を中断しこの国全体へ散っていった。この分散(患者の)ため異例の”金黄疸”の最小潜伏期間を評価することになった。６例の患者の各々は、金の最後の注射後または外来クリニックに最後に通院した日から24日、44日、65日、81日、95日目に発黄した。この間隔（期間）は血清肝炎並びにアルスフェナミン黄疸の長い潜伏期間と一致する。

そして、これらに共通するもう一つの特徴は紅斑性発疹が17人の発黄患者のうち12人の発黄前期にみられた。更に特徴的なのは発症が正常な人間のグループに発黄血清を使用した時にみられるものと非常によく似通っていた。

シオクリシン（金製剤）の中にはヒト血清は含まれないが、外来クリニックで用いられた注射の方法が上述したとおりであったため少量の血液が容易に人から人へ注射

器または注射器内の液体をとおして伝播されたのであろう。この肝炎の発症は160℃で1時間乾熱滅菌した注射器を注射の度に取り替えることで終焉した。

関連するその他の因子

接種量

黄疸は0.1ccの発黄乾燥血漿の皮下注射で（Bradley他 1944年）または0.01ccのヒト血清を含有するパパタケワクチンの皮下注射でも（Sergier他 1940年）発症せしむることができる。Salaman(1944年), Stockis(1944年), そしてSawyen(1944年)らは血液の付着した針での誤刺事故で黄疸が伝染することを報告している。グリセリン化したヒト種痘ワクチンのリンパ液が媒体であったブレーメンでの経験から（Lurman 1885年)感染に要する接種量はごく少量と考えられる。

肝毒因子の抵抗性

血清肝炎と伝染性肝炎の原因因子の本態やその相互の関連といったことは不明であるがそれがどの様なものであれ、これを破壊しようとしても高度な抵抗性を示すことが知られている。

感染力はseitz濾過を操返しても残った。即ち凍結及び乾燥状態での数ヶ月の保存、液状で－20℃4ヵ月の保存、65℃で1時間の不活性化、0.5%のフェノール、エーテル混合液や0.2%トリクレゾール液に数ヶ月さらすこと、エーテルでの抽出、そして（2537ÅU30分）紫外線照射などでも感染力は残った。

このことからマイルドな滅菌操作では注射器の肝炎因子を破壊することはできない。

注射器洗浄に対する抵抗性

種々の実験から単なる水洗いではあらゆる血液の痕跡までは除去出来ないことが知られている。Biggerら(1943年)は大腸菌を多量に含む0.2ccの血液をネオアルスフェナミン溶液10ccを入れた注射器で吸い一旦空にしたあと、2回滅菌水で次に0.1%水銀ヨード化合物で1回、更に3回滅菌水で洗浄した。6回目の洗浄液1ccには生きた大腸菌が残っていた。ヨード剤は効果がなかった。

Maloney, Taylor(1943年)はジフテリア毒素と抗毒素がパラフィンワックスとガラスに接触して、溶液中から消失するのはガラスの前処理に依存することを示し、消失しずらいのはガラスの硬い表面に吸着されるためだと述べている。

Parish, O'Brien(1935年)も生物学的産物は固くガラス容器に付着するというよく知られた事実に言及しながらツベルクリンは例外的に除去するのが困難であることを証明し次のように述べている。

『一本の注射器がジフテリア抗毒素で満たされた後5～6回洗浄されても最後の洗浄

液に抗毒素が証明されるであろう』と。

Hartley(1944年)はジフテリア抗毒素に使用された注射器を15回続けて洗浄しても最後の洗浄液の中には1ccにつき0.001から0.02単位の抗毒素が残ることを発見し、残存する抗毒素の量は一部は抗毒素の性質と力価で一部は注射器の使用年数によって決るとしている。

結論

以上の経験を総合してみると、アルスフェナミン、金、などの治療に続発する肝炎は注射器や針に付着してヒトからヒトへ移された微量の血液による血清肝炎と考えられる。

発黄因子は消毒に抵抗性を有し普通の方法では注射器内の微量の血液を除去できないことから、現在の注射の方法は見直されるべきである。

'he high incidence of jaundice in one only of these e groups of patients receiving gold from a common ce makes it improbable that the icterogenic agent was ent in the gold solution. The uneven distribution of atitis does not correspond with expectations arising n the application of the theory of biotropism, since t of the patients had received gold at some time, and postulated predisposition to hepatitis would be evenly ributed. Had a synergic action between gold and ction been operating the greatest incidence should e been in the female ward where the opportunities for ural infection were greatest. The only factors uliar to the jaundiced outpatients were the syringes needles used for the injections.

s a result of enemy action in June, 1944, many of the patients discontinued treatment, left London and ame scattered over the country. This dispersal vided an unusual opportunity for assessing the minim latent period of so-called gold jaundice. In 6 ients jaundice appeared 24, 38, 44, 65, 81, and 95 days r the last injection of gold and the last attendance at clinic. These intervals are commensurate with the g latent period of homologous serum jaundice and arsphenamine jaundice. Another feature common hese conditions was the appearance of erythematous les during the preicteric phase in 12 of the 17 jaund outpatients; furthermore, in character the outbreak esponded closely with that observed when icterogenic fusion serum was injected into a group of normal sons (Bradley, Loutit, and Maunsell 1944).

'here is no human serum in myocrysin, but the niques used at the clinic were such that there may ly have been a transfer of traces of blood from one ent to others via the syringe or the fluids in which it kept. The incidence terminated when a separate nge, sterilised by dry heat at 160° C for one hour, used for each injection.

Factors Concerned

QUANTITY OF INOCULUM

aundice has been induced by 0·1 c.cm. intracutaneous ctions of icterogenic dried plasma (Bradley et al. 4) and 0·01 c.cm. pappatici virus vaccine containing nan serum (Sergier et al. 1940). Salaman (1944), kes (1944), and Sawyer (1944) report the transmission undice by accidental stabs with bloodstained needles. experience at Bremen (Lurman 1885), when "glynated humanised" vaccine lymph was the vehicle, gests that the dose of inoculum necessary for transsion may be exceedingly small.

RESISTANCE OF HEPATOTOXIC AGENTS

'he nature and relationship of the agents causing ologous serum jaundice and epidemic hepatitis are nown, but it has been demonstrated that, whatever y are, they possess a high degree of resistance to destive agents. The power to infect remains after ated Seitz filtration; storage for many months in the en and dried state with subsequent reconstitution and reezing; storage for 4 months at − 20° C in the liquid e; "inactivation" for 1 hour at 56° C; exposure for nths to 0·5% of an equal mixture of phenol and ether o 0·2% tricresol; extraction with ether; and exposure loses of ultraviolet light calculated to be sterilising 37 Angstrom units for half an hour).

'he comparatively mild methods used to disinfect nges are, therefore, unlikely to destroy the agent or nts of hepatitis.

RESISTANCE OF SYRINGES TO CLEANSING

xperiments have shown that it is impossible to rid nges of all traces of blood merely by swilling.

Bigger (1943) drew 0·2 cm. of citrated blood heavily ntaminated with staphylococci into a syringe containing 0 c.cm. of neoarsphenamine solution. He then emptied e syringe and washed it twice with sterile water, once with 1% biniodide of mercury solution and again thrice with erile water. 1 c.cm of this sixth washing contained living aphylococci. The biniodide was ineffective.

Maloney and Taylor (1932) showed that the disappearance diphtheria toxin and antitoxin from solutions in contact ith paraffin wax and glass depended on the previous eatment of the glass, and suggested that the loss was due adsorption on the solid surfaces.

Parish and O'Brien (1935), referring to the well-known fact that biological products adhere tenaciously to glassware, showed that tuberculin is exceptionally difficult to remove, and state that, if a syringe is filled with diphtheria antitoxin and washed out several times, the presence of antitoxin can be demonstrated in the final washings.

Hartley (1944) has found that the 15th serial washing of syringes which had been used for diphtheria antitoxin contained from 0·001 to 0·02 unit of antitoxin per c.cm., the amount present being determined partly by the nature and potency of the antitoxin and partly by the age and efficiency of the syringe.

Conclusion

Summation of the experiences related suggests that late hepatitis following arsphenamine, gold, and other therapies is an expression of "homologous serum jaundice" communicated by traces of blood transferred on syringes and needles from patient to patient.

The resistance of icterogenic agents to disinfection, and the impossibility of removing all traces of blood from syringes by the methods generally used, are factors calling for revision of existing injection techniques.

REFERENCES

Anderson, T. E. (1943) *Brit. J. ven. Dis.* **19**, 58.
Beattie, J. (1943) War Office AMD 7/162/43.
Beeson, P. B., Chesney, G., McFarlan, A. M. (1944) *Lancet*, i, 814.
Bigger, J. W. (1943) *Ibid*, i, 457.
Bradley, W. H. 1945 (unpublished).
— Loutit, J. F., Maunsell, K. (1944) *Brit. med. J.* ii, 268.
British Medical Journal (1942) Editorial, ii, 287.
Cameron, J. D. S., Colville, D. G., Kligler, I. J., Dales, J. L. (1943) *Quart. J. Med.* **12**, 139.
Climie, H. (1944) *Lancet*, ii, 91.
Davies, T. A. (1943) *J. R. nav. med. Serv.* **29**, 153.
Davis, N. C., Whipple, G. H. (1919) *Arch. int. Med.* **23**, 612.
Dible, J. H., McMichael, J. (1943) *Brit. J. ven. Dis.* **19**, 102.
Droller, H. (1945) *Brit. med. J.* i, 623.
Dudley, S. F. (1943) *J. R. nav. med. Serv.* **29**, 170.
Findlay, G. M., Martin, N. H., Mitchell, J. B. (1944) *Lancet*, ii, 365.
— Dunlop, J. L., Brown, H. C. (1931) *Trans. R. Soc. trop. Med. Hyg.* **25**, 7.
Forbes, J. R. (1944) *Brit. med. J.* ii, 852.
Foulerton, A. G. R. (1920) *Brit. med. J.* i, 864.
— (1921) *J. Path. Bact.* **24**, 257.
Graham, H. L. (1938) *Lancet*, ii, 6.
Hartley, Sir P. (1944) Personal communication.
Hartfall, S. J. (1944) *Lancet*, ii, 358.
— Garland, H. G., Goldie, W. (1937) *Ibid*, ii, 838.
Havens, W. P., Paul, J. R., van Rooyen, C. E. (1945) *Ibid*, i, 202.
Himsworth, H. P., Glynn, L. E. (1944) *Ibid*, i, 457.
Hooper, G. W., Kolls, A. G., Wright, K. D. (1921) *J. Pharm. exp. Ther.* **18**, 133.
Kolmer, J. A., Lucke, B. (1921) *Arch. Derm. Syph.* **3**, 483 and 515.
Kulchar, G. V., Reynolds, W. J. (1942) *J. Amer. med. Ass.* **120**, 343.
Lurman (1885) *Berl. klin. Wschr.* **22**, 20.
MacCallum, F. O., Bauer, J. D. (1944) *Lancet*, i, 622.
— Bradley, W. H. (1944) *Ibid*, ii, 228.
— (1943) *Brit. J. ven. Dis.* **19**, 63.
— (1945) *Lancet*, i, 342.
Maloney, P. J., Taylor, E. M. (1932) *Biochemical J.* **26**, 1754.
Marshall, J. (1943) *Brit. J. ven. Dis.* **19**, 52.
Messenger, W. J., Hawkins, W. B. (1940) *Amer. J. med. Sci.* **199**, 216.
Milian, G. (1920) *Bull. Mém. Soc. Méd. Hôp. Paris*, **44**, 226.
Miller, L. L., Whipple, H. G. (1942) *J. exp. Med.* **76**, 421.
Ministry of Health Memorandum (1943) *Lancet*, i, 83.
Murray, D. H. (1930) *J. R. Army med. Cps*, **54**, 19.
Paget, P. (1943) *Proc. Harvard Unit* ARC (unpublished).
Parish, H. J., O'Brien R. A. (1935) *Brit. med. J.* i, 1018.
Peters, R. A., Thompson, R. H. S., King, A. J., Williams, D. I., Nicol, C. S. (1944a) *Nature, Lond.* **153**, 773; (1944b) War Office AMD 7/R28/44.
Salaman, M. H., King, A. J., Williams, D. I., Nicol, C. S. (1944) *Lancet*, ii, 7.
Salvarsan Committee (1922) *Spec. Rep. Ser. Med. res. Coun., Lond.* no. 66.
Sawyer, W. A., Meyer, K. F., Eaton, M. D., Bauer, J. H., Putnam, P., Schwentker, F. F. (1944) *Amer. J. Hyg.* **40**, 72.
Segiev, D. G., Tarev, E. M., Gontaeva, A. A., et al. (1940) *Terapevticheski Arkhev*, **18**, 595.
Sheehan, H. L. (1943) War Office AMD 7/33A/43.
— (1944) *Lancet*, ii, 8.
Soffer, J. L. (1937) *Amer. J. Syph.* **21**, 369.
Stokes, J. (1944) Personal communication.
Stokes, J. H., Reudemann, R., Lemon, W. S. (1920) *Arch. int. Med.* **26**, 521.
Van Rooyen, C. E., Gordon, L. (1942) *J. R. Army Med Cps*, **79**, 213.
Wallace, J., Bushby, S. R. M. (1944) *Lancet*, ii, 459.
Wilson, W. C., Macgregor, A. R., Stewart, C. P. (1938) *Brit. J. Surg.* **25**, 826.

Prof. WILLEM NOORDENBOS, professor of surgery in the University of Amsterdam, will deliver the Moynihan lecture at the Royal College of Surgeons of England, Lincoln's Inn Fields, London, WC2, on Wednesday, August 1, at 5 PM. He is an honorary fellow of the college.

Other Examples of Hepatitis following Injection

DIABETIC CLINICS

Graham (1938) reported 28 cases of jaundice in his clinic in 2½ years. Other diabetic clinics in London did not encounter jaundice; neither were Graham's private patients troubled. He writes "I have been most perplexed over this curious complication. I thought it might be due to something injected with the insulin and have come to the conclusion that it must be due to an infective agent." Graham changed the fluid in which he kept syringes from a mixture of methylated spirit and lysol to one of industrial spirit and ether, but this did not influence the incidence of jaundice. It will be shown that such a change would not reduce the risk of transmitting hepatitis.

Droller (1945) reports that in a diabetic clinic attended during a period of two years by approximately 450 patients of all ages, 62 developed hepatitis.

Two died of acute yellow atrophy of the liver 7 and 16 days respectively after the appearance of jaundice. Two others succumbed to cirrhosis of the liver 90 and 240 days after the onset of hepatitis and six showed signs of chronic liver insufficiency with jaundice persisting from 90 to 300 days. It is noteworthy that all the patients who developed chronic hepatitis, and all but one of the fatal cases, were over 55 years of age.

The patients attended the clinic periodically, 60 to 70 at a session, for weighing and blood-sugar estimations; and for the latter purpose venipuncture was performed by the sister in charge. A fresh needle, boiled for 20 minutes, was used for each patient: the syringes were never boiled but were kept in spirit and rinsed in sterile water before use.

The epidemiological picture was complex. The sister who performed venipunctures in the diabetic clinic also gave injections and bled patients attending the venereal diseases clinic of the same hospital—where a separate set of syringes and needles were used. Jaundice appeared spontaneously in a nurse attending one jaundiced diabetic patient, and in the wife of another after intervals of 30 and 51 days respectively. There had been spontaneous jaundice in the homes of two other patients 27 and 56 days before they became jaundiced, and Droller concluded that both contact and syringe transmission had occurred. The incidence was largely controlled by reducing the number of routine blood examinations from 50–70 to about 5 a week. The bleeding technique was unchanged and one further case only of jaundice appeared after an interval of 93 days.

The probable latent periods, when calculable, in clinic patients were as follows:—

20–40 days	7 cases
41–120 ,, ...	23 ,,
Either 20–40 or 41–120 days	4 ,,

BISMUTH INJECTIONS

Kulchar and Reynolds (1942) reported an incidence of 10·3% jaundice "due to bismuth" amongst 121 patients. Bismuth is not usually considered hepatotoxic: on the contrary Marshall (1943) advises that heavy doses of bismuth should be continued throughout the course of hepatitis following arsenobenzene. Forbes (1944) finds such treatment harmless.

INJECTIONS OF ACRIFLAVINE

During a therapeutic trial of acriflavine intravenously for the treatment of gonorrhœa in 118 patients, Murray (1930) encountered an attack-rate of 11% hepatitis (with 1 death from acute yellow atrophy of the liver) as against 0·32% hepatitis amongst untreated troops in the same command. Jaundice appeared from 55 to 126 days after the last injection of acriflavine; the average latent period being 82 days.

VENIPUNCTURE FOR BSR

A not altogether convincing but nevertheless significant incident reported by Sheehan (1944) refers to a tuberculosis sanatorium where 85 cases of hepatitis occurred in five years. Examination of the records of 56 of these patients showed that only half of them had received injection therapy (of calcium or gold) but that all had been bled at monthly intervals for determination of the blood-sedimentation rate. Sheehan concluded that syringes were the vehicle and claimed to have follow[ed] the transfer of infection through five passages.

HYPERTHERM THERAPY

Climie (1944) observed jaundice in two men six wee[ks] and three months respectively after discharge fro[m] hospital where they had received inducto-pyrexia, and [in] February, 1944, Captain S. Nisnewitz, MC USA, demo[n]strated a case of severe hepatitis weeks after receivi[ng] TAB hypertherm therapy.

CHRYSOTHERAPY

The experience of Hartfall, Garland, and Goldee (19[..] 1944) at a gold clinic for rheumatoid arthritis may [be] summarised as follows:—

Period	Patients receiving gold therapy	Patients developing jaundice	
		No.	%
April 1933 to March 1935	100	0	0
To February, 1936 ..	300	11	3·6
To October, 1937 ..	900	85	9·4
To 1944	About 1500	About 250	17·0

They attributed the jaundice to "the combined effect [of] hepatotoxic gold and the unknown agent of infecti[ve] hepatitis" which was prevalent in the locality, si[nce] "such an explanation has been accepted in similar o[ut]breaks of jaundice among patients treated with orga[nic] arsenicals at venereal disease clinics."

Events at another clinic of comparable size and expe[ri]ence (Bradley 1945) provide a striking contrast; for h[ere] there was no history of jaundice until 1944—a period [of] ten years. This unit treats rheumatoid arthritis [in] (i) a large outpatients' physiotherapy and gold clini[c]; (ii) 12 beds in a 24-bed male ward; and (iii) 18 beds i[n a] 24-bed female ward. Although most of the patients h[ad] received chrysotherapy, not more than a third were un[der] treatment when these events took place, and amo[ng] them the ratio of outpatients to inpatients was about t[wo] to one. The gold solution ('Myocrysin') used throu[gh]out the hospital was dispensed from a common stock a[nd] was injected intramuscularly at weekly intervals. T[he] same preparation had been employed exclusively [for] 4½ years; previously other gold solutions were us[ed]. Hepatitis occurred as follows:

(i) *In the outpatients' clinic.*—Of fewer than 50 patie[nts] "on gold" 17 became jaundiced between July 20 and N[ov.] 17, 1944, and it may be significant that 12 of these repres[ent] 55% of the total of 22 patients injected on June 26 (am[ong] other days). Of more than 100 patients not "on gold" [but] attending the clinic at the time only 1 became jaundic[ed]. This woman was one of a very few who had received in[jec]tions of preparations other than gold from the same syri[nge] and on the same days as the affected gold treated patie[nts]. The sister in charge of the clinic and a masseuse, both c[lose] contacts with the jaundiced patients, subsequently [de]veloped hepatitis. The husband of one of these patie[nts] became jaundiced 66 days after his wife.

(ii) *In the male ward* jaundice has never appeared.

(iii) *In the female ward* there were two sources of jaun[dice] infection. In January, 1944, a nurse introduced epide[mic] hepatitis 40 days after contact with a known extran[eous] source. Subsequently the ward sister, a patient "[on] gold," and another nurse developed jaundice in the expe[cted] sequence. Between November, 1943, and June, 194[4,] outpatients had been admitted to the ward with hepa[titis] induced for therapeutic purposes (MacCallum and Bra[dley] 1944). These came from a special group segregated f[rom] the routine physiotherapy and gold clinics. Yet among [the] patients receiving gold in the ward only 1 developed j[aun]dice, and that on June 19, 77 days after her last gold in[jec]tion. Before and during her hepatitis this woman [was] taken to the outpatients' clinic for physiotherapy [and] venipuncture (BSR). The syringe used for the la[tter] purpose was common to this patient and several, poss[ibly] all, of the gold-treated outpatients who afterwards devel[oped] jaundice.

esearch Council showed that only occasionally could yphilis be regarded as a direct cause of hepatitis. They oncluded too, that "probably . . . many of the ill ffects of salvarsan may be attributed directly to its rsenical content; and that others again, in particular he effects on the liver and possibly those on the bone arrow, are due to the chemical nature of the whole ompound . . . with the possibility that this type of oisonous action is dependent . . . on the presence of djuvant circumstances, of a nature at present unnown."

2. *That the hepatitis is due to an intercurrent infection f. epidemic hepatitis), spreading spontaneously among ersons made increasingly susceptible by the toxic effects of yphilis and arsenic* (Stokes et al. 1920).—This concept of iotropism appeared to be generally accepted in 1942 Editorial *British Medical Journal*), by which time a rious rise in the incidence of postarsphenamine jaundice ad been noticed (Marshall 1943). Some support for it as given by Findlay et al. (1931) who reported that the jection of a feeble pathogen increased the toxic action f neoarsphenamine. On the other hand, numerous orkers (Foulerton 1920, 1921, Hooper et al. 1921, omer and Lucke 1921, Messenger and Hawkins 1940) ave shown that arsenical compounds can produce ecrosis of the liver cells *of animals* in the absence of irochætal or other infectious agents.*

Early attempts to protect the liver against chemical poisons giving high-protein diets (Davis and Whipple 1919) and lk (Westrope 1919) have led to the use of sulphur-containing ino-acids (Miller and Whipple 1942), particularly methioe (Peters et al. 1944, Himsworth 1944) in the belief that these bstances act specifically by preventing linkages between senic and an arsenic-sensitive enzyme system essential to er metabolism. Promising results with these substances ve been obtained in laboratory animals, and Peters et al. 944b) obtained a slight but statistically significant increase the rate of recovery of patients suffering from postarsphenine jaundice treated with cysteine and methionine. It nnot, however, be argued that this effect is specific for starsphenamine jaundice, neither does it indicate that enic is the immediate cause of the hepatitis. On the conry, Beattie (1943) found that sulphydril compounds and ests of casein made no difference to the incidence of postphenamine jaundice when administered prophylactically, from this it might be inferred that the sulphydril proteins liver-sparing not by virtue of linkages with arsenic but ause they facilitate regeneration of damaged livers. This er explanation is favoured by Peters (1944).

There is, in fact, no positive evidence that arsenic in rapeutic doses specifically predisposes the human liver damage due to infection.

. *That the hepatitis results from the transmission of an ective agent on syringes and needles* (MacCallum 1943). nts in favour of this theory are :—

(*a*) There is no need to invoke the idea of biotropism which ppears to have been postulated in order to explain the high cidence of jaundice (sometimes reaching 50% of syphilis ses) in some clinics. This incidence might equally well be roduced by the injection of an icterogenic agent. Experice with mumps convalescent serum (Beeson et al. 1944) and ried transfusion serum (Bradley et al. 1944) has had tack-rates of 47% and 57% respectively in individuals hose livers had not, so far as is known, been previously amaged.

(*b*) Dible and McMichael (1943) studied biopsy specimens om livers of patients suffering from postarsphenamine undice and concluded "(*a*) The histological picture and e sequence of pathological developments do not show any nificant differences from the appearance seen in epidemic patitis or the hepatitis after serum injections. (*b*) The stological appearances do not support the suggestion at either syphilitic lesions of the liver or arsenobenzol isoning play any part. *The appearances are more comtible with damage by an agent similar to that causing serum undice or epidemic hepatitis.*"

(*c*) Although it has frequently been stated that one arsenical preparation is more hepatotoxic than another, a wider experience shows that jaundice occurs irrespective of the preparation and the dosage.

(*d*) The anomaly that private patients treated individually by venereologists rarely develop jaundice, while a considerable proportion of clinic patients receiving the same preparations subsequently suffer from hepatitis, requires explanation. Furthermore, unless biotropism is a factor of overwhelming importance, which is doubted, or unless a technique peculiar to the venereal disease clinics is at fault, which is more probable, we should expect equally high attack-rates of jaundice among all hospital outpatients and for that matter wherever people are congregated. Hepatitis is occasionally seen in the medical, technical, and nursing staff of a venereal disease clinic in which postarsphenamine jaundice is occurring in circumstances which strongly suggest cross-infection. When this happens the rate of spread among the staff is much the same as with epidemic hepatitis in the population at large. The incidence among contacts in the staff is so much lower than among the patients receiving injections that a special factor peculiar to the venereal disease patient is clearly at work.

If we can discount chemical poisoning entirely—and Soffer's (1937) observation that arsenotherapy can be continued in jaundiced patients without ill effect supports this view—then syringe and needle transmission of an infection provides the best explanation of the epidemiological pattern, since there is no evidence to suggest that the agent originates within the ampoules containing the arsenical preparations.

EXPERIMENTAL CONTROL OF POSTARSPHENAMINE JAUNDICE BY ALTERATION OF SYRINGE TECHNIQUE

Salaman et al. (1944) found that 37% of 67 patients under antisyphilitic treatment by the routine technique developed jaundice within 120 days and 68% of 56 within 180 days. Of 36 men receiving the same treatment in the same clinic under identical conditions except for a change in the syringe and needle technique, only 1 developed jaundice within 120 days. Of these men 18 remained under observation for more than 180 days and there was no further case of jaundice in the group. In the routine technique the syringes, boiled before the day's work began, were well rinsed in distilled water (infrequently changed) and kept in spirit or weak 'Lysol' or biniodide of mercury between injections—i.e., between patients. Needles were boiled between injections. The changed technique—to which the reduction in incidence of jaundice is not unreasonably attributed—involved

> Dry-heat sterilisation at 150–160° C for 1 hour of all-glass syringes with needles attached. The syringes and needles were lubricated with paraffin, kept separately in test-tubes and used for one injection only before cleansing and resterilisation.
>
> The use of a new supply of distilled water for making up each injection of drug.
>
> Hand-washing by those who handled syringes, between injections.

Sheehan (1944) applied a special technique using "carefully sterilised syringes and meticulous precautions against contamination with blood" to 5 men. Three-quarters of the other patients attending the same clinic and treated in the routine manner developed jaundice; but the 5, who were under observation from 17 to 27 weeks, escaped. The same writer describes how 34 patients living in the same camp were divided into two equal groups, one treated on Wednesdays and one on Fridays by identical techniques in the same clinic. Of the 17 men in the Wednesday group 9 developed jaundice, while all Friday's patients escaped. This distribution is unlikely to have been fortuitous if the only causal factors were natural infection and/or chemical poisoning. An unusual vehicle was probably operating on Wednesday, and the syringes, sterilised by heat only at the end of each day's work, provide such a vehicle.

Climie (1944) reported that in 4½ years, among 346 male clinic patients, there were only 4 cases of jaundice and 2 of them had received treatment elsewhere. He attributes his low incidence to the fact that in a small clinic he was able to sterilise his syringes between patients by boiling.

* lesions described by Kolmer, Messenger, and others appear in animals only when massive doses of arsphenamine are administered. Histologically they correspond with the chemical injury produced by chloroform and phenylhydrazine: central zone necrosis with fatty and hydropic vacuolation of liver cells being characteristic. In postarsphenamine jaundice in man, the lesion is diffuse and frequently periportal; fatty degeneration is conspicuously absent.

Education and training are of first importance in making the limbless feel capable of once more becoming useful citizens and complete persons; this process begins in hospital with talks and demonstrations by carefully selected ex-patients, possibly with the help of films. The physiotherapist and physical-training instructor must show the man with an artificial leg how to walk naturally, with balance and equilibrium. A week of intensive training suffices for below-knee cases, a longer period for thigh cases. Double leg amputees will be a long time in hospital, but they can be got up in plaster pylons to learn stability before passing to the limb centre. Arm training is particularly necessary, and the Ministry has 5 special schools for this purpose, though the present week's course spent there in carpentry and gardening seems a little meagre. The report does not deal at all with vocational training and industrial rehabilitation; which is a pity, for the splendid achievements at some of our centres deserve more publicity.

THE HUMP-BACKED ASTHMATIC

"PEOPLE who become hump-backed from asthma or cough before puberty die." So runs the 46th aphorism of Hippocrates. In this country, however, little attention has been paid to the subject, one of the few references being a paper by that versatile clinician, Carey Coombs, who, in order to encourage orthopædic surgeons to relieve such deformities at an early age, reported 4 patients with "angular deformity of the spine" who died of heart-failure.[1] Chapman, Dill, and Graybriel[2] analysed the published reports of 126 fatal cases. Severe chest deformity was commoner in males than in females, and there was a striking preponderance of right-sided kyphoscoliosis; in only 15 cases was the curvature to the left. The outstanding symptoms, in order of frequency, were dyspnœa, palpitations, cough, and epistaxis. Of 69 cases in which there were adequate details, hypertrophy and dilatation of the right ventricle was present in 45, and the average age at death of 79 patients was 30 years. In an analysis of 12 cases personally investigated they found a pronounced diminution of vital capacity in every case when the kyphoscoliosis developed before puberty. The probable explanation of the high incidence of heart-failure in these patients is the increased strain imposed on the right side of the heart by the pulmonary hypertension induced by the changes in the lungs.

A further complication in these kyphoscoliotic patients is emphasised by Daley,[3] who reports 3 cases of kyphoscoliosis with heart-failure in which death could be directly attributed to the use of morphine. In 2, death ensued within an hour of the administration of gr. $\frac{1}{4}$ of morphine, while the third died $1\frac{1}{4}$ hours after the administration of gr. $\frac{1}{12}$. A similar hypersensitivity to morphine was noted, but not emphasised, by Chapman and his colleagues in several of their cases. Daley suggests that this fatal effect of morphine is due to a diminution of pulmonary function in patients whose vital capacity is already severely reduced. Since morphine is the great stand-by in the alleviation of respiratory distress in many forms of heart-failure, the physician should clearly ensure, before giving opiates in these cases, that the heart-failure is not due to kyphoscoliosis; in such patients relief must be obtained by other means. A further point to which the American observers draw attention is that many of these unfortunate kyphoscoliotics are labelled hypochondriacs because of their persistent symptoms. One of Chapman's patients had been receiving psychotherapy until a short time before death. If we bear in mind that they are liable to die young and that their terminal heart-failure may be relatively brief, we shall be less likely to treat them as yet another group of those who have failed in the struggle for existance.

1. Coombs, C. F. *Brit. J. Surg.* 1930, 18, 326.
2. Chapman, E. M., Dill, D. B., Graybriel, A. *Medicine*, 1939, 18, 167.
3. Daley, R. *Brit. Heart J.* 1945, 7, 101.

Special Articles

RÔLE OF SYRINGES IN THE TRANSMISSION OF JAUNDICE

A MEMORANDUM BY MEDICAL OFFICERS OF THE MINISTRY OF HEALTH

IT is now recognised that the hepatitis which ma; follow months after the injection of measles or mump convalescent serum, and of yellow-fever or pappatic vaccine containing human serum, is due to an icterogeni factor in the serum. This hepatitis, which has bee called "homologous serum jaundice" (Ministry of Healt 1943) may also follow the transfusion of human bloo products uncomplicated by the presence of any know antigen.

The hepatitis is indistinguishable from that whic occasionally follows arsenotherapy. So striking is th similarity that Bigger (1943), MacCallum (1943), an Paget (1943) have suggested that postarsphenamin jaundice might result from the fortuitous contaminatio with blood of the syringes and needles used in venerea disease clinics. If this explanation is correct, we woul expect to find jaundice occurring in other clinics in whic therapeutic injections are habitually employed. It has in fact, been recorded after the injection of insulin, gold bismuth, and acriflavine, and is reported also to hav occurred in anæmia and diabetic clinics. Similar re actions are believed to have been met with after injec tions during the induction of hyperthermia, and a serie of cases at a tuberculosis sanatorium were attributed b Sheehan (1944) to transmission by the syringes used fo bleeding patients for determinations of sedimentation rates.

Unfortunately attempts to transmit homologous serum jaundice and postarsphenamine jaundice to animals hav failed (Cameron et al. 1943, MacCallum et al. 1943 Findlay et al. 1943, van Rooyen 1942) and the suspicio that injections play a part in the spread of jaundice ca at present be supported only from field observations o from human experiment. The latter work on homo logous serum jaundice has been reviewed by Havens Paul, and van Rooyen (1945) and now MacCallum (1945 has made the important observation that postarsphen amine jaundice is communicable by the subcutaneou injection of 0·25 ml. of serum from cases into volunteer who had never received arsenotherapy. Although it i suspected that the causal agents are either identical with or closely related to, that of epidemic hepatitis, experi mental proof of their nature is not yet available.

Meanwhile, the circumstantial evidence which appear to implicate syringes and needles as vehicles of transmis sion is marshalled below. The hepatitis under considera tion has a latent period averaging 8–12 weeks; it shoul not be confused with Milian's syndrome, which occasion ally appears after the first or second injections of a arsenical preparation, nor with the jaundice occurring as an immediate sequel to hypertherm treatment (Wal lace et al. 1944), which is related to the liver necros following severe burns (Wilson et al. 1938), nor with th early jaundice reported after TAB hyperpyrexia (Sheeha 1943).

Arsphenamine Jaundice

Marshall (1943) records that of 940 syphilitic militar patients attending three centres, 278 or 20% develope jaundice while under treatment. Anderson (1943 records that the attack-rate among similar patients in th Scottish military area in the second half of 1942 wa 10·3%. Of 171 cases 108 occurred in the three month August to October. Davies (1943) reports that 22·5% of patients receiving arsphenamine at St. Thomas' Hospital between 1929 and 1941 developed jaundice the incidence rose to 50% during 1934–35. Dudl (1943) gives the figure for the Navy in recent years a 30–40% of syphilitic patients.

The apparent increase in postarsphenamine jaundic is out of all proportion to the other toxic reaction associated with arsphenamine therapy.

THEORIES CONCERNING ÆTIOLOGY

1. *That the hepatitis is directly due to syphilis* (Milia 1920).—The Salvarsan Committee (1922) of the Medica

委員会は、国の保健行政が、宣伝、教育、および規制によって、すべての医療および関連職員の側でこれらの勧告の厳格な遵守を確保するよう努めるべきであると勧告します。

血清肝炎は、性病、糖尿病、その他沢山の注射がされる患者の間で比較的一般的であることが知られており、血液サンプルが採取されています。上記の推奨事項に注意深く従えば、病気（感染）の割合を大幅に減らすことができます。 それにもかかわらず、委員会は、セクション 10（20 ページ）に概説されているフォローアップカードのシステムを設けることは、採用された技術の有効性に関する貴重なチェックとして役立つと信じています。

of the disease should be materially reduced if the recommendations given above are carefully followed. Nevertheless, the committee believes that the institution of a system of follow-up cards, on the lines outlined in section 10 (page 20), would serve as a valuable check on the efficacy of the techniques adopted.

12. Fields in which Research Work on Hepatitis is Especially Indicated

It will be evident from this report that there are many unanswered questions with regard to both infectious and serum hepatitis. Nevertheless, there is a reasonable chance that some of them might be solved in the near future by research work, either in the microbiological laboratory, or by epidemiological or clinical investigation of patients.

Of the many problems in which research work is desirable, only a few which appear to the committee to be most urgent have been listed :

12.1 *Virus laboratory research*

(1) At present, only man is known to be susceptible to infection by either hepatitis virus (A or B). Consequently studies on the viruses have been greatly hampered by the absence of a suitable animal host. In spite of the previous failures which have accompanied attempts to adapt the viruses to laboratory animals, these attempts should be continued.

(2) One hopeful lead in the investigation of these viruses has been the reports of their adaptation to the embryonated egg and tissue culture. The advantages of the possible development of this work are obvious. Material from infected eggs and tissue culture might serve not only as a skin-test antigen but possibly as a source of antigen for complement-fixation or other immunological tests which are so badly needed in the diagnosis and study of these diseases.

(3) The duration of the carrier state in various stages of the clinical disease in both infectious and serum hepatitis should be further investigated, and the materials tested should also include throat washings and urine.

(4) As a corollary to the study of the human disease, further studies on native viruses which produce hepatitis in different species of animals, such as the murine virus of Gledhill and Andrewes, or the virus of Rubarth's hepatitis contagiosa canis are desirable. The " serum hepatitis " of horses would also seem to deserve some attention.

(5) Further determinations of the degree of the thermo-stability of hepatitis viruses A and B and their degree of resistance to chemicals and other physical agents are badly needed.

る単純な弁のような装置の作成によってなされています。（脚注　この種の見込みのある装置がR. ギプソン教授によって作られており積極的に実験する価値があると思われます（R. ギプソン：ランセント 2,171 参照））.

非経口の侵襲を含む医療処置の安全性を確保するための推奨事項

（1）すべての非経口侵襲は、以下に概説するように滅菌された注射器、針、またはその他の器具を使用して実行する必要があります。このような侵襲には、あらゆる種類の注射または吸引、毛細血管および静脈血の標本の採取、切開によって行われる検査およびワクチン接種、ならびに他の多くの外科的および歯科的処置が含まれます。

（2）注射器、針、その他の器具は、使用後すぐに水で十分に洗浄して、器具の表面で有機物が凝固または乾燥し、その後の滅菌の効果を妨げるのを防ぐ必要があります。

（3）以下の滅菌方法が許容されます：水中で少なくとも 10 分間煮沸する、高圧下で蒸気を発生させる（オートクレーブ）、および乾熱滅菌（熱風オーブン）。熱風オーブンのすべての部分で温度を適切に制御できる場合は、170° C で 30 分処理するのが適切です。そうでない場合は、180° C で 1 時間処理することを勧めます。毛細血管のサンプリングと乱切に使用されるランセットやその他の器具は、冷水で洗浄した後、直火で滅菌することができます。

（4）器具の滅菌には化学消毒剤は使用できません。

（5）機器やスタッフが不足しているため、それぞれの注射の間に注射器を再滅菌できない場合、たとえば大量免疫（予防接種）キャンペーンでは、それぞれの注射の間に針を交換して滅菌しなければならず、注射器は再充填する前に滅菌されなければなりません。もっともこの手順は血清肝炎のリスクを減らすでしょうが、それを除去するものではありません。

（6）上記の推奨事項は、すべての医療関係者および関連者が従う必要があります。

between each injection and which prevent contamination of the nozzle of the syringe.[11]

Recommendations to ensure the safety of medical procedures involving parenteral penetration

(1) Every parenteral penetration must be performed with syringes, needles, or other instruments sterilized as outlined below. Such penetrations include all kinds of injections or aspirations, the taking of specimens of capillary and venous blood, tests and vaccinations performed by scarification, as well as many other surgical and dental procedures.

(2) Syringes, needles or other instruments must be thoroughly washed in water immediately after use to prevent organic material coagulating or drying on the surfaces of the instruments and interfering with the effect of subsequent sterilization.

(3) The following methods of sterilization are acceptable : boiling in water for at least 10 minutes, steam under raised pressure (autoclave), and dry-heat sterilization (hot-air oven). If the temperature can be properly controlled in all parts of the hot-air oven, treatment at 170°C for half an hour is adequate, otherwise treatment at 180°C for one hour is recommended. Lancets and other instruments used for capillary-blood sampling and scarification may be sterilized in an open flame after washing in cold water.

(4) No chemical disinfectants are accepted for the sterilization of instruments.

(5) When shortage of equipment and staff makes it impossible to resterilize syringes between each injection, for example in mass immunization-campaigns, the needle must be changed and sterilized between each injection, the syringe being resterilized before it is refilled. Although this procedure may reduce the risk of serum hepatitis, it does not eliminate it.

(6) The above recommendations should be followed by all medical and allied personnel.

The committee recommends that national health administrations should endeavour by propaganda, by education, and by regulations, to secure strict observance of these recommendations on the part of all medical and allied personnel.

Serum hepatitis is known to be relatively common among patients undergoing treatment in venereal-disease, diabetic, and other clinics in which many injections are given, and blood samples taken. The incidence

[11] A promising device of this nature which is worthy of an extensive trial has been set up by Professor R. Gispen (see : Gispen, R. (1952) *Lancet*, **2**, 171).

11.　非経口的な侵襲を含む医療措置の安全性を保証する方策

血清肝炎は、輸血や感染した血液製剤の注射だけでなく、以前に使用された皮下注射針や注射器に残っている微量の感染血液の偶発的な接種によっても伝染することが今ではよく知られています。以前に別の人に使用された不適切に滅菌された器具によって皮膚または粘膜が破壊される手順によって病気が伝染する可能性があることは、それほど一般的には認識されていません。このリスクは、無数の医療、外科、臨床検査、歯科治療、さらには入れ墨などにも存在します。リスクが実際に現実のものであるということは、過去数年間に一部の国で200人に1人の献血者が肝炎ウイルスBを血液中に保有していると推定されているという事実によって示されています。肝炎の大規模な発生時には、リスクが大幅に高まる可能性があります。さらに、以下に説明する対策の導入により、特定の地域での病気の発生率が大幅に減少したことで確認されています。

感染を引き起こすのに必要な血液の量は非常に少なく、すでに指摘したように、ウイルスは熱や他の物理的および化学的作用物質に対して比較的耐性があるため、現在、注射器、針の滅菌に一般的に使用されている多くの手段は効果がなく、病気の偶発的な感染を防ぐことはできません。

特別な問題は、何千もの注射が短時間で行われる大量免疫（予防接種）キャンペーンのさいに生じます。多くの国では、それぞれの注射ごとに個別の滅菌済み注射器と針を提供することは現実的に不可能であり、針を変更するだけでは、シリンジ自体のノズルが汚染されるのである患者から次の患者への微量の血液の伝達が妨げられないことが示されています。予防接種キャンペーンの重要性が肝炎のリスクを上回っているため、このリスクは多くの場合受け入れられなければなりません。最近、この困難を克服するための試みが、それぞれの注射の間に針を変え

The committee is aware that in many countries serum hepatitis is regarded as being extremely rare. This is an impression only, since in these countries the disease is not notified and no careful follow-up has been carried out of recipients of transfusions. The committee, therefore, recommends that such surveys should be carried out in countries in which the disease is believed to be uncommon with a view to estimating its true incidence.

11. Measures to Ensure the Safety of Medical Procedures Involving Parenteral Penetration

It is now well known that serum hepatitis is transmitted not only by transfusions and the injection of infected blood-products, but also by the accidental inoculation of traces of infected blood remaining in a hypodermic needle and syringe from the previous occasion on which it was used. It is not so generally appreciated that the disease may be transmitted by any procedure in which the skin or mucous membrane is broken by an inadequately sterilized instrument which has previously been used on another human. This risk is present in innumerable medical, surgical, clinical-laboratory, and dental procedures, and even in such things as tattooing. That the risk is indeed a real one is shown by the fact that it has been estimated in some countries during the past few years that about 1 in 200 blood-donors carry hepatitis virus B in their blood. During outbreaks of hepatitis the risk may be considerably increased. It is further confirmed by the greatly diminished incidence of the disease in certain areas following the introduction of the measures described below.

Since the amount of blood needed to cause infection is extremely small and since, as already pointed out, the virus is relatively resistant to heat and other physical and chemical agents, many measures, at present in common use for the sterilization of syringes, needles, and other instruments, are ineffective and will not prevent the accidental transmission of the disease.

A special problem is presented by mass immunization-campaigns in which many thousands of injections are given in a short time. It is a practical impossibility in most countries to provide a separate sterilized syringe and needle for each injection, and it has been shown that changing the needle alone does not prevent the transmission of traces of blood from one patient to the next, since the nozzle of the syringe itself becomes contaminated. This risk has to be accepted on many occasions because the importance of the immunization campaign outweighs the risks of hepatitis. Recently, attempts to overcome this difficulty have been made by the construction of simple valve-like devices which are changed with the needle

肝炎専門委員会　第１報告

肝炎の問題は第三回世界保健総会によって審議され、以下の決議が採択されました。

「第三回世界保健総会は、輸血と人の血液製剤の非経口適用による血清肝炎のありうる伝播に含まれる流行性肝炎の高い発生と深刻な実際的問題を考慮して、そして適切な勧告をするために理事会と長官に、１９５２年に、１つの専門委員会を招集するアレンジするように要請します。

肝炎の専門委員会は１９５２年７月２１日から２６日までリエージュ（Liege）でその最初のセッションを開催しました。Ｊ．Ｒ．ポール教授が会長に、Ｇ．Ｃ．Ｏ．オーリン教授は、副会長に、Ｆ．Ｏ．マッカラム博士が報告者に選ばれました。

World Hlth Org. techn. Rep. Ser. 1953, **62**

EXPERT COMMITTEE ON HEPATITIS

First Report [1]

The problem of hepatitis was considered by the Third World Health Assembly and the following resolution was adopted :

> " The Third World Health Assembly,
>
> Considering the high incidence and wide distribution of epidemic hepatitis and the serious practical problem involved by the possible conveyance of serum hepatitis by blood transfusions and parenteral application of human blood derivatives,
>
> REQUESTS the Executive Board and the Director-General to make arrangements for convening, in 1952, an expert committee to consider the problems of epidemic and serum hepatitis and to make relevant recommendations." [2]

The Expert Committee on Hepatitis held its first session in Liège from 21 to 26 July 1952. Professor J. R. Paul was elected Chairman, Professor G. C. O. Olin, Vice-Chairman, and Dr. F. O. MacCallum, Rapporteur.

1. Introduction

In this report the attempt has been made to assemble briefly the available information on the epidemiological and public-health aspects of those forms of virus hepatitis which are now designated as " infectious hepatitis " and " serum hepatitis ". These two, probably related, diseases are almost identical clinically, but their methods of control deserve separate consideration. While these diseases are not new, they have been recognized with increasing frequency ; and the growing use of parenteral forms of therapy has probably been responsible for a great increase in actual numbers of artificially transmitted cases of hepatitis. Furthermore, several

---

[1] The Executive Board, at its eleventh session, adopted the following resolution :
The Executive Board

1. NOTES the first report of the Expert Committee on Hepatitis ;
2. THANKS the members of the committee for their work ; and
3. AUTHORIZES publication of the report.

(Resolution EB11.R14, *Off. Rec. World Hlth Org.* **46**, 5)

[2] Resolution WHA3.30, *Off. Rec. World Hlth Org.* **28**, 25

委員会メンバー：

W.P. Havens 博士

米国ペンシルベニア州フィラデルフィア、ジェファーソン医科大学医学部准教授

C. D. de Langen

オランダ、ユトレヒト「市立と大学病院」財団　医学部教授

Dr. F. O. MacCallum

大英帝国および北アイルランド、ロンドン、公衆衛生研究所サービス、ウイルス関連研究所所長［報告者］

G. C. O. Olin 教授

スウェーデン、ストックホルム細菌研究所所長（副議長）

J.R. Paul 博士

米国コネチカット州ニューヘブン　エール大学医学部予防医学教授（議長）

Dr. N. G. H. Welin 博士

スウェーデンヨーテボリ、サールゲレン Sahlgren 病院　Hospital アシスタント医師

セクレタリー：

Dr. A. M.-M. A. Payne

伝染病サービス部門、WHO

この委員会の最初のセッションに関する報告書は、1952 年 8 月 4 日に文書 WHO / Hepatitis / 7 として謄写版で最初に発行されたものです。

EXPERT COMMITTEE ON HEPATITIS

First Session

Liège, 21-26 July 1952

Members :

Dr. W. P. Havens, Associate Professor of Medicine, Jefferson Medical College, Philadelphia, Pa., USA

Professor C. D. de Langen, Department of Medicine, " City and University Hospital " Foundation, Utrecht, Netherlands

Dr. F. O. MacCallum, Director, Virus Reference Laboratory, Public Health Laboratory Service, London, United Kingdom of Great Britain and Northern Ireland (*Rapporteur*)

Professor G. C. O. Olin, Director, State Bacteriological Laboratory, Stockholm, Sweden (*Vice-Chairman*)

Dr. J. R. Paul, Professor of Preventive Medicine, Yale University School of Medicine, New Haven, Conn., USA (*Chairman*)

Dr. N. G. H. Welin, Assistant Physician, Sahlgren Hospital, Göteborg, Sweden

Secretary :

Dr. A. M.-M. Payne, Division of Communicable Disease Services, WHO

The report on the first session of this committee was originally issued in mimeographed form as document WHO/Hepatitis/7, 4 August 1952.

（抜粋訳）

この報告書には、国際的な専門家グループの集合的な見解が含まれていますが、必ずしも世界保健機関の決定または表明された方針を表すものではありません。

世界保健機構技術的報告シリーズ No. 62

専門委員会　第1報告　1953年3月

This report contains the collective views of an international group of experts and does not necessarily represent the decisions or the stated policy of the World Health Organization.

WORLD HEALTH ORGANIZATION

TECHNICAL REPORT SERIES

No. 62

EXPERT COMMITTEE ON HEPATITIS

First Report

WORLD HEALTH ORGANIZATION

PALAIS DES NATIONS

GENEVA

MARCH 1953

防疫必携 第4輯 技術篇（下）

The Manual of Communicable Disease Control Vol. 4 Particulars（2）

定価 ¥ 750

1957年5月31日　第1版第1刷発行 ©

編　者　厚 生 省 防 疫 課

発行者　金　原　元

本社　東京都文京区本郷 6～20

発行所 株式会社 醫　學　書　院

電話 92～2181（代）

東京都本郷局私書函第5号　振替口座東京96693

分　室	大阪出張所
東京都文京区駒込林町172	大阪市北区中ノ島常安町27
電話 82～0714	電話 44～5502

永和印刷・馬場製本

〔担当〕石原・鶴岡

Printed in Japan

してからでは，両者の鑑別は困難である。

肝機能検査や生体肝穿刺によつても，両者を鑑別することは困難であるが，両者の臨床上，疫学上，免疫学上の主な差異を示せば，第 88 表となる。

2. 発生状況

本症の発生は，輸血及び輸血漿によるものが主であり，大手術後の輸血等の後に発生する事が多い。昭和 29 年度の厚生科学研究費による肝炎研究班の研究によれば，第 89 表の如くで，発生率は輸血患者の 8.2 %に及んでいる。また，本症とその基礎疾患との関係は第 90 表のようであり，胃癌及びその他の癌が 43 %を占めている事は，本症の発生が，これら悪性・消耗性疾患に多いことを推測せしめる。

第 89 表

施設別	輸血患者数	肝炎患者数	%
東北大学	226	6	2.7
東京大学	159	23	14.5
大阪大学	349	31	8.9
計	734	60	8.2

（本調査は昭和 28，29 年度を主とし，表中には輸血漿例を含まない。）

英国のある調査では，供血者の 0.5 %は血清肝炎ウイルスを血中に持つている可能性があるという事である。

第 90 表　基礎疾患との関係

基礎疾患	例数
胃癌	8
その他の癌	5
胃・十二指腸潰瘍	6
結核	2
貧血及び白血病	3
その他	6
計	30

（東北及び東京大学の資料による）

3. 予防

本症の予防には現在の所確実な方法がない。血液及び血漿をプールして使用する事を努めて避ける。また，血清肝炎が発見されたならば，その供血者を追求し，たやすく感染源を発見することが出来るような組織の設立が望まれる。

等のことが考えられた。

〔附〕 血清肝炎について

第二次世界大戦中，米軍で肝炎患者の多発が起つた。調査の結果，発病者はすべて同一製造番号の黄熱ワクチンの注射を受けており，同じ隊内でも，他の製造番号のワクチン注射を受けた者には，全く発病者が見られなかつた。種々調査研究の結果，原因は黄熱ワクチン中の黄熱ウイルスによるものではなく，偶然混在していた肝炎ウイルスに原因するものである事が明かとなつた。然し，その伝播力は極めて弱いし，その他の点から，流行性肝炎とは別のウイルスであることが推定された。その後，輸血或はその他の血液製剤が普及するにつれて，これらの注射に原因するものと思われる肝炎が次第に数を増し，一般の関心を引く様になつた。

本病のウイルスは，免疫学的には明らかに流行性肝炎ウイルスとは別物である事が，人体感染実験の結果，明らかとなつている。即ち，流行性肝炎耐過者は罹患後少くとも数カ月は，同病の再感染に耐えるが，血清肝炎の感染を防ぎ得ず，又，血清肝炎耐過者は流行性肝炎の感染を防ぎ得ないのである。

1. 血清肝炎と流行性肝炎との鑑別

臨床上，或は病理組織学的所見によつて，血清肝炎と流行性肝炎とを鑑別することは困難である。臨床上強いて区別するとすれば，血清肝炎では発病は通常遷延し，熱発を伴わないか，熱発しても 38°C を越す事は稀であり，黄疸前期の胃腸症状は通常目立たない。流行性肝炎では，発病はしばしば急性であり，38°C 以上の熱発を伴うことが多く，黄疸前期には著明な胃腸症状が目立つ。然し，病期が進行

第 88 表 流行性肝炎と血清肝炎

	流行性肝炎	血清肝炎
1. 潜伏期	20〜40日	60〜120 日
2. 症状の起始	急激	緩徐
3. 発熱—38°C 以上	普通	あまりない
4. 多発季節	秋—冬	年中
5. 多発年令	小児〜若年者	全年令
6. 注射以外による二次感染	多い	稀
7. 感染源となる患者材料	糞便，血液	血液

域の供血者から採血するのを避けることが出来る。

(6) 活発な疫学的活動が行われている地域では，強制届出制度は，現在非常に要望されているところの散発例に対する現地調査の遂行を可能にする。この現地調査によつて，これらの疾病とその伝播様式の疫学に関する価値ある知見を生ずることが期待されるのである。

無黄疸の症例は，多くの国々で，殊に小児の間では，普通のことであり，且つ，診断が困難なため，大概は届出されないので，肝炎症例の届出が不完全であるのはやむを得ない。にも拘らず，黄疸発症例の届出は，一地域における本症の流行の指数として役立つのである。

当委員会は，肝炎の強制届出制度が多くの国々において，技術上，及びその他の困難に逢着するであろうことを承知している。然し，防疫措置の主要部分としての届出の価値を考慮に入れ，当委員会は，凡ての国々が事情のゆるすかぎり速やかに，流行性肝炎及び血清肝炎の両疾患を，強制届出とすることを薦める。

(Expert Committee on Hepatitis, First Report, 1953

WHO Technical Report No. 62 より仮訳)

第2節　現地調査

流行の範囲を定め，感染源や感染経路を追求するために，疫学調査を行うことは勿論であるが，更に，患者に対しては治療上の注意を与え，周辺の住民に対しては予防思想を普及し，潜在患者を発見して汚染範囲とその程度を推定するためにも，流行地の集団検診等を行うのは有益である。

1. 疫学調査

一般腸管系伝染病と同様の方法によつて，発生状況や原因系統調査を行う。この際特に配慮すべきは，予防接種等の集団的注射の調査を充分行うよる血清肝炎の爆発発生は，届出が強制的でない限りは，特定の施設内発生の場合を除き，早期には発見されない。この遅延の間に更に，多数の流行性肝炎患者が発生するであろうし，汚染血液製剤によつて，更に他の病人が病毒を接種されることとなろう。流行性肝炎の流行の場合には，或種の予防方法があるし，血清肝炎の爆発発生の場合には，汚染血液製剤は鑑別され，廃棄される。

第 80 表　各国流行性肝炎患者死発生状況

	1950		1951		1952		1953	
	患者	死者	患者	死者	患者	死者	患者	死者
カナダ	378	49	1182	49	1182	91	473	94
アメリカ合衆国	2820	552	7349	675	17428	794	33700	821
イスラエル	1141	5	1466	33	980	9	1054	2
西独	6911	…	4605	…	…	189	…	145
デンマーク	7236	23	5547	27	5157	25	3948	24
フランス	…	…	…	…	…	164	…	160
スエーデン	2522	2	1221	9	1200	9	1087	11
スイス	690	37	802	29	1574	56	2724	62
オーストラリア	…	46	475	54	754	69	953	49
日本	…	543	…	556	…	840	…	938

（註） Annual Epldemiological and Vital Statistics より抄録

（3）流行性肝炎の流行の内，若干のものは水系感染，又は飲食物感染であり，それらの防あつは明らかに公衆衛生上の課題である。これらの流行は強制届出制度がない場合には，得てして見逃されがちである。

（4）一地域における届出の著増がある場合，医療上のテクニックの過誤が，血清肝炎の原因となつているのではないとかいう疑いを起させる。

（5）公営の輸血サービスを行つている国々では，届出から得られる情報によつて，その製剤の安全性を確保しながらサービスを継続することが出来るばかりでなく，流行性肝炎の流行によつて汚染された地により，全県下の流行の全貌を把握してその予防対策を樹立し，まん延の防止に努めた。

第79表 流行性肝炎届出票 （岡山県）

流行性肝炎（死亡）届出票

発病月日	月 日 時	患者氏名	
初診月日	月 日 時	生年月日	年 月 日 年令 才
決定月日	月 日 時	患者住所	
死亡月日	月 日 時	決定場所	
		死亡場所	
備 考 この届出票は，診断又は死体検案後直ちに保健所に提出のこと		医師住所	
		医師氏名	

WHO 肝炎委員会は，1953 年の報告書の中で，肝炎の流行を防あつする方法の一つとして，肝炎を届出伝染病に加える事を主張しているが，日本における本病の対策を考える上にも参考となると思うので，強制届出の必要性の理由の抄訳をのせておく。なお，世界の主要国の流行性肝炎の発生状況は第85表の通りである。

当委員会は，以下の理由によつて，届出伝染病のリストに肝炎が加えらるべき正当な事由があると信ずる。

(1) 肝炎は常態で 1000 対 1〜2 の平均死亡率を持つた急性疾患である。急性症状の回復には，若年者で通常6週間を要し，その後もなおしばらくは労働不能を伴う。2.3 の国々では高率の致命率を伴つた流行が記載されている。この場合には特に老年者が含まれている。それ故に，本病は重篤となる可能性を持つた疾病であり，出来るかぎり防あつすべきである。

(2) 流行性肝炎の流行，或は汚染血液製剤の広範囲にわたる使用に

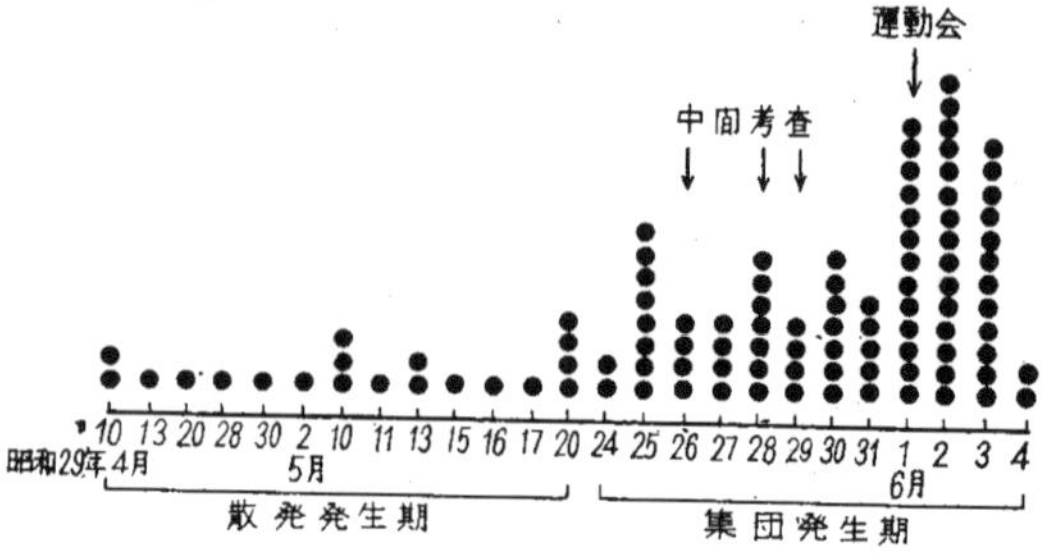

第 38 図　某中学校発生状況

第7章　防　疫

第1節　届　出

流行性肝炎の流行は黄疸患者が特定地区，或は小・中学校に多発又は続発することによつて，はじめて認知されることが多い。そして，流行の報告は第一線診療に従事する医師，或は小•中学校の養護教諭等により発見，報告されている。流行性肝炎に対する強制届出制度が行われていない現在では，流行を認知するためには，この様な形の届出しか考えられないので，防疫当局はこれらの届出や情報が容易に，且つ，速やかに入手出来るように平素から心掛けておく必要がある。

更に，流行が広範囲にわたり，且つ，住民の公衆衛生上放置出来ない程度にまで流行性肝炎のまん延が憂慮される場合には，特定地方或は特定府県において，医師会その他の協力を得て届出制度を実施することがある。岡山県では，昭和 29 年以降全県下にわたつて，医師会の協力を得て，本症の届出制を採用した。即ち，第 79 表の如き届出票（葉書大）を県下全医師に配布し，患者診定の都度，料金後納郵便により届出を受けた。これ

防　疫　必　携

厚生省防疫課編

第 4 輯
技 術 編
（下）

東京　醫　學　書　院　大阪

うべき天候であつた場合は、加算も認められるであろう。なお豪雨で相当の被害が出たような場合において、そのため道路が決壊、浸水等していた場合については、前記(二)の後段にいう悪路に該当すれば、難路としての加算が認められることになろう。（係）

医事法制

予防接種の実施について

〔問〕予防接種実施規則を正しく守ろうと努力するとき、たとえば「被接種者一人毎に新しい接種器具を用いること」一つでも、現実面の底流として残存する旧時代の「一筒万人式」の簡略術式の障壁に突き当るが、左記事項について厚生省当局に。

(一)「一筒一人」を励行するには、施術者一名につき、注射器、注射針、ランセット等は各何本位準備すれば足りるか（一度使用後煮沸消毒、冷却の時間を見れば、再使用までには相当かかり、従つて五本や一〇本では間に合わぬと思われるが）。

(二)毎回少量ずつ注射するツベルクリンやBCG液の場合は、器具を更新するため注射液の相当量が無駄になるが、この点はどうしているか（注射針を毎回交換するだけですませるか、注射液の方をそれだけ余分に見込んでおくのか）。

(三)乱刺法（種痘）の術式について、針を皮膚に対して水平に近く刺すのは如何なるねらいか（単に「束ねた針」を使用することを避けた意味の規定か、それとも斜め若しくは垂直に乱刺しては何か不都合を生じやすいとの意味か）。

(四)接種器具の完全消毒の立場から、現実に種痘においては乱刺法の方が切皮法よりも遥かによい方法であり、余程多数量のランセットを整えて準備しなければ、切皮法においては器具の完全消毒は望み難いとさえ思われるが、切皮法には何かこれを温存すべき点があるか、乱刺法があまり推奨されぬ嫌あるもこの点は如何か。（栃木　一医生）

〔答〕(一)質問は多人数を対象として行う予防接種の場合と思われるが、これは法的に定期予防接種と呼ばれるものである。この場合は市町村長が実施の責任者であり、予防接種に必要な人員、器具器材を整備し、適当な接種場所を選定し、接種該当者に知らせる義務がある。実施規則で被接種者一人毎に滅菌された注射針をかえて用いることは、血清肝炎または流行性肝炎等の事故発生を未然に防ぐため定められたもので、このため予め市町村長と必要数の注射筒、注射針及び接種介補者等について相談し、実施に支障を来さぬよう計画をたてることが必要と思われる。

なお、質問の「一筒一人」は必ずしも必要でなく、注射筒内の薬液が無くなるまでは針を交換するだけでよい。但し一度使用ずみの筒は当然滅菌しなければならない。

(二)貴見の通りその都度注射針を交換するだけでよく、また市販の予防接種液の容量は、一アンプルにつき二〇％前後の余分を見込んでいる。

(三)乱刺法は諸外国の例を見ても最もよく普及しているもので、お尋ねのように深い刺傷や出血等を避け、多人数を対象として行う手技として適当なものであり、また十分の効果が期待出来る。

(四)切皮法、乱刺法の間に決定的な優劣の差が認められないので、そのいずれをとるかは実施する医師の選択によることとしたので二法が採用された。瘢痕を一個にすることは美容的にもよい方法であり、その点乱刺法の方が優れていると思われるが、その一方のみを推奨することはしていない。たゞわが国の医師は従来、切皮法に習熟している現状であるため、貴見のような感をうけることは否めない。（厚生省公衆衛生局防疫課）

妊婦の梅毒検査

〔問〕妊婦梅毒検査に当り、A検査所は緒方(ワ氏)、凝集、ガラス板の三法を併用し、B検査所は凝集、ガラス板の二法のみにて判定をしているが、検査方法の明確な規定があるものなりや、なければ最低どのような方法を必要と見做すや。（静岡　M生）

〔答〕元来「妊娠した者は、性病にかかつているかどうかについて、医師の健康診断を受けなければならない」という性病予防法の妊婦の受診義務は、所謂訓示規定であつて、強制力を持つものではない。この健康診断に当つて、梅毒血清反応検査を必ず受けるよう指導が行われてはいるが、その検査方法についてまで明確な指示または規定はなされていない。

一応の拠りどころになるものとして、「性病健康診断要領」（昭和二十三年十二月予発一六一五号厚生省予防局長通知）があるが、これによると「梅毒血清反応検査については通常沈降反応を行い、補体結合反応は、沈降反応による〝陽性〟或いは〝疑わし〟のあらゆる場合について確かめるために行うがよい、……」と示されている。

従つて、右によれば、貴問のB検査所において沈降反応だけしか行つていないというのは好ましくないと思う。場合によつては補体結合反応を追加すべきであると考える。（係）

法律

騒音防止とその取締手段

〔問〕近所の映画館で毎日正午と夕方に一時間位、屋上のマイクから流行歌を放送し、地元の者を悩ましている。直接交渉をしても「商売だから」と言を左右にして応ぜず、地区民が連署の上警察へ頼み、警察から注意すると「地元の方に迷惑をかけない」というが改められない。警察も騒音防止条例でもなければとか、軽犯罪では、とかいつて気が乗らぬようで、全くこの声の暴力は人権を無視しているが、この対策処置として法律的に如何にしたらよいか。（愛媛　小野生）

〔答〕近時の騒音はまことに困りものであるという一語につきる。もちろん社会共同生活を営む以上、ある程度の騒音は堪えしのばなければならないが、さりとて不必要に騒音を発し他人に迷惑をかけてはならない。お互に抑制し合い、騒音の防止について協力し合うべきである。何人もその権利の濫用に亘るようなことをしてはならない。もしこれに違反すると他人の権利の侵害となり、場合によると犯罪を構成することになる。この問題の限界は実にこの点にあるといえよう。

ところで、お尋ねの場合は、騒音防止条例があれば好都合であるが、それがないからといつて取締ができないものではない。軽犯罪法による取締がそれである。御指摘のように権限のある警察官が注意を行い、しかもこれに従わずに依然として騒音を発し、市民を必要以上に苦しめている場合には、そこに軽犯罪法第一条第一四号所定の犯罪が成立していることは明かであると考える。軽犯罪法は、その刑罰こそ重いものではないが自然犯的なものであり、一般市民が堪え切れないというようなものを、特に犯罪として処罰することにしているものであるから、たとえ処罰の程度は軽いことになるにせよ、市民の総意がかかる罪悪の排撃にある以上、やはりその犯罪による被害から市民を護るべきものと考える。（法務省　高橋検事）

嘱託期間と恩給

〔問〕初め九カ月程は厚生省嘱託として、その後は厚生技官に任官して一一年余り国立療養所に勤続今日に至つているが、この嘱託期間が一七年恩給年限に通算されるか、またかつて拓務省満州国移民団附医師（身分は拓務省嘱託）として昭和十一年より約二カ年余り駐在した経歴があるが、この嘱託期間も通算されるか、青谷書記官に。（石川　M生）

〔答〕いわゆる嘱託期間は、それが厚生省であろうと拓務省であろうと、恩給法上の公務員としての在職年には入りません。問題は新年金制度の期間に入るかどうかですが、雇員も入ることになつていますので、考慮のうちに入るものと考えられます。現在厚生技官としておつとめのようですから、そのまま引き続き在職されれば年金がつきます。しかし、この十月

35.10.25 号

環オ6018号
昭和35年10月19日

厚生省公衆衛生局防疫課長
厚生省薬務局細菌製剤課長 殿

熊本県衛生部長

予防接種事故の報告について（報告）

管下熊本県下益城郡小川町において起きた百日ゼキジフテリア混合ワクチンによる予防接種事故について調査した経過を下記のとおり報告します。

記

1.発生年月日　昭和35年10月11日
2.発生場所　熊本県下益城郡小川町
3.実施人員　73名（同日同町隣部落）111名）計184名
4.事故を起こした人員 3名
5.使用薬品 百日ゼキ、ジフテリヤ混合ワクチン
6.製造業者名所在地、株式会社細菌化学研究所
宮城県仙台市通町北裏7の4
7.製造番号　No.10、
8.検定年月日　昭和34年12月25日
9.使用残品有無　No.10 8本（20cc入）
10.発見の動機　10月11日予防接種実施後約1時間程経過して3人の乳児に悪感あり特に顔面のチアノーゼを認めたので両親から直ちに役場並びに注射実施の主治医師に連絡次いで役場から松橋保健所へ報告があった、
11.接種個所　被接種者の上膊伸側
12.実施方法　7%アルコールにより丁寧に接種個所を消毒後5c.cを入れ1人1c.cあて皮下注射を行ないその都度アルコール液にて針を清拭、5c.c終了後毎に必ず針を更えた。
13.副作用の症状及び処置
注射後1時間程度経過した頃前記の悪感殊に高度のチアノーゼを認めたのでそれぞれ主治医師よりビタカルファア

127（No. 2068――昭 38. 12. 14 日）

ても、血中抗体価が感染防禦レベル以下という例外もないわけでなく、反対に接種歴に欠けるところのある児童でも、立派に充分量の抗体価を保有している場合もあるので、一概に接種歴だけで判断することは出来ない。

実際には、以上の原則と、シックテストの成績（個人及び集団）などを参考として、集団免疫という立場をも考慮した上で、適宜処理されるのが妥当と考える。

（国立予防衛生研究所　赤真清人）

予防接種における消毒法

〔問〕 伝染病の予防接種を行なうに当り、左記の点について厚生省に。

(1)皮膚消毒に石炭酸を用いることは許されるか。

(2)同一の注射針を二人の人に用いることは絶対許されないと思うが如何か。

(3)同一の注射筒を注射針のみ替えて二人の人に用いることは許されているが何故か（皮内注でも皮下注でも、一たん注入した薬剤が注射筒内に逆流して来ることは実地上防ぎ得ないと考えるが）。

(4)種痘接種刀の消毒法（反復使用する場合、その都度必ず煮沸消毒しなければならないと考えるが如何か）。

(5)種痘乱刺法の手技。

（岡山　TH生）

〔答〕 設問は予防接種法にもとづく予防接種の実施方法に関してと思うが、これについては予防接種実施規則（昭和三三年九月一七日厚生省令二七）をもつて詳細な規定を行なつている。

(1)種痘以外の予防接種においては、接種部位の消毒には、使用しやすく、かつ効果が確実であるヨードチンキまたはアルコールを使用する。種痘はアルコールを使用し、接種前よく乾燥させることが必要である。

(2)注射針は被接種者ごとに取り換えることになつている。

(3)注射針を反復使用しないよう規定しているのは、化膿性疾患等が注射によつて他の者に感染するのを防止する主旨であるから、注射針を替えることにより、注射筒までを替えなくとも感染防止は可能と考えられる。御説の通り注射筒も各人とり替えることが理想であるが、現在の如く予防接種を市町村の責任において多数に実施する場合、注射筒を各人ごとに変えることは煩に耐えないことはおわかりと思う。

(4)接種用器は乾熱、高圧蒸気または煮沸により滅菌し、被接種者ごとにとりかえる立前なので、種痘接種刀も同様である。

(5)接種部位は、第一期種痘は右肩部または右上腕伸側、その他の種痘は左上腕伸側。接種部位をアルコール綿で消毒し、よく乾燥させる。痘苗〇・一ccをおよそ一〇人に対して用いるが、痘漿盤は煮沸消毒後室温まで冷却し、乾燥させてから痘苗をとり出す。接種部位を緊張させ、痘苗を塗り、乱刺針を皮膚に対して平行に持ち、針先で直径三～五粍位の円内の皮膚面を強く圧するように乱刺するが、刺すというよりむしろひつかくような気持で、出血しない程度に皮膚を傷つける。乱刺の回数は第一期では一〇～一五回、それ以外では一五～二〇回、接種数は一箇、検診は接痘を行なつた日から起算して六日から八日迄である。

（厚生省防疫課　土屋夏実）

社会保険

夜尿症薬物療法の可否その他

〔問〕 (1)夜尿症にヤクリトン注の使用は認められるか。

(2)伏針を切開して摘出した時の点数。

(3)釣針のさゝつたのをプロカインで局所麻酔して切開摘出した時の点数。

(4)指を挫創した場合、爪下の出血を切開排血し爪を除去した時の点数。

（福岡　保険医）

〔答〕 (1)設問に直接答える代りに保険医療全般について述べると、治療指針、使用基準で使用法を示されている薬剤及び通達等で適応症、用法、用量等を示されている薬剤を除いた他の薬剤については、薬価基準に収載されている限り、その使用は医師の判断に任せられている。極端な場合、製薬許可の際に許可された適応症以外でも、医師の判断で使用して良いこともある。従つて、医師が必要と判断して使用するのであれば認められる筈である。しかし、その使用が医学常識上適切と思われない場合、或は他にもつと有効な治療法があつて使用の適否が疑われる如き場合には、使用が認められないこともあるのはすべての場合に共通である。

(2)伏針の刺入部位により異るが、筋肉内の場合は創傷処理の2、創傷の筋肉、臓器に達するもの三七・九点に準じることとされている。

(3)設問も筋肉に達した例と思われるので前問によられたい。さらに浅い部位に留るときは同項の1、創傷の皮下組織までに止まるもののイ、五糎未満のもの一六・七点による。

(4)麻酔を要しない程度のものは処置料の第1、創傷及び皮膚科処置の項1により、その他の場合は瘭疽手術の項を準用する。

（厚生省保険局医療課調）

頭癬の診断とグリセオフルビンの使用

〔問〕 症例報告などにしばしば「両陰股部に頭癬あり、(1)サ寒天培地により菌を検出、(2)グリセオフルビン投与……」の如き記載を見るが、保険診療として(2)は適応外、実費をとつているとせば如何なる罰則ありや、また(1)の場合明らかに頭癬と診断しあるもこの請求は可能なりや、かかる場合顕微鏡の鏡検のみでは不明確で、培養検査との併用は認められるや、厚生省医療課に。

（大阪　A生）

〔答〕 グリセオフルビンの使用に当つては「抗生物質の使用基準」によることとされている。これによれば、両陰股部の頭癬では使用できない。従つてかゝる例では、仮りに顕微鏡検査で確認された場合でも使用は認められない。仮りに使用基準に示された適応症、即ち爪、頭部又は体表の大部分をおかされたものであつて、鏡検のみでは不明確であつて培養検査によつて確認した場合であれば、両検査の併用も止むを得ないことであり、認めて差支えないものと思われるが、全例併用していると云うことであればその必要性も疑問であり、認められない場合もあり得る。

保険診療として適応外であるとの理由で患者から実費を徴収しているとすれば、健康保険法で定められた以外の治療をしたこととなり、また担当規則で定められた患者から受けるべき金額以外の額を受けたことにもなるので、明らかに法及び担当規則の違反である。この違反が即罰則との規定はないが、行政処分の対象となることは充分あり得ると思われる。

（厚生省保険局医療課）

厚生年金被保険者証の再交付申請

〔問〕 昭和一八年より二九年迄厚生年金保険に加入していたが、その証書を紛失した場合の再交付申請の手続（書類、申請先等）。

（山梨　W生）

〔答〕 厚生年金保険の被保険者または被保険者であつた者が、被保険者証を滅失またはき損した場合の再交附申請は、厚生年金保険に最初に加入し資格を取得した事業所を管轄する社会保険事務所を経由して、左記事項を記載した再交附の申請書を都道府県知事に提出すればよい（証書をき損し、この申請書を提出するときは、その被保険者証を添えなければならない）。

一、申請者の生年月日

二、被保険者台帳の記号番号

三、最初に被保険者として使用された事業所の名称及び所在

伝染病予防対策における
予防接種の役割
定　価　300円
印　刷　昭和37年12月15日
発　行　昭和37年12月20日
翻訳発行　財団法人　日本公衆衛生協会
東京都新宿区花園町78
Tel：東京（362）4261（代）振替：東京5419
印　刷　教　文　堂

1953年の終りまでには仏領アフリカの方々で約5千6百万以上の接種が行なわれており，小さな孤立した地域社会で少数の患者発生がみられているが，これは，おそらく接種をうけなかつた人々であろう。このワクチンの接種は切皮法によつている。

アメリカの研究者達は，組織培養に継代して猿に対する臓器親和性も神経親和性も失なつた17D株を用いてワクチンを作成した。今日まで，主として熱帯アメリカ諸国で数百万の人がこのワクチンを接種されているが，野外研究では接種者の約95%が免疫を獲得しているという結果が得られている。ウイルスは，鶏胚に培養され凍結乾燥される。この乾燥ワクチンは，使用直前に食塩水に再浮游され，皮下法によつて接種される。

Dakarワクチンを用いた際におこりうる，神経性の合併症というわずかながらみられる副作用ならびに切皮接種法での集団接種の費用を軽減するという理由から，同じ接種法での17D株を用いたワクチンの製造に努力が払われてきた。今までのところでは，このワクチンを用いての切皮接種法では，皮下接種法よりも抗体産生の割合は低かつたが，最近の報告では従来よりも有望である。

予防接種に際しての危険と禁忌

予防接種に用いる生物学的製剤は，雑菌の混入がなく毒性もないものであることを確かめるために，適切な注意が払われてはいるが，実際の注射ならびにワクチンに対する人の反応に関連しては，ある程度の危険は存在する。

注射筒と注射針　注射筒ならびに注射針は，160°C 1時間の乾熱，120°C 20分の高圧蒸気滅菌で完全に無菌になることは確かである。より容易に行なわれる方法は，使用直前に10分間煮沸することである。もしこの方法で行なうならば血清肝炎の危険を避けるためには，注射の度毎に注射筒や注射針を新たに滅菌することが大切である。その他の方法としては，針を代える時に注射筒の中に組織液が逆流するのを防ぐ Gispen バルブを使用するか，針のない高圧注射器を用いるか，あるいは使用後は捨てさる安価な注射筒を用いるかである。

々にとつて関心を高め，役に立つものとなることをのぞむ。

ま　え　が　き

ＷＨＯ総会の一連の会議として技術討議の開催が慣習となつているが，その議題には本質的な問題が選ばれ，またしばしば局地的な重要事項もとりあげられることになつている。1960年の第13回ＷＨＯ総会における技術討議の議題には「伝染病予防における予防接種の役割」が選ばれた。本書には，そのいろいろな見方がとりあげられている。

技術討議の準備として，概括的討議内容を含む紹介文書を作成のうえ，各国政府に配布してこの問題について意見表明および提案を依頼した。各国政府の回答において強調された多くの問題点については，Cruickshank 教授の「予防接種の背景」と題する論文のなかでとりあつかわれている。またこれは，討議の始まる前に参加者に配布された。本書に収載するもう一つの論文は，Dr Moerloose による「予防接種は強制か任意か」と題するもので，これも討議の背景をかためるという同じ目的から，あらかじめ配布された。

Zhdanov 教授は技術討議の総議長であつたが，かれの開会演説が本書の第1章となつている。討議は全体で９つの部会に分れて行なわれたが　各部会にはそれぞれ座長がおかれ，同じく大部分の部会に報告委員も設けられた。各部会で報告書を作成し，これはさらに，討議を要約する総合報告書の作成に用いられた。この総合報告書は，本書の最後の章に掲げられている。

また，Edsall 教授の「公衆衛生活動における予防接種の効果について」と題する論文がある。Edsall 教授は，技術討議の１つの部会の座長をつとめたが，討議において受けた以上に充分な取扱いを要するこの重要な問題について論文の作成を依頼された。

このような現代予防接種の概観が，公衆衛生のこの重要な部門に従事する人

発刊のことば

:制定された現行の伝染病予防法は，感受性者対策すなわち予防接
:いものであり，予防接種が防疫対策上はつきりとその役割りを確
昭和23年，予防接種法制定以降のことである。したがつて，元来
ては，伝染病予防法と予防接種法とを合せ一本として始めて成立
されてはならぬはずであるのに，明治30年と昭和23年の60年のへだ
く感受性者対策を忘れさせ易いことも事実であつた。ところが，
るポリオの流行を機として予防接種の役割りが急激に行政にとり
しろ予防接種偏重とでもいうべき風潮が，ポリオ，コレラ，痘そ
じてうかがわれるほどにいたつているのである。

でに数年間，以上のような激しい防疫行政の狂瀾怒濤の時代にあ
視野を失なわず，公正なる判断を立てる段階で防疫課における一
割りを果たしてきている。

の諸君が紹介した「ポリオ予防接種の展望」にひきつづき，本書
疫担当者，医師，公衆衛生従事者の方々に好個の資料になること
ない。

折にもかかわらず，翻訳を担当された公衆衛生院金子博士はじめ
の労を多とすると共に，出版の実際を担当された渡部事務官及び
深謝する次第である。

37 年 11 月

厚生省公衆衛生局防疫課長　中　原　　竜之助

WHO専門委員会シリーズ　No. 3

伝染病予防対策における予防接種の役割

翻訳発行
財団法人　日本公衆衛生協会

事件の表示　平成元年ワ第一〇四四号

証　人　調　書

（この調書は、第二四回口頭弁論調書と一体となるものである。）

期　日　平成七年三月九日午後一時三〇分

氏　名　[redacted]

年　齢　六四年

職　業　団体職員

住　所　[redacted]

裁判長は、宣誓の趣旨を告げ、証人がうそを言った場合の罰を注意し、別紙宣誓書を読み上げさせてその誓いをさせた。

裁判所

最高裁印　九号の三

原本番号	平成四年民第二三四号の四

速記録

平成七年三月九日

第二四回口頭弁論

事件番号	平成元年ワ第一〇四四号
証人氏名	[redacted]

原告代理人（尾崎）

本速記録末尾添付の経歴書を示す

この経歴書は、[redacted]らお聞きした内容をまとめたものですが、[redacted]のご経歴についてはこのとおりでいいということですか。

そうです。

昭和六年に北見でお生まれになって、昭和二四年から二五年にかけて北見の日赤で看護婦として勤務されて、二六年に北海道立保健婦短期養成所に入学されまして、同年八月同養成所を卒業されて、一〇月から保健婦としてお仕事をされているということですか。

裁判所

1

り、保健婦さん仲間なんかでも一緒に勉強会とかするわけですか。

　そうです。毎月の研修の計画というのは、保健婦の希望もあったり、所長の主導権を取った指示なんかで計画されておりましたので、お互いに勉強し合ったりしておりました。

たとえば、北見保健所の管轄内の保健婦さんというのは、大体皆さんが同じような予防接種の方法を取っていらっしゃったということですか。

　ほとんど同じだったと思います。

予防接種の対象者にはどのように連絡をして、どこに集まってもらうんですか。

　町長の名前で各部落の会長とか地域の町内会長とか、そういうところに連絡いたしまして、大きい集落の場合は学校とか公民館、小さい部落のときには学校所在地で大体実施しておりました。

陳述書の中では部落長という言葉も出てるんですが、部落長を通じて地域の住民に連絡をするわけですか。

　そうです。

裁判所

[redacted]さんは昭和二六年から四六年ぐらいまで予防接種をなさったということなんですが、大体その対象者は年間にしたら延べ何人ぐらいいらっしゃったんですか。

　そこの町の人口にもよりますけれども、一〇〇〇人以上はやってたと思います。

保健婦さんは皆さん大体そのぐらい担当されてるんですか。

　そうだと思います。

[redacted]さんが特別多いというわけではないわけですか。

　そうですね。きちっと人数をこれだけやれと言われたわけではありません。そのとき体調が良くて早くやれる人とやれない人というのができますけれども、大体そのぐらいだと思います。

[redacted]さんがおやりになった予防接種の中で一番多かったのは何ですか。

　結核予防のためのツベルクリン接種と、判定後のＢＣＧ接種だったです。

昭和二〇年から三〇年にかけてというのは、やはり結核が蔓延していたわけですか。

　そうです。もう予防接種が仕事の半分ぐらいを占めてるような保健婦活動だっ

裁判所

たです。

ツベルクリン反応検査というのはどのような検査なんですか。

結核菌が体内に感染しているかどうかという検査で、反応を見るわけです。

ツベルクリン反応検査を受ける対象というのはどのようなものなんですか。

町民全員を対象としてやっておりました。結核患者以外の人はほとんど対象になっておりました。

年齢は何歳から何歳までとかあるんですか。

大体生後三カ月以上は全員でした。

生後三カ月前でもしたことはあるんですか。

ええ、母親が結核患者で、その方から生まれた子供は生後一カ月ぐらいで接種していたこともありました。これは病院、保健所の所長なんかの指示によりまして行っておりました。

先程町の全住民とおっしゃいましたけれども、たとえば、ツベルクリン反応で陽性になった人でもするわけですか。

10

実際にいたしました。

いったん陽性になった人にもするわけですか。

そうです。

それはどうしてなんでしょうか。

ＢＣＧ陽転した場合に、三年ないし五年ぐらいの間にマイナスに返る方が中にはいるということで必ず実施しておりました。

仮に陽性になった人でもしていたと。

はい。そういう時代もありましたので。

そういう時代といいますと、そうじゃなくなった時代もあるわけですか。

そうです。三〇年の後半ぐらいからは、もうここが水ぶくれになる強陽性の方なんかもおりますし、結核の既往歴のある方は抜けということで配慮されたこともございました。

一回に一つの会場で、保健婦さん一人で大体何人ぐらいを担当されるんですか。

学校なんかに行きますと、二人ぐらいの保健婦で五〇〇人ぐらいの対象者が

11

裁判所

ありましたので、それは半分に割ると二〇〇人から二五〇人ぐらい、それぐらいは実施しました。

たとえば、二〇〇人としますと、初めから終わりまで大体どのぐらいの時間がかかるわけですか。

子供が素直にやらせるときと、暴れたりなんかしますと時間も取りますので、大体九時半ころから始めて一二時半ぐらいまでかかったという記憶があります。

やんちゃな子がいるのと素直な子がいるのとでは違うけれども、それでも大体九時半から一二時半ぐらいまでで終わるということですか。

はい。

午前中終わってから、また午後別の会場に行くなんてこともあるわけですか。

それはスケジュールの関係であります。ただ、小学校の場合は午前中で終わりますので、あと中学校に行くとか、そういうことでやりました。

ある学校に行くと仮定しますと、予防接種の会場に到着する前にはどのような準備をしていくんでしょうか。

注射器、ブルーシリンジと言われている一cc入りの注射器を消毒します。もちろん針も消毒します。それはガラスですから、煮沸しますと、踊ったら壊れますから、針と注射器を別々にガーゼに包んでぎっちりしばって、それを消毒罐の中に入れて一五分間煮沸消毒いたします。

検甲第一号証を示す

ツベルクリン反応検査の注射器というのはこれですか。

そうです。

今ブルーシリンジとおっしゃったのは、注射器の内筒がブルーだから、ブルーシリンジというわけですね。

はい。

まず注射器と内筒を外してガーゼでくるむわけですか。

いいえ、洗うときは外すんですが、煮沸するときは、それにお水を十分吸った状態で煮沸するんです。というのは、ガラスですから、番号の合ったもの

裁判所

最高裁印　九号の三

裁判所

でなかったら合わないということが起きるんです。

注射器を目一杯引いて、内筒を引いた状態で何本かまとめてガーゼに包んで煮沸消毒すると。

はい。

針は付いているんですか。

付いてないです。針は別にガーゼに包んで消毒します。

消毒するものはその二つなんですか。

あとピンセットです。

それはガーゼで包むんですか。

いえ、それは包みません。

それを何で消毒するんですか。

消毒罐というものです。

それはどのぐらいの大きさなんですか。

利用する対象者によっても変わりますけれども、一〇〇人ぐらいのことでし

たら、横が三〇センチ、縦が一三－四センチ、深さが一〇センチぐらいの煮沸罐がありますが、その中でやっておりました。

その中にお湯を入れてガーゼで包んだ注射器と針とピンセットを入れて沸騰させて、煮沸消毒をすると。

はい。

沸騰時間はどのぐらいですか。

一五分と基本的に決められておりましたから、そのとおりにやっておりました。

それはどこで決められていたんですか。

看護婦の勉強をした時点で、消毒というのは一五分というふうに決められておりましたので。

それ以外で一五分という指導はなかったんですか。

・・・消毒をするといったら、それはもう既成の事実で決められておりましたので、特に煮沸を完全にすれというだけの指導はありましたけれども、

裁判所

一五分というのはもう習性みたいなものです。

ほかの保健婦さんはどうなさっていたかは分かりますか。

皆同じでした。

じゃあ、それは看護婦さんなり保健婦さんなりの常識であると。

そうです。

消毒したあと、注射器と注射針とピンセットはどういうふうにして持っていくんですか。

消毒缶のお湯を捨てて、不潔にならないようにそこの中に入れて蓋をして、白い布に包んで持って歩いてました。

会場までの交通手段は何で行くんですか。

近いところは歩きますけれども、普通もないときは自転車です。三キロ、五キロは自転車で。一五キロでも自転車で行きました。

煮沸缶はどうやって持っていくんですか。

小さいですから、鞄に入れて持っていったり、何百人もというときには事務員の男の方も行きますので、きちんと包んで自転車の後ろに付けていったり、そういう持ち歩きでした。

ツベルクリン反応検査の注射液はどうやって持っていくんですか。

それは鞄の中に入れて持っていきますけれども。

注射液は何に入ってるんですか。

一〇ccのガラスの容器で、ゴム栓がしてあって、それで吸い取ってやるということでやってました。

会場に着いたらどういうような準備をするわけですか。

まず対象者の受付を事務の方がやります。学校では出席簿順に先生が名簿を作ってくれてまして、その順にずっと並んでいただきます。クラスごとに並ぶわけです。

地域の住民の方の場合はどうするんですか。

受付順番に並んでいただきます。

煮沸缶に入れた注射器とかはどういう準備をしておくわけですか。

注射器で注射液を吸って、消毒したガーゼを敷いたバットの上に並べて、酒精綿を作って待ちます。

バットというのは、四角い金属製のものですか。

はい。こんな程度のバットです。

B5判程度の大きさのバットということですね。

はい。

注射針は。

もちろん付けます。

検甲第一号証の注射器には何cc入るわけですか。

一ccです。

一人当たり何ccを注射する予定なんですか。

〇・一ccです。

そうすると、一cc入りの注射器に一ccの注射液を入れると、当然これは一〇人分ということですか。

18

そうです。

酒精綿、アルコール綿とかいいますけれども、これも用意しておくわけですか。

そうです。

今私の手元に三センチかける三センチぐらいの酒精綿がありますけれども、大体このぐらいの大きさに用意しておくんですか。

それほど正確に切ってはおりませんでした。

酒精綿というのは脱脂綿をアルコールに浸したものなわけですね。

そうです。

会場に着く前に、脱脂綿にもうアルコールを浸しておくわけですか。

いいえ。

じゃあ、会場に持っていくのは何を持っていくわけですか。

脱脂綿とアルコールです。

脱脂綿は大きいままですか。

はい。

19

それをどういうふうにして個々的に使えるように作るんですか。

対象者の人数に合わせてその場で目算で切ります。アルコールを浸して、浸さないで切るとほこりが飛びますので、浸してから裂きまして切っていくわけです。

大きさは大体三センチ四方ぐらいでいいわけですか。

そうです。

準備は大体それで終わりなわけですか。

そうです。

じゃあ、そのあとに注射を打ち始めるわけでしょうけれども、まず最初に何をするんですか。

まず打つ場所、ツベルクリンでしたら前腕部の内側を出していただいて消毒します。

まず受付名簿順に並ばせるわけですね。

はい。

そして、その人の、今左前腕部の内側を示されましたけれども、その場所を酒精綿で消毒するわけですか。

はい。

消毒するのはだれがするんですか。

保健婦が元々するべきものなんですが、何百人もいるということで、学校では担任の教師がやってくれるのが多かったです。

学校以外ではどなたがやるんですか。

私もやりましたけれども、お世話役の婦人会の方だとかそういう方が立会に来てくださって、行くとお茶の接待をして待っててくださるものですから、そういう方が手伝ってくださいました。

一回にどのぐらいの人数を拭くわけなんですか。

一〇人ぐらいずつ拭いていただいてました。

一〇人ぐらいは一つの酒精綿で拭くわけですか。

そうです。

取り替えることはないんですか。

アルコールがたっぷりついていればそれで消毒になるという感覚で、一〇人ぐらいまとめて拭いてました。

一〇人ぐらいまとめて拭いて、それで注射を打ち始めるわけですか。

はい。

注射を打つのは保健婦さんである[redacted]さん自身ですか。

そうです。

一人〇・一cc打つんですか。

そうです。

〇・一ccというのは目盛りをちゃんと見てるんですか。

ええ、見ております。でも、大体直径六ミリの真ん丸い丘疹というのが〇・一cc入った状態なもんですから、両方見ます。

注射の方法なんですが、どのような注射の打ち方なんですか。

ツベルクリンは皮内注射なんです。皮膚には表皮と真皮とありますけれども、

真皮の下は皮下になりますので、そのほんとに薄い間にスーッと入れて注射するんです。

丘疹というのは、丘のように発疹が六ミリぐらいできると、それが大体目安になると。

そうです。

目盛りは見るけれども、丘疹が六ミリぐらいになったらそれでちょうどいいということですか。

そうです。

それで六ミリの丘疹を作って注射針を抜いて、そのあとどうなさるんですか。

それで終わりです。

次の人に打つまでに何かするんですか。

注射針をアルコール綿で二回拭くという指導を受けまして、そのとおりにやっておりました。

アルコール綿は手に持ってるんですか。

左手に。

たとえば、メスの腹で押さえ付けたりすると、血はにじんだり。

そうです。にじんでます。

メスを二回拭くとおっしゃいましたけれども、終わったあと拭かないこともあるんですか。

いえ、それはもうほんとに私あんまり正直すぎちゃったんですけれども、最後に痘苗が足りなくなるという危険が一一二度ありましたときに、拭かなかったことがあったなという記憶もありますし、調子府町におりましたときには野戦病院にいた衛生兵の方が私の上司におりましたので、いろいろその方に教えていただいたり、また中学校なんかに行きましたら理科室のほうにグリセリンがあるだろうといって、それを先生に断っていただいてきて、痘苗の中に混ぜて増やして全部終わらせたという経験もあるんです。

今までツベルクリン反応検査、BCG、腸パラ、種痘とかについてお話いただいたんですが、それぞれの方法については、[redacted]さんが予防接種をされていた期間の間変わったのはあるんですか。

ありません。

すべて同じ方法でなさってきたと。

はい。

昭和四六年まで同じ方法できたと。

そうです。

注射器等は変わってはいないんですか。

ええ、変わりませんでした。

ディスポーザブルというのはご存じですね。

はい。

使い捨ての注射器ですが、それを使ったことはないんですか。

予防接種では一度もありません。

予防接種をした昭和二六年から四六年までの経験の中で、一人ずつ注射器を替えたという経験はございますか。

ありません。

裁判所

一度もない。

はい。

注射針はどうですか。

注射針も、切れなくなれば替えましたけれども、やはり替えなかったです。

どのぐらい打つと切れなくなるんですか。

・・・ちょっと分かりませんけれども、洗ったり消毒したりというところで先が曲がったりいろいろありますよね。

滅多に切れなくなることはないんですか。

いや、それでも一つの会場が終わったら全部入れ替えようということで処分しておりましたから。

じゃあ、一つの会場が終わるぐらいは使えるけれども、それでだめになっていくものも多いと。

そうです。毎日洗うわけですから。

保健所とか役場の指導で、注射器とか注射針を一人ずつ替えなければならないと指導

44

を受けた経験はないんですか。

はい。

一度もないですか。

ないです。

じゃあ、予防接種のときは例外なく注射器、注射針は替えず連続して打っていたというご記憶なんですか。

そうです。

昭和三五年一〇月から開拓保健婦をおやりになってますね。

はい。

この開拓保健婦というのはどういうものなんですか。

開拓者というのは非常に大変な時期に開墾に従事していた方なんですが、農地開拓法という二五年の時限立法がございまして、その中で、開拓農民の健康を守るという意味で採用された保健婦活動でした。

具体的にはどういうことをするんですか。

45

自分の担当してる一五〇戸とか二〇〇戸の開拓農民のうちを月に一回巡回して、健康状態とか生活の状態を観察し、必要な助言をせよというようなことで、もちろん赤ちゃんの相談とか栄養の取り方とか、そういうことで回って歩いていたんです。

これは北海道の職員ということになるわけですか。

そうです。

診療行為とかもしたわけですか。

ええ。開拓地に、一〇〇戸ぐらいの集落にも、足寄町の場合三カ所の開拓診療所というのがありまして、本来ならば医者が常駐するということだったんですけれども、でも、そういうお医者さんもいないし、保健婦がそこに駐在せよということで駐在しまして、週一回来る国保病院の先生の指示を受けて、そこで医療行為をやっておりました。

たとえば、分からないようなことはどうするんですか。

そこの地域内の医療基準というのがお医者さんと決められておりました。たとえば、一〇歳の子供が三八度五分の熱を出して来たという具体的な例がありましたら、保健婦として見れることは、体温、脈拍、顔色、呼吸、喉の発赤、そんなものを観察したのを電話連絡いたします。そうしますと、お医者さんから、看護基準の中の何番の何と決められている薬をやれと、三日間の薬を出せと言われればそういうふうに出しましたし、注射もこれとこれと言われればそうやってました。

そういうマニュアルがあって、医師の指導によって診療行為をしてきたと。

はい。

同時に、足寄町からも保健婦として委嘱されていたと。

そうです。

その当時は二つの仕事を一緒にやっていたと。

そうです。

診療所での注射の方法ですが、この場合は、たとえば病気の人が来て、注射を打つ人がいた場合に、同じ注射器で連続して注射を打つということはあるんですか。

裁判所

いいえ、ありません。

予防接種のときは同じ注射器、同じ注射針で何人も打つわけですけれども、診療所ではどうしてしないんですか。

診療所というのは治療をする場所なもんですから、まず一人一人必ず器具を替えてやるというのが原則で、そのとおりやっておりました。

たとえば、兄弟で風邪引いたということで来た場合に、同じ症状であると、マニュアルによると注射を打ちなさいということになると、同じ注射器に二人分入れてポンポンと打つというようなことはしなかったんですか。

しなかったです。

それはどうしてなんですか。

健康な人の予防接種のときと病人ということでは取扱いが違っていたというふうに考えますが。

それはどこで覚えられたことですか。

治療するというのは病院の行為ですので。

裁判所

そういうふうな指導はどこでされたんですか。

北見の日赤病院の見習い看護婦時代にそういう習性というのを学んで、そのとおりやっておりました。

それも当然なことなわけですか。

そうです。

もうそれは予防接種とは全く違う行為であるというふうにお考えになってるわけですか。

はい。

今日は函館からいらしてこうやって証言されてるわけなんですけれども、このように証言されようと思われたのはどういう理由なんですか。

私は厚生省の方針、保健所の方針、そして町とかの予防接種の事業ということで参加してまじめにやってきたんですけれども、こういう予防接種による連続した注射器で注射したことによって肝炎が出たというふうに知らされたときにはほんとにびっくりしましたし。

裁判長認印

事件の表示　平成元年ワ第一〇四四号

証　人　調　書

（この調書は、第一四回口頭弁論調書と一体となるものである。）

期　日　平成七年三月九日午後一時三〇分

氏　名　[redacted]

年　齢　五六年

職　業　公務員

住　所　[redacted]

裁判長は、宣誓の趣旨を告げ、証人がうそを言った場合の罰を注意し、別紙宣誓書を読み上げさせてその誓いをさせた。

原本番号	平成四年民第一三四号の五

速記録

平成七年三月九日

第一四回口頭弁論

事件番号	平成元年ワ第一〇四四号	証人氏名	[redacted]

原告代理人（佐藤太）

現在、あなたは、どこでどういうお仕事をされておりますか。

早来町役場で保健係長をやっております。

当然、保健婦さんの資格はお持ちなんですね。

はい、持っております。

保健婦さんになるためには、何か試験を受けて、資格を取得するということになりますか。

はい、そうです。

国家試験でしょうか。

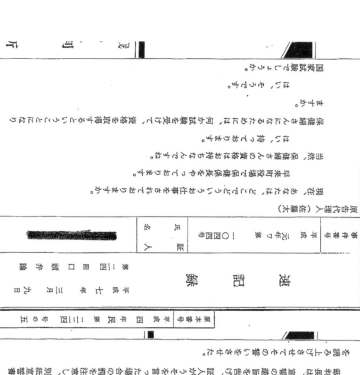

はい。

予防接種の台帳というのがありましたね。

はい。

それから、母子手帳に押す、予防接種を受けたということを証明する印鑑みたいなものはありましたか。

ありました。

どういうものでしたか。

標津町長とか書いた一センチくらいの四角の木彫りの印なんですけれども。

予防接種を受けたら、母子手帳にその印鑑を押すわけですね。

そうです。

種痘のときは、注射器ではなくて、今度はメスになるんですね。

そうです。

メスはメスとして、別な入れ物に入ってくるんですか。

メスを入れる特別の入れ物がありませんので、注射器を入れるのと同じ入

14

れ物だったと思います。

川北地区の集会所でやるのは、受ける人は学童ではなくて、一般の乳幼児ということになりますね。

はい、そうです。

大体、どのくらいの人数やってましたか。

一つの会場で十二、三人から二〇人くらい、二〇人もいないかもしれません。

大体、一日三、四か所回ると、七、八十人くらいの人に接種を行うということになりますか。

はい。二〇人というのは、会場が割合大きいところですので、一日に八〇人までは接種しませんでした。

具体的な接種の方法をお聞きいたしますが、最初に言われた二種混合は、注射器でワクチンを注射するということになるんですね。

そうです。

15

先ほど、注射器は二本用意するというふうにおっしゃいましたね。

はい。

何 cc の注射器であったか、記憶ありますか。

二種混合の場合は、五 cc の注射器を使っていたと思います。

一人に接種するワクチンの量というのは、何 cc なんですか。

一期の一回目の方は、〇・五 cc です。

二期以降になると、増えるんですか。

二期ではなくて、一期の二回目から量が増えました。

〇・五 cc で、五 cc の注射筒だと、一〇人分入るということになりますね。

はい。

実際も、一〇人ぐらいに一つの注射筒で打っていたんでしょうか。

そのつもりで詰めるんですけれども、実際には、途中で液が少し漏れたりなんかいたしますし、途中で暴れた子供さんがいて、針が外れてしまったりすることもありますので、トータルにいたしますと、七、八人ということになります。

ワクチンは、あらかじめ詰めておくんですか。それとも、会場で詰めるんですか。

会場で詰めます。

注射器を二本持ってきますと、さっきの計算だと、二本で一五人ぐらい打てるということになりますよね。

はい。

そういうやり方なんですか。それとも、一本ワクチンを入れて、それが打ち終わったらまた同じ注射器にワクチンを入れるというやり方なんですか、どっちなんですか。

できるだけ、使い始めた注射器はそのまま使います。床に落とすとか口が欠けるとか、そういうようなことがあったら困るので、予備というような意味で一本は取っておきまして、何も事故がなければ、一本の注射筒で、針だけ取り替えて、ワクチンを吸い取って、また次の方にするというやり方をしました。

そうすると、十四、五人いますと、七、八人打って、針を取り替えて新しい針を付けて、ワクチンをまた五cc入れて、それで、また七、八人打つというやり方なんですね。

そういうやり方をいたしました。

乳幼児ですので、学童みたくずらっと並ばせてというやり方ではないんですね。

はい。

お母さんが抱いて、並んでもらうと。

そうです。

二種混合の場合は、どこに打つんですか。

上腕の外側です。

そうすると、そこをまず消毒することになりますね。

はい。

消毒はだれがやりましたか。

赤ちゃんの場合、私が自分でやりました。

そうすると、まず消毒をして、それからワクチンを打つということになるわけですね。

そうです。

打つときに、何か特別の工夫みたいなものはあるんですか。

工夫というのはありませんけれども、子供さんが暴れますので、お母さんに体を固定していただいて、私がしっかりと左手で皮膚が緊迫するようにお子さんの腕を握って、そうすると、痛みもないし安心もするので、そして、右手で注射をするというやり方です。

一回消毒をして、ワクチンを注射して、終わりますね。終わったら、針とか注射器はどうするんですか。

終わる前に、針をお子さんの腕にさしたときに、血管の中にワクチンを入れては大変ですので、血管に針が入ってないことを確認するために、ピストンを軽く引くということを必ずやっておりました。

ピストンというのは中に入っている。

内側の筒です。

それをいったん引くわけですか。

はい。

血管の中に入っていると、どうなるんですか。

血液がワクチンのところに逆流してくるので、それで確認するんです。

針が血管の中に入っていて、血液が注射筒の中に入ってくるということが確認されたら、どうするんですか。

針の先の深さとか、ちょっとずらして、もう一度引いてみます。

そして、もう一度血管の中に入ってないことを確認して、打つということになるんですね。

そうです。

それで、終わったら、針はどうするんですか。

終わりましたら、針は注射筒に付いたまま、テーブルの上の酒精綿の上とか、そういうところに置きまして、そして、お子さんに注射の針のあとの

揉み方を教えてあげたりして、それで終わりです。

そうすると、血液が入ったまま、今度は注射器が横にあるということになりますね。

はい。

血管の中に入らないでそのまま打つという場合もあるでしょうけれども、たまたま血管の中に入って、引いた結果、血液が注射器の中に入ると、ワクチンの中に混ざっているということになりますね。

はい。

そういう場合は、そのワクチンは捨てるんですか、捨てないんですか。

捨てません。

そうすると、捨てないで、次の人にそのワクチンを注射するということになりますか。

そうです。多少戻った血液の入ったワクチンは、大概は、戻した元の人にまた注入されるわけですけど、ピストンに入っているワクチンの中に、一回血液は少し入ってしまうわけですね。それでも捨てません。

それで次の人に打つわけですね。

　そうです。

それは、どうしてですか。今から考えると、血液が入ったままワクチンを使用するというのは、いろいろな感染の点で問題があるんじゃないかと思うんですが、その当時は特にそういったことは問題とされていなかったんですか。

　私たちが注射をするときに、とにかく清潔に、感染から守らなければいけない、安全な状況で予防接種をしなくてはいけないというふうに一生懸命考えてやっていたのは、外界にあるいろいろな雑菌を注射したりしないようにしなくてはいけないと、そのことは清潔とか不潔とかですごく気を遣っていたんです。ですから、アルコールで消毒しない皮膚はとても汚いけれども、いったん消毒した人の皮膚の裏側にある血液とか、そういうものは不潔なものだというふうには考えなかったんです。

そうすると、血液がワクチンの中に入っても、取り立てて問題にするような不潔なものではないという考え方なんですね。

　はい。

そういうやり方で、一つの注射器の中にワクチンを入れて、十二、三人の人に連続して打って、いったん終わると針をふいて、また次の人の上腕部を消毒して、また打つということの繰り返しなんですね。

　はい。

針なんですけど、針の中には管がありますよね。

　はい。

酒精綿で上からふいても、針の中の管の中には血液が入っているということは考えられませんか。

　外側だけ一生懸命なでていましたけど、中のことはあんまり考えませんでした。

例えば、血液が入っていても、ワクチンをいったんぴゅっと出すと、管の中に入っている血液が外に出るんじゃないかと思うんですけれども、そういうことはしませんでしたか。

はい、今考えれば、当然すべきだと思いますけれども、そのときは、ピストンの中に空気が入っていたら、空気を入れたら困るので、空気だけは針の根元のところまで戻していましたけれども、洗う意味でワクチンをぴゅっと飛ばすというようなことはしません。

種痘なんですけど、種痘に使う器具としては、メスと痘苗というのが必要になりますね。

はい。

メスは、何本くらい用意していくんですか。

メスは、二本です。

これも、さっき聞いた注射筒と同じで、大体終わるまで一本で使い続けるわけですか。

そうですね。

一本は、落としたとか、そういうときのための予備ですね。

あとは、子供がちょっと来て触っちゃったとか。

メスというのは、どんな形をしているか分かりますか。

一辺が五ミリくらいのひし形になっておりまして、一二センチくらいの柄が付いていて、ひし形の先のところの二辺が刃になっているというものです。

それを図にかいてください。

（証人は本速記録末尾添付の図面を作成した）

ひし形の上の二辺が刃になっているわけですね。

そうです。

刃の部分で、皮膚を切開すると。

刃のクロスしている先端の部分で。

痘苗は、何に入っているんですか。

痘苗そのものは、細いガラスの管に入っております。

何人分入っておりますか。

余り厳密じゃないんですけど、五人前後、五人よりもう少し。

それを、どこかに空けるんですか。

そうです。

どういうものに空けるんでしょうか。

シャーレと言っていいんでしょうか、顕微鏡に使うプレパラートのような形をしたガラスの板で、真ん中がちょっと丸くくぼんでいる。

横の長さが何センチくらいあるんですか。

横の長さが六、七センチくらい。

幅は。

幅が二センチ半くらい。

厚さは。

厚さは、五ミリくらいでしょうか。

その真ん中にへこみがあるんですか。

そうです。うすのように。

上から見たときと横から見たときの図をちょっとかいてもらえますか。

26

（証人は本速記録末尾添付図面に記入した）

丸印でかいた部分が、要するに、へこんでいると。

くぼんでいるところです。

横から見たらどうなりますか。

（証人は右図面に記入した）こういうふうになっていたと思います。

この図のようになっていた。

はい。

縦と横は何センチか書いてもらえますか。

（証人は右図面に記入した）

真ん中のへこみは、直系が一・五センチくらい。

はい。

そのへこんだ部分に、痘苗をガラスの管の中から空けるということになるんですね。

そうです。

人数分、全部一遍に空けちゃうんですか。

27

会場を見渡して、大まかな人数を見て、そして、空けました。

その用意ができて、いよいよ接種に掛かりますね。

はい。

消毒は、証人がやったんですか。

種痘の場合には、アルコールでふいた後、よくその部分を乾かさなくちゃいけないので、早く、補助の衛生係の方がふいてくれました。

証人が直接消毒して接種するんじゃなくて、衛生係の人が消毒をして、乾くのを待って、接種をすると。

はい。皮膚消毒はそういうことです。それと、種痘の場合は、注射と違いまして、皮膚を切ったり痘苗を塗ったりするのに一人に要する時間が掛かりますので、介助の人が準備をしてくれるという形を取っておりました。

それは、一回何か所も回らなくちゃいけないから、一人でやっていると大変だという意味もあったわけですね。

時間が掛かるからです。

それで、消毒した部分が乾いたら、今度は、証人が痘苗を塗って、接種をするということになるんですね。

そうです。

どういうふうに塗って、接種をするんですか。

皮下注射のときと同じなんですけれども、お子さんの腕を裏側からしっかりと握って、そして、メスでシャーレから痘苗を取りまして、二か所の場合には二か所、一個の場合は一か所ですけれども、痘苗をすくって、皮膚に塗り付けまして、一辺が五ミリくらいのバッテン印に皮膚を切ります。そして、切り終わったら、さっきかきましたけど、メスの背中のところで、切ったところに痘苗がまんべんなく行き渡るようになでて、それで終わりです。

当然、皮膚を切りますので、血液がにじんできたり、出たりするということはあるんですね。

はい。にじむくらいで済めばいいんですけれども、小さいお子さんが動いたりして、ちょっと深く切り過ぎちゃったり、私は下手ですから、よくそういうことは。

そういうときになったら、どういう手当をするんですか。

あんまりだらだらと流れるほどは出ませんけれども、それでもそのときは酒精綿でふいてあげるわけにはいかないので、乾くまでほかを汚さないように、綿をあげて、そこはふかないようにして、乾くまで待ってもらいました。

そうすると、メスに血液が付くということがありますね。

はい。

一回終わると、そのメスは酒精綿でふくんですか。

酒精綿でふきます。

血液は取れちゃうわけですね。

取れちゃいます。

そうすると、さっきかいてもらった、痘苗を入れたところに血液が付くなんてこと

はないんですか。

左手でお子さんの腕をしっかり動かないように握っているわけで、右手だけでメスを使うんですけれども、動いたり逃げたりなんかしていて、塗った痘苗が乾いちゃってから切っちゃうというようなことがあって、ちょっと足りないなと思うことがありますね。それから、ここに切ろうと思って痘苗を塗った部分以外のところを切っちゃう、ちょっとずれて切っちゃうというようなこともありまして、切ったところに痘苗をたっぷり付けてあげなくちゃ痂瘡は付かないですよね。それで、右手でもう一度ちょっと追加をして塗ってあげるというようなことはやりましたから、メスに血液が付いたものをシャーレの痘苗の中に入れるということはありましたね。

そうすると、いったん切って、失敗したりして、メスに血液が付いたまま、追加の痘苗を塗るために、メスを痘苗の中に入れるという現象ですね。

そうです。

量としては少ないかもしれないけれども、痘苗の中に血液が混じるという現象も発

生するわけですね。

少し大げさに言うと、そういうことになります。

例えば、痘苗が真っ赤になるということではないんでしょうけど、やっぱり血液が混じるということはあり得るわけですね。

はい。それと、何しろ、泣き叫んでいる子供さんと、それを必死で押さえるお母さんと、私も未熟でしたので、結構ぼおっとなりながら必死にやっている状況なので、血液を中に付けるなんていう意識はこちらにはありませんけれども、私はあんまり上手じゃなかったもんですから、よくそういうことはやりました。

今おっしゃった、種痘のときの血液が痘苗の中に混じるというようなことは、川北でやっただけじゃなくて、その後もそういうことというのはほかの地域でもあなた自身が経験したことですか。

広島町とか。

そういうところでもそういう現象はあったわけ。

はい。

川北地区では、二種混合と種痘のことをお聞きしましたけれども、あとツベルクリン反応とか、ＢＣＧなんかもおやりになったわけですね。

やりました。

これも陳述書に書かれてますけれども、その後、広島町でやったような方法、注射筒も針も取り替えないで連続して使っていたという実態は変わりありませんか。

変わりありません。

三九年に、当時の広島村、現在で言うと広島町ですか、そこに保健婦さんとして赴任しましたね。

はい。

ここでは、町の保健婦さんですので、学校での予防接種も担当するということになりますね。

加えて、そうです。

学校での学童に対する予防接種と一般の乳幼児に対する予防接種と。

裁判所

そうです。

例えば、学校で予防接種をするということになると、どのくらいの人数をやりましたか。

ッ反・BCGですと、私は、広島村でも三六号線沿いの小さい地域を担当しておりまして、そこの学童の数は少なかったので、一五〇人前後です。

一五〇人の学童に、例えば、ッ反をやるというんだったら、時間はどのくらい掛かりますか。

準備は抜かして、接種し始めてから終わるまで、一時間掛からないと思いました。

すると、学童ですから、学校の先生がいて、体育館だとか大きな教室で、ずっと並ばせて順次接種をしていくというやり方なんですか。

そうです。

接種の注射筒だとか針だとかは、今度は、御自分で消毒して持っていくんでしょうか。それとも、だれかが用意をして持ってくるんですか。

34

裁判所

町の保健婦になりましてからは、私が自分で消毒をしていきました。

例えば、ッ反の場合、一五〇人の学童に接種をするというときには、注射筒は何本くらい持っていくんですか。

十二、三本くらいかなと思います。

ッ反のときに使う注射筒は、何ccのものを使うんですか。

二ccのを使いました。

検甲第三号証を示す

今言われた二ccの注射器というのは、検甲第三号証の注射器ですか。

これです。

内筒が群青色になったものですね。

はい。

検甲第二号証を示す

これは、何に使った針か記憶ありますか。

あります。

35

何ですか。

　　ツベルクリン反応検査です。

そうすると、検甲第三号証の注射筒に検甲第二号証の注射針を付けて、接種をするということですね。

　　そうです。

注射筒は二ccですが、ツベルクリン反応の場合には、接種量は一人何ccなんですか。

　　〇・一ccです。

二ccですと、計算上は二〇人打てることになりますね。

　　はい。

実際は二〇人も打てないんですか。

　　二〇人は打てないです。

何人くらい打つんですか。

　　十五、六人、どうかすると二〇人打てるときがあるかもしれませんけれども、平均して、計算するときには十五、六人というふうに。

それで、ツベルクリンの液は、あらかじめ詰めていくんですか。それとも、会場で詰めるんですか。

　　会場で詰めます。溶かして。

溶かすというのは、何か溶解するわけですね。

　　そうです。粉と溶解用のアンプルと別々にセットになったものです。

会場で、例えば一五〇人だったら一〇本くらいの注射筒が必要になりますね。

　　はい。

注射筒を用意していって、その中に全部ツベルクリンの液を詰めると、いよいよ接種を始めるということになるんですね。

　　そうです。子供が並ぶ前に、大体詰めて待っているということです。

接種のし方は、消毒をして、並ばせて、次から次へと打っていくというやり方ですか。

　　流れ作業のように。

すると、消毒はほかの人がやるわけですね。

そうです。担任の先生のこともありますし、役場の衛生係の人のこともあ
りますす。

一人に打ちますね。

はい。

打った後は、針は、さっきお聞きしたように、酒精綿でふいたりするんですか。

ツ反の場合、ふきません。持ったままです。

持ったままというのは、右手に注射器を持って。

左手で、はい次と言って次の人が来たら、もう消毒されているので、その
まま打ちました。終わったら次の人をぱっとやるというか。

そうすると、持ったまま十四、五人は次から次へと打つということですね。一人が
終わったら、針をふくなんていうことはしないわけですね。

ちょっと子供さんが途絶える、機嫌だとか言って順番に来なかったりする
場合には、はい次とか言いながら、ふいたりはしてました。

酒精綿でふくことはあるけれども、ちゃんと並んで。

次々来た場合には、ふかないです。

ツ反の場合は、皮下注射じゃなくて、皮内注射ということになりますか。

はい。

そうすると、表皮と真皮の間に注射の液を入れるということになりますね。

そうです。

先ほど、二種混合のときに聞いたように、血管に入るということはないんですね。

血管に入ることはありません。

そうすると、血管に入ったかどうかを確認するのに、ピストンを引くなんてことは
ないんですね。

そういうことはしません。

だけど、一応、表皮と真皮の間に針を入れるので、針の管の中に血液が入るなんて
こともあり得るんですかね。

あり得ますね。特に、学童の場合は、皮膚が柔らかく、皮下組織と皮膚と
がゆとりがありますので、皮内注射はやりやすいんですけれども、乳幼児

の場合は、ぴったりくっついているので、上手に皮内にするというのは大変難しいと思います。

そうすると、ちょっと間に入っちゃって、血液が針の中に入るということもあり得るわけね。

　あり得ます。

広島町では、インフルエンザの予防接種をやったこともありますか。

　はい、やりました。

インフルエンザですから、別段、子供だとか乳幼児に限定されているわけじゃないんですね。

　いえ、特に保育園とか小中学生を重点にいたしました。そのほかに、一般もやりました。

そうすると、大人もインフルエンザの予防接種を受けるために会場に来るということがあるわけですね。

　来ておりました。

学童以外のインフルエンザの接種のときに、大人と乳幼児とでは接種量は当然違うと思うんですが、どうですか。

　違います。

例えば、乳幼児は何ccなんですか。

　乳児は〇・一、幼児は〇・二、小学生が〇・三、中学生が〇・五、大人も〇・五です。

接取量が違うということになると、インフルエンザの場合は、注射器は年齢に応じて別々なものを使うんですか。

　便宜的に。

便宜的というのは、どういうことですか。

　五ccの注射筒ですと、目盛りがラフですので、きっちりと〇・一とか〇・二というのを接種する目盛りになっておりませんので、小さい二ccの注射筒とかを少量接種する場合には使いました。

大人だとか中学生のときには、五ccの注射筒でも間に合うということですか。

はい。

そうすると、厳密にそういうふうに分けて注射筒を使うんですけれども、中には、ごちゃ混ぜになるということは考えられないんですか。

あります。

どういうことでごちゃ混ぜになるんですか。

詰めてある注射筒に残っているワクチンの量と、これから接種する人の数がありまして、最後になって、大人をずっとしてきたけれども、ロスとかが出て、〇・五ccはないけれども、〇・二ccはあると、そこに一人の幼児が来たという場合にはそれをやっちゃうとか、小児用に二cc詰めてあったんだけれども、子供が来ないから、〇・五残っているから大人にしちゃうとか、そういうやりくりはしょっちゅうやります。

最初の例で言うと、大人に打ってきて〇・二とか〇・三残って、その後、例えば、乳児が一人なり二人いれば、〇・一ですから二人ないし三人は打てるということになりますね。

はい。

はい。

そうすると、大人に使った注射器をそのまま乳児に使って打つということですね。

そういうこともありました。

インフルエンザは皮下注射ですか。

皮下注射です。

そうすると、二種混合のときに聞いたような、注射器の中に血液が入るということもあり得るわけですね。

そうですね。

そうすると、例えば、大人に打っていて、ピストンを引いて、ワクチンの中に血液が入ったまま〇・二とか〇・三残っていて、それを乳児に打つということもあり得るわけですね。

あり得ますね。

昭和四六年まで広島町におられたと思うんですが、その当時まで、予防接種に関して、保健所から、注射筒だとか針は一人ずつ替えなさいよというような指導を受け

表　半　所

たことはありますか。

ありません。少なくとも、そういう指導を受けたことを記憶はしていないです。

ほかの市町村などでやっていた予防接種の方法は、今あなたが証言された方法と全く同じというふうに伺ってよろしいですか。

札幌市とか、そういう大都市は分かりませんけれども、少なくとも、保健婦が接種している市町村では同じだと思います。

例えば、保健婦さんの集まりの中で、針とか注射筒は一人ずつ替えなきゃ駄目じゃないかという話題が出たというようなことはないんでしょうか。

四十三、四年ころとか、予防接種による事故が起きていたりしまして、保健婦が予防接種をするのではなくて、医師が予防接種をするような体制にしてほしいと。保健婦は安易にするべきではないというのかどうか分かりませんが、とにかく、医師が予防接種をするようになってほしいということで、しないようにしようということばかりが中心で、予防接種の正しい

やり方をしているかどうかというようなことを研修をしたり、内容について話し合ったりはしませんでした。

例えば、全道の保健婦さんが年に何回か集まって研修をするなんていう機会もあったんでしょうか。

ありました。

そういう機会に、今私がお聞きしたような、一人ずつ替えたほうがいいんじゃないかという話は全くされてなかったということですか。

されておりません。

予防接種実施規則というのがありますね。

はい。

これは、昭和三三年に、針を一人ずつ替えなきゃいかんというふうに変わったんですが、そのことは御存じでしたか。

全然知りませんでした。

いつ知った記憶がありますか。

裁　判　所

予防接種の実施規則とか、法律に基づいてやっていることは知っておりましたけれども、実際に規則とかを見たというのは、かなり後になって、早来町に勤めるようになってから自分自身で見ましたけれども、知りませんでした。

昭和五二年に早来町に勤務することになりましたね。

はい。

早来町でも、当初は予防接種を担当しておられたんですか。

はい、今も担当しております。

昭和四八年に苫小牧に行きましたね。

はい。

苫小牧でも、予防接種は担当されましたか。

担当しておりました。

苫小牧ですと、市ですから、学校なんかもやるということになると、かなりの人数を対象にやることになりますね。

はい。

大体、どのくらいの人数を担当してましたか。

苫小牧市は、学校の場合はものすごく人数が多くて、一二〇〇人とかいうところをやったりしておりましたので、教育委員会がやっておりまして、学校のほうはよく分かりませんが、私は、一般の乳幼児を担当しておりました。

一般の乳幼児で、どのくらいの人数をやったことがありますか。

毎月やるんですけれども、一回に三〇〇人以上。

その当時も、やはり先ほど証言されたような接種のやり方で、一人一人針だとか筒を替えるということはしてなかったわけですね。

はい。ただ、苫小牧市の場合は、医師がそこに同席はしておりました。

お医者さんは同席しているけれども、お医者さんが自分で接種をするということはあるんですか。

ありません。

昭和五二年に早来に行ってから、ＢＣＧの接種について保健所から何か指導が来たということがありますか。

はい、五二年ではなくて、もう少し後の五十三、四年だと思いますが、以前は、注射器で皮内に注射しておりましたＢＣＧが、管針と言うんですが、スタンプに変わったんです。管針に変わったのはもう少し早いですけれども、五四年くらいに保健所に来られた担当の予防課長から、連続で管針を使ってはいけません、絶対いけませんと、一人に一管で接種してくださいということをかなり強硬に指導された記憶があります。初めて指導されたというんで、強烈に覚えているんですが。

管針を使って、どういうふうにＢＣＧを接種するのかちょっと説明してもらえますか。まず消毒して、ワクチンを塗っちゃうわけですか。

種痘の場合と同じなんですけれども、生ワクチンですので、皮膚をよく乾かしたところに溶かしたＢＣＧ液をスポイトで落としまして、皮膚の面によく塗り付けて、直系径二センチちょっと切れるくらいのものに九本の針の付いている管で二個圧迫をして、その針の穴からワクチンが体内に入るようにするということです。

検甲第四号証を示す

ＢＣＧ経皮接種用管針というふうに書いてありますが、今言われた管針というのは、検甲第四号証ですか。

はい、そうです。

中に細い針が付いてますね。

はい。

これを押すわけですか。

強く押すんです。

そうすると、ワクチンが皮膚の中に入ると。それで接種を行うということなんですね。

はい。

これを、一人一個を厳密に守れということですか。

そうです。

それ以前は、この管針をどんなふうに使っていたんですか。連続して使っていたんですか。

連続して使っていることもありました。厳密に一人一個というのを守ってなかったんです。

それで、厳しく指導されたということなんですね。

そうです。

そのとき言われた一人一個を厳密に守れというのは、どういうことだから厳密にやれというふうに言われたんですか。

針を通して、前の子供から次の子供へ感染すると言うんですね。

だから、一人一個を厳密に守れということですか。

はい。

そのとき、これこれこういう病気が感染するとか、こういう疾患が感染するんですよということは具体的に言われましたか。

具体的に覚えていないんです。

例えば、B型肝炎だとか。

それは、ありません。

それは、言われたことはない。

はい。

BCGについては、厳密に一人一個でやるようになったわけですね。

そうです。

そのときに、証人は、ほかの予防接種について、その方法を何か変えるとか変えないとかということについて考えたことがありませんか。

考えました。

何を考えましたか。

先ほども言いましたけれども、感染から受診者を守るということは、細菌感染をさせないことだというふうに思っていて、アルコールでふけば大丈夫だというふうに思っていたところが、根本的にそうじゃなくて、血液を

裁判所

通してウイルス感染というようなものが起こるのだということであれば、管針じゃなくても、注射針でも同じではないかということで、そんなに危険なものであれば、私たちの実施している一針で連続使用というのもやめるべきではないかというふうに思いました。

それで、そのときに、予防接種実施規則なんかを見られたことがあるということなんですか。

そのときも、よくは見ませんでした。きちんとは。本当に恥ずかしいと思います。

そういうふうに考えて、あなたは、どうされましたか。

まず、そのことを役場の内部で提案いたしました。

どういうふうにしようというふうに提案したんですか。

五十四、五年になりますと、それまで、ガラスの注射管を自分たちできちんと煮沸消毒をして現地へ持っていっていたんですけれども、ディスポーザブルの注射筒が出回ってきておりまして、注射筒はそれを使っておりましたけれども、針も一人一針にしようということで、針だけは自分たちでたくさん消毒をしていって、現地で人数分注射筒に針を付けて、ワクチンを詰めて、接種しようということにしたんです。

そうすると、例えば、一五〇人が予防接種をするということになれば、ディスポーザブルの注射筒を一五〇個用意する、針も一五〇個用意する、針は捨てないで、終わったら外してもう一回消毒して使うけれども、ともかく針と筒は一人一個というふうにしようと、そういう提案なんですね。

そうです。

そういう提案をして、すぐ実現できましたか。

いえ、すぐは、なかなかできませんでした。

例えば、予防接種にかかわっていたお医者さんなんかは、どんなことをおっしゃっていたんですか。

お医者さんは、もったいないわよと。

もったいないというのは、何がもったいないんですか。

裁判所

一人一箇でどんどん捨てちゃうのはもったいないと。

町のほうは、どんな考えだったんですか。

町のほうは、お医者さんがそうでなければ駄目だというふうに言われれば簡単になるんですけれども、お医者さんがそうじゃないのに、もったいないわよとおっしゃっているのに、私どもが替えたほうがいいと言っても、それはそのほうがいいかもしれないけれども、やっぱり予算がなかなか認められないということで、一年か二年、通りませんでした。
一、二年後に、結局は、あなたの考えている提案が通ったということになるんですか。
そうです。

当時、注射筒は一本幾らしましたか。

多分、針が付かないで二十二、三円だったと思います。

その当時、昭和五十四、五年になるんですかね。
五十五、六年でしょうか。

その当時、早来町で予防接種に使う注射筒は、年間で何本くらい必要だったんですか。

五〇〇〇本です。

それは、対象になる人数を計算していけば、大体分かりますね。

そうです。

五〇〇〇本で、一本二十二、三円だと、一一万円くらいですか。

そうですね。

そのくらいの予算で、一人一針一筒ができたということになるんですね。

そうですね。

五六年でそれをやってから後は、ずっと一人一針一筒でずっと続いているということになるわけですか。

そうです。

ほかの市町村で、ディスポーザブル※の注射器とか注射針というようなのが予防接種に使われるようになったのはいつぐらいのことか、認識ありますか。

大体同じところだと思いますが。薬屋さんが売りに来るんですよ。各市町村に回って歩きますから、大体同じころ、周辺で使い始めました。

そうすると、逆に言うと、それまでは大体どこでも連続して筒とか針が使われていたということになりますね。

はい。筒は、一針一筒になったのは、早来は、周辺では二、三年早いと思います。

現在では、予防接種における注射の針だとか筒の連続使用が、B型肝炎とかC型肝炎の感染経路の重要な一つとして挙げられていますね。これについては、御存じですか。

知っております。

現実には、あなたが長年にわたって予防接種で連続使用をやってきたわけですけれども、御自分がやられたことと、B型肝炎とかC型肝炎の感染経路の一つとして予防接種の針とか筒の連続使用が挙げられていることについて、何か考えておられることがありますか。

はい、あります。

どういうことですか。

病気を防ぐためには、予防接種を多くの人に安全にしなくてはならないというふうに思いまして、それをするために一生懸命やってきたにもかかわらず、自分が無知だったために、こんなにまんえんしちゃったために、自分もその中に一つ加担しているということは、それも原因だというふうに伺ったときには、何て言っていいか分からない気持ちになりました。私は、北大病院で看護婦の実習とかいたしまして、そのときには、本当に厳格に一針一筒、隣の人に同じ針で注射をするなんてできないような中で実習をさせてもらったにもかかわらず、なぜ予防接種だったら連続していいと思っていたのかということを、本当に自分を責めたいというか、そういう気持ちがあります。それが一つと、もう一つは、保健所が一言指導をしてくれると、やり方は全部変えられるということがありまして、予防接種の具体的な実施の指導の責任ある保健所が、予防接種に関して実態を知っていな

がら、　とんど関与されなかったということ　ついで、本当に残念だった
なと思うんです。管針について、一人一管を守れというふうに言われたの
も、これは結核の予防接種だから保健所が関与されたのかなと後で思うん
ですけれども、予防接種全般に関して、保健所はほとんど関心を持ってい
ただけなかったということが残念だなというふうに今になって思います。

保健所のことを言われましたけれども、厚生省とか国の立場でも、やっぱりあなた
が今言ったような、予防接種のやり方について、もっと規則に従ったような指導を
してもらったら、こんなことにはならなかったんじゃないかというお考えですか。

はい。私は、厚生省とか国とか道の具体的な指導というか、現場の実施機
関が保健所だと思いますので、保健所がやってくれたらよかったというふ
うに思っております。

札幌地方裁判所

裁判所速記官 [redacted]

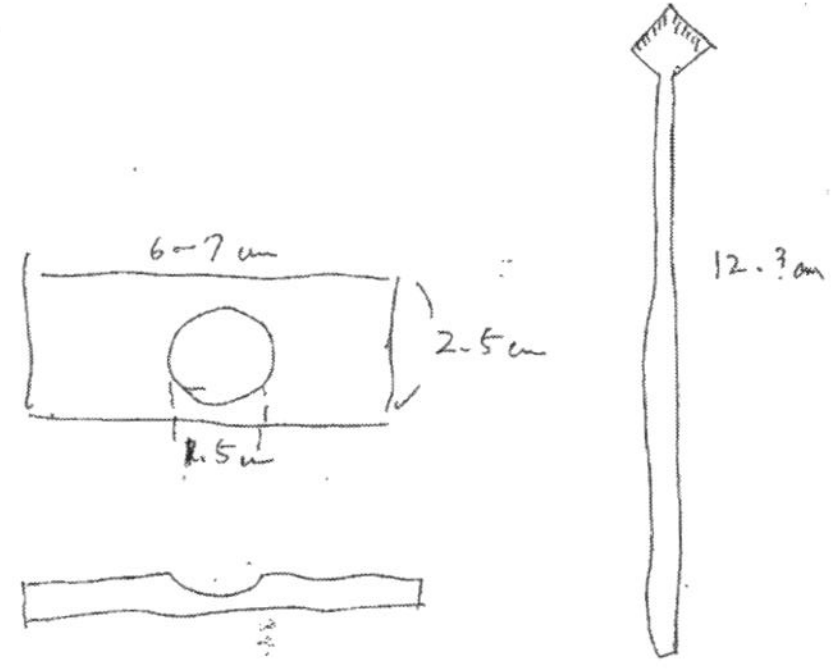

~~1995~~
平成7年3月9日

[redacted]

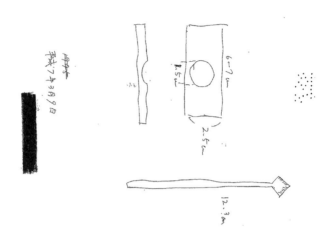

外からビタミンを与える際に期待される効果とは比較にならない。なぜなら、細胞内にすでに存在するATPに比べて、与える量は、補充というにはあまりにも少ないからである。

四、上記以外の非特異的な作用。たとえば、ATPが細胞膜機能に変化をきたし、二次的に細胞内代謝過程に影響することによる作用。内分泌系とくに副腎の機能、自律神経系を介して現わす作用などである。

〔文献〕

1) 宮坂光夫ら：綜合臨床, 12, 2008, 1963より引用.
2) 北谷節子：日薬理誌, 58, 478, 1962.
3) 藤田宏吉：日薬理誌, 50, 173, 183, 1954.
4) 中尾真, 中尾順子：生体の科学, 11, 181, 1960.

(横浜市立大教授 伊藤 宏)

医事法制

診療所休止の場合の手続

〔問〕 診療所を開設及び管理している保険医が一身上の都合で約一年間位休診し、一年後診療を再開する場合について、如何なる手続が必要か。また、この手続きをしなかった場合の罰則。（高知 I生）

〔答〕 医療法の規定によれば、診療所の開設者がその診療所を休止した場合には、一〇日以内に診療所所在地の都道府県知事に届け出なければならないことになっている(医療法第九条第一項)。従って、お尋ねの場合の如く一年間位休診し、同時に診療所も休止しようというのであれば、当該診療所の休止届けを診療所所在地を管轄する保健所を通じて、都道府県知事に提出する必要がある。

届け出の様式については法令上は別段定めていないが、都道府県によっては、細則などで定めているところもあるので、詳細は保健所に尋ねられたい。

なお、この手続を怠った場合は五〇〇〇円以下の罰金に処せられる(医療法第七四条)。

また、本人が保険医である場合保険医の登録の抹消を求めようとする場合を除く外、特に届け出をする必要はない。

(厚生省医務局総務課 岡光序治)

予防接種の際の注射針取り換えの医学的根拠

〔問〕 予防接種事故の場合、たとえ無過失でも、注射針をとりかえない時は医師の責任を問われる。保健所では、スピロヘータパリーダの感染が考えられるというが、実際問題として、数年前までの接種によってもこのようなことは起こっていない。ただ一般感情としての不潔があるが、それのみでは法的根拠が充分でない。そこで、予防接種法にきめられてある、接種の際の注射針のとりかえの医学的根拠について。（東京 A生）

〔答〕 お尋ねのとおり、予防接種実施規則第三条第二号には「注射針、種痘針、乱刺針及び接種用さじは、被接種者ごとに取り換えなければならない」と明記されている。このような規則を定めているのは、接種の際に、注射針等が体液中の病原体に汚染され、他の者に対して感染の原因となることがあるからである。

この種の感染として、現在最も問題になっている疾患は、血清肝炎（Postvaccinal hepatitis）である。わが国において、予防接種による場合のみを取り上げた報告例は聞かないが、外国においてはいくつかの発生例が報告されている（Turner, R. H. et al.: Some clinical studies of acute hepatitis occurring in soldiers after inoculation with yellow fever vaccine with special considerations of severe attacks, Ann. Int. Med., 20, 193～218, 1944）。

これに対する最も確実な予防法は、被接種者ごとに注射針を取り換えることである。なお、一部諸外国においては、すでに使い捨て（Disposal）の方法によっており、この方法は、今後ますます普及していくものと思われる。

（厚生省公衆衛生局防疫課）

法律

無給医は憲法二七条違反か

〔問〕 国立大学病院に働いている、所謂「無給医」は、その正規の職員ではないので、国家公務員法による規定があてはまらないと考えてよいと思うが、労基法の適用も直ちには受けられない（本誌二三七一号本欄）とすると、日本国憲法二七条に違反とならないか。（東京 K生）

〔答〕 所謂「無給医」なるものについては、その具体的な実情を正確には把握していないので、一般的に知りうる範囲、つまり、伝聞的な情報をもとにしての回答であることをまずお断りしておく。

いわゆる無給医なるものの法律的な地位を検討するにあたっては、それを基礎づけている無給医契約なるものの法的な性質を検討しなければならない。

無給医契約とは、形式的に理解すれば、病院管理者ないし設置者と医師免許者との間で、当該病院の指揮監督のもとに医療労務を無償で提供し、診療行為に従事することを約した契約ということができる。

ところで、御質問は、このような立場にある無給医について、特別な保護法がないとすれば、憲法二七条違反ではないかというものである。

憲法二七条二項は、「賃金、労働時間、休息その他勤労条件に関する基準は、法律でこれを定める」と規定されている。この規定は、「勤労条件に関する基準」とあることからもお分りのように、勤労者に関するものであり、勤労者についてはその勤労条件に関する基準が必ず法律で定められていなければならない趣旨である。

したがって、勤労者でありながら、その労働条件の最低基準を定めた法律の適用のない者が一人でもいたとすれば、それは憲法違反になる。

そこで、仮に、無給医が勤労者であって、しかもその労働条件を規制する法律がないとすれば、憲法二七条違反となる。

そこで、無給医がここでいう勤労者か否かということが問題となる。ここでいう勤労者とは何かについて、憲法の右の規定に従って設けられた労働基準法は、「この法律で労働者とは、職業の種類を問わず…事業又は事務所に使用される者で、賃金を支払われる者をいう」（九条）として、憲法の勤労者（すなわち労働者）の定義をしている。

無給医は、病院管理者等の指揮命令に従って診療労務に従事しているという点では、他人との間に使用従属関係に立って労務に服していると考えられるので、右の「使用される者」に該当すると思われるが、その労務に対して報酬が支払われていないわけであるから、右の「賃金を支払われる者」には該当しない（注—憲法二八条の団結権等の主体としての勤労者には、賃金を現に支払われていなくても、これらの労務を提供して生活するしか方途のない者も含むが）ので、憲法二七条の対象となる勤労者にはならず、従って、それらの労働条件を定める法律がなくても憲法違反とはいえないということになる。

しかしながら、これは前述したとおり、形式的な理解をすればの話であり、実態は果してそのようなものであるか若干疑問がある。すなわち、賃金というのは、現実に金銭で支払われるもののみに限られることなく、労働との対価関係において使用者が提供する利益の供与も広く含むものと解されており、営業設備を使用することによって利益を得ている場合は、その設備利用利益が賃金であると解されている（昭二二・一二・二六、経過しても一例も再感染していない。これに対して、不活化ワクチンと弱毒生ワクチン併用の場合には、その防禦力はやや低く八五%にとどまる。この成績からみるならば、反応が強いということをのぞけば、弱毒生ワクチン単独の方がその予防効果が確実であるということが出来る。

次に抗体調査の成績では、弱毒生ワクチン単独の場合も、不活化ワクチンと弱毒生ワクチン併用何れの場合も、その抗体の高さは接種一、二年後より四～七年後の方がその平均値が高いことが明らかにされた。このことは、明らかに自然麻疹の不顕性感染によって抗体の増強が行なわれていることを示している。この成績は米国での本土の成績とよく一致し、太平洋上の孤島住民の成績と異なっている。

以上の成績から、筆者は現在の段階では麻疹弱毒生ワクチンでは確実に take すれば、特に再接種の必要はないと考えているが、将来ワクチンが普及して麻疹ウイルスが地域社会から全くなくなってしまった場合（ちょうど太平洋上の孤島のように）は、現在の天然痘予防のための種痘のように、生後一年位に一度接種したら、学令時にもう一度行なってその免疫を強化するといった方法がとられなければならないであろう。

現在種痘を強制接種することの可否がいろいろと論ぜられているが、予防接種は、その地域社会のその予防の対策である病気の疫学像の変化をも考えて計画をたてるべきであり、そしてその対策も永久不変という形のものであってはならないと考えるべきであろう。

（国立予研部長　宍戸　亮）

破傷風トキソイド使用上の問題点

〔問〕本誌第二三二二号の「破傷風予防接種の法制化と医師の責任」によると、受傷当時は沈降トキソイドの注射で予防し得るとのことであるが、このトキソイドは、一度使用したら必ずその日のうちに使用することとなっており、一瓶二〇ml中二ml使うだけで残りを使用しない場合は放棄しなければならないのか、千葉大桜井信夫助教授に。（三重　N生）

〔答〕「このトキソイドは、一度使用したら必ずその日のうちに使用すること」とは、どこのメーカー品の「使用上の注意」であるのかわからないが、一般に一度使用に供した予防液は短時間に使用しつくすことが望まれている。

それは、予防液というものは免疫抗体を産生させるためのものであり、抗原抗体結合物は、程度の差こそあれ、細胞障害作用を有する。それゆえ、抗原抗体反応が関与するトキソイド注射部位は、不純物の混入により膿瘍を形成しやすい。予防液を注射するための注射器は、乾熱又は高圧滅菌したものを使用することが理想的であるが、まだ一般には、特に集団接種の際には、煮沸滅菌したものが使用される場合が多いと考えられている。したがって、バイアルから予防液を吸引する際に、非病原性の雑菌を混入することが予想される。トキソイド中の一万倍マサイオレートはあくまで防腐剤で、混入してきた雑菌を死滅させる力はない。次回の吸引で、このような雑菌が注射部位に混入せしめられると、膿瘍を形成しやすいわけである。

そこで、このような事故を防ぐ意味で、バイアル中で雑菌が増殖しないうちに「必ずその日のうちに使用せよ」と指示してあるものと考える。それ以外に有効期間内のトキソイドを二〇ml中二mlだけ使用した場合にも廃棄させようとする根拠は見当らない。質問者に対して放棄せよともするなとも私は言えない。

私の場合、トキソイド接種は必ず高圧滅菌後乾燥保存してある注射器を使用し、トキソイドがバイアル中にある限り、有効期間内は使用している。非免疫者の受傷時のトキソイド接種の効果については、研究者によって意見を異にしているが、この際は通常の免疫効果に期待するのではなく、一次的にはトキソイドそれ自体の有する早期防禦効果に、二次的には続いて産生される免疫効果に期待するものであり、したがって受傷時の接種量は通常の場合より多い。質問者が、残りのトキソイドを廃棄することなく、非免疫の受傷者への大量接種を続けられることを、私としては希望している。

（千葉大学助教授　桜井信夫）

予防接種における注射針交換の医学的根拠

〔問〕予防接種の際、各人毎に注射針を取りかえるべきことは、その実施規則に明記されているし、常識的にも必要性は理解されるが、その医学的根拠として文献があれば二、三。また予研学友会編「日本のワクチン」三三五頁に山下章氏が針による血清肝炎の感染の実例のあることを述べているので、外国文献と共にこのことについても。（長野　M生）

〔答〕予防接種の際、注射針、種痘針、多圧針及び接種用さじは被接種者ごとに取り換えなければならないことは、ご指摘のとおり予防接種実施規則第三条第二項に記されている。注射針等を被接種者の一人一人ごとに取り換えなければならないという趣旨は、昭和四一年六月一六日衛発第四二〇号各都道府県知事・各政令市市長あて公衆衛生局長通知「予防接種事故に関する責任の所在について」のなかの別紙(2)(回答)の(2)の①に示されているように、「主として注射針が伝染性病原体の感染の媒体となるのを防ぐためのもの」であることは言うまでもない。

ご質問の、各人毎に注射針を取り換えるべき必要性の医学的根拠としての文献をということであるが、私どもが探し得た範囲では見あたらない。また、防疫課へ入った事故報告例のなかにも該当するものはない。ただ、ご指摘の「日本のワクチン」（国立予防衛生研究所学友会編）三三五頁に記載されている「針による血清肝炎の感染例」については、山下章博士が書かれたものに、国立予防衛生研究所黒川正身博士が注釈を加えられたもので、その根拠としては、黒川博士からお聞きしたところ、W.H.O. Technical Report Series, 1964, No. 285, "W.H.O. Expert Committee on Hepatitis, Second Report" の第一〇頁から引用したものであるということである。

なお、注射針等を被接種者の一人一人ごとに取り換えなかったために事故が生じた場合の責任の所在は、大まかにいって実施主体である市町村が被接種者の一人一人ごとに取り換えるのに必要な注射針等を用意しないで医師が取り換えることが出来なかった場合と、用意されていたのに医師が取り換えなかった場合とがあるが、前者の場合は市町村及び医師の過失が問われ、後者の場合は医師のみの過失が問われるものと思われる。

（厚生省防疫課　伊田八洲雄）

薬学・薬品

臓器製剤・乾燥血漿と防腐剤添加の有無

〔問〕臓器抽出剤であるマスチゲン、スメニン、パロチン、プレホルモン及び乾燥血漿の注射液には防腐剤が使用されているか。（福岡　Z生）

〔答〕マスチゲン注（日本臓器）はすでに昭和四一年四月に製造、発売を中止されており、現在マスチゲンB_{12}注が市販されている。マスチゲンB_{12}注射液には防腐剤は入っていない。スメニンコーワ、スメニンコーワ(強)注射液とも防腐剤は入っていない。パロチン（帝

昭和 46 年 8 月 23 日
科学技術庁長官官房総務課（庁議資料）「第 1075 回（配布資料）※昭和４６年度特別研究促進調整費による「動力補装具等の開発に関する総合研究」、「技術教育訓練に関する情報システムの研究」、「血清肝炎の成因治療、予防に関する特別研究」について＜件名外＞」

昭和 46 年度特別研究促進調査費による血清肝炎の成因、治療、予防に関する特別研究
昭和 46 年 8 月　科学技術庁研究調査局
Ⅰ研究の趣旨
血清肝炎は、一般的に患者に対する輸血、血漿成分の輸注、注射器等の汚染による、いわゆる非経口感染によるウイルス性肝炎であるといわれ、慢性肝炎、肝硬変等の重大な肝障害に移行することも稀ではない。
血清肝炎の発生状況としては、昭和 35 年度頃より多発しはじめ、大きな社会問題とさえなったが、昭和 39 年 8 月閣議決定により、供血制度として売血制度から献血制度に移行するとの方針が実行されるとともに、血清肝炎の発生頻度は低下の傾向を示した。しかしながら、現在なお、約 20%の頻度で血清肝炎が発生していることは、国民の医療対策上憂慮すべき問題である。
血清肝炎に関して、従前から講ぜられてきた予防対策としては、輸血制度の改善の他、研究開発の面では、良質の供血源を選択するために行うスクリーニングの方法に関する検討を中心に各方面で続けられてきたが、その結果、血清肝炎患者の血清中にオーストラリア抗原と呼ばれる抗原物質が検出され、この抗原と血清肝炎との強い結びつきが明らかになってきた。本年 4 月に開催された日本輸血学会においては、「血清肝炎患者の発生数を減らすためには、輸血用血液に対するオーストラリア抗原の検索を行うべきである」旨の血液関係部門に対する要請を決議した。また、FDA(米国)では、本年 1 月肝炎関連抗体の診断薬基準を制定した。
このような情勢にかんがみ、わが国としても、血清肝炎に対する防止対策を早急に確立する必要があり、このため本特別研究では、オーストラリア抗原の本能を究明し、血清肝炎の発生との関連性を追求するとともに、血清肝炎の診断、治療、予防方法に関して、疫学、臨床的、ウイルス学的、血清学的な面から調査研究を行うべきである。

この破格の発見も多く、かつ頻度も増加している。Smith（1950）は、大動脈から出る一本の動脈によって心筋全体が血液供給を受けるものを single coronary artery と名付け、解剖学的に次の三群に分類している。

（1）単冠状動脈が正常の右、あるいは左冠状動脈の走行に沿うもの

（2）大動脈から出た一本の冠状動脈がただちに二分して、正常の右、および左冠状動脈と同じ走行をとるもの

（3）正常の冠状動脈の走行をとらずに、複雑な心奇形を伴うもの

この単冠状動脈の発生原因は不明である。しかし冠状動脈の原基は先天的に一個宛あるとされており、あるいはその位置的異常によるものと考えられる。Robert ら（1947）は感染、栓塞などが原因で、一方の原基の発達が停止してしまうと報告している。単冠状動脈は他の心血管の破格を伴うこともあり、また、大動脈弁の数が異常なものに多いとも報告されている。

三、正常血行路としての冠血管系以外に、冠血管系と心腔との間の交通路として、心細小静脈、動脈心腔血管および心筋類静脈洞がある。

（1）細小心静脈（Vv. cordis minimae）：これは冠静脈あるいは冠毛細血管の静脈側末梢から直接心腔内に入る血管で、その管壁は筋層を欠くか発達が弱い。心腔内での開口部は円形あるいはスリット状の孔であり、数や部位は変化するが、通常左右の心房および心室に開き、特に心房壁や心房中隔壁に多い。

（2）動脈心腔血管：冠動脈より毛細血管を通らず、曲折した走行をとって直接心腔と交通する血管で、直径一〇〇〜一〇〇〇μで心房、心室（特に右室）に開口する。

（3）心筋類静脈洞：冠動脈から分枝した動脈類静脈洞血管は漸次中膜、外膜を失い、心筋類静脈洞に移行する。この類静脈洞は一層の内皮細膜に蔽われた薄い壁を持ち、心筋深層に存在し、曲折した走行をとって心内腔に開口する。

以上の三つの血管開口部には文献的にも弁は存在していないようであり、今後の調査にまたねばならない。

（久留米大教授　竹重順夫）

公衆衛生

集団予防接種時の注射薬と器具の取扱い

〔問〕　注射に際し、一人毎に別の注射器で注射することは医学常識となっているが、その多数に予防接種をする場合には、その実施規則または通達により二ml以下の注射器を使用すべきこと、注射針は各人ごとに取換えるべきことが要求されている。しかし、注射針を取換える際に、針中に逆流した組織液がさらに針中を逆流して注射器ノズルを汚染し、HB抗原を伝播するため注射器、針共各人ごとに取換えるべきことが、Sir Graham S. Wilson: The Hazards of Immunization, p. 124, 1967. に Hughes はじめ幾つかの文献をあげて記載されている。

ところで、HB抗原について問題になっている折柄、この点について如何に対処すればよいか（上田市では、今年度から筒、針共に一回使用で捨てることを実施しているが、針またはその接続部での注射液の浪費が多く、Disposable Syringe は、この目的に合うよう改造しなくてはならないと思われる）。（長野　M生）

〔答〕　ご指摘の質問に対しお答えする手順として、多数の対象を同時に処理する予防接種（以下集団接種という）の場合の注射用具とワクチンのロスについて考えてみる。

予防接種実施要領および実施規則によれば、「注射器は二ml以下のものを用意し、注射針は被接種者ごとに取換えること」になっていることはご説のとおりである。さらに同法には「接種用具の滅菌は乾熱、高圧蒸気、または煮沸による」とされているが、現代の医学では煮沸は滅菌と考えていないし、厚生省保健情報課の見解も、現代医学で滅菌ずみとして使用を認められている器具であればかまわない、としているので、二ml前後の Disposable Syringe を使用して一人一針で接種すれば、現行の法的約束を満たしているものと考えられる。

ワクチンのロス分については、バイアルからワクチンを吸上げる時のロスと、一人一針で針交換を行う場合のロスとがある。

一般に注射剤の容量は、日本薬局方（第八改正）により「表示量よりやや過量で、表示量を注射するに足りる量」とされ、その過量分についてワクチンのような流動性液体については、〇・五以下のもの〇・一、〇・五を超え一・〇以下のもの〇・一……（中略）、五を超え一〇以下のもの〇・五（各ml）と規定している。

ワクチンメーカーはこの方に従って一〇ml表示のバイアルには一〇・五mlのワクチンが実在するよう製造しているわけである。

しかしワクチンの場合は一〇・〇mlバイアルのものを予防接種法で定められた一回量ずつ使用するわけで、一〇・〇ml表示内容を一度に吸引して使用するわけではないから、一〇・〇mlの糖液などと同じ過量分しか含んでいないということは、ユーザーとしては多少不満がある。しかしいずれにしても、〇・五〜一・〇mlのワクチンを注射器に準備するためには、〇・一mlの過量分が必要であることは日本薬局方が認めているわけである。

次に、集団接種時に一人一針で行う場合の針交換等によるロスについては、われわれの集計によれば二分の一針を使用すると、〇・〇九〜〇・一mlになる（東京都医師会雑誌第二三巻第二号拙著）。

そこでご質問のワクチン浪費分については以上を合算すると、二ml注射筒を使用し二〜三人に接種しても一人につき〇・二ml近くなるわけで、一人一筒、一針で Disposable Syringe を使用すれば、さらに過量になるものと推定される。

ちなみに仁丹テルモ（株）によれば、その製品テルモディスポーザブル注射針 23G×1 およびテルモシリンジ二・五mlを使用した場合、シリンジおよび針内に残る液量はそれぞれ〇・〇四五三mlおよび〇・〇四二四ml（平均値）で合計〇・〇八七mlになるとしている。

なお B. S. I. では、二mlシリンジおよび 23G×1 注射針の残存液量はそれぞれ〇・〇七mlとされており、合計〇・一四ml以下ならば規格にかなっていることになる。

最後に、一人一筒一針の必要性については、ご指摘のごとく英国の文献に記載があるが、HB抗原の感染様式については学説も決定的でなく、特に Asymptomatic Carrier からの感染についてはウ

イルス量の問題もからめて可能性を少なく考えるむきもあるので、われわれの予防接種センターでも集団接種の場合には、二ml以下の注射筒により一人一針で接種を行い、一回使用した注射筒は再度ワクチンを吸上げないことですませている。この方法で現在まで重大な Syringe-transmitted disease は起きていないように思っている。

なお、集団接種の時に起こった Serum Hepatitis の症例は、本邦では報告されていないように思うが、上田市のように集団接種に際して筒、針とも一回使用で廃棄することがベストであることは、論をまたないところである。

（渋谷区医師会予防接種センター所長　村瀬敏郎）

セイタカアワダチソウの功罪

〔問〕セイタカアワダチソウは花粉が喘息の原因になるというので、地方自治体によっては撲滅運動を展開しているが、一方、姫路学院女子短大の室井綽教授によれば、喘息の原因になるどころか排ガスを浄化したりカドミ汚染土壌からカドミウムを吸収するなど、むしろ有益草であるとの説もあるが如何か。（大阪　G生）

〔答〕セイタカアワダチソウ（一名セイタカアキノキリンソウ）Solidago altissima LINNE（キク科）と喘息並びにカドミウム汚染土浄化の件につきお答えする。

セイタカアワダチソウの花粉と喘息に関する論文は今のところ見当らないが、「花粉」という雑誌二号（一九七二年）に三木順一博士（兵庫県神崎郡福崎町の開業医）の所説があるので次に紹介すると

「一年間で喘息のもっとも多いのは八月下旬から九月末までであり、ほぼブタクサの開花期が八月二五日から九月三〇日までと一致するが、セイタカアワダチソウの花期は一〇月五日頃からすべて四〇日間であり、この両草の間に花期のズレが一週間ある。一〇月に入ると喘息の患者は少なく、花粉もブタクサは植物体に触れても、空中花粉の研究論文を見てもよく飛散することが知られているが、セイタカアワダチソウは多少花粉粒が粘着性であり、ブタクサほどには飛ばないという。播州地方でもっとも群生している東加古川駅付近に長らく開業している開業医の友人に、この草の開花期に特に喘息が多いか、また近年増加したかどうかを聞いてみたが九月よりも少ないということであった」

としている。

さて、カドミウムの吸収についてであるが、環境庁で昭和四七年度から「重金属特異吸収植物検索研究」を行っているが、それによるとセイタカアワダチソウがもっとも多く土中からカドミウムを吸収することが明らかになった。

調査地は福島県磐梯地域（寒地）、群馬県安中地域（中間地）、福岡県大牟田地区（暖地）を選んでいるが、何れもカドミウム汚染地ばかりで、農家から汚染田を借り受けて(1)カドミウムの吸収の多い植物は何か、(2)カドミウムに強いものは何か、(3)反対に弱いものは何か、の三項目について調査した。その結果、吸収力の強いのはセイタカアワダチソウで、汚染土壌中のカドミウム吸収割合は年間一〇・五一%、つづいてコンフリーの〇・七二%、その他はとるに足らない数であった。

セイタカアワダチソウの効用については、セイタカアワダチソウの未だ萌芽しない時に地下茎を掘りつくすと、去年までセイタカアワダチソウに抑えられて発芽できなかった八種類の雑草が一斉に生えたという。もっとも多いのは書草と知られる花粉症の代表ブタクサで、被度率は八%、ヨモギ二%、その他ツユクサなど六種が生えた由（市河三喜博士の京都における実験例による）。

なお、姫路学院女子短期大学紀要第二号（一九七五年）には室井綽氏のセイタカアワダチソウに関する所説がある。

（木村雄四郎）

医事法制

診療拒否の当否

〔問〕以前、医師に対して恐喝（例えば治療上ミスがあって告訴する等）あるいは脅迫・暴言等を吐いた者が、治療または往診等を依頼してきた場合、これを拒否できるか。拒否した場合、医師法その他の法律に抵触するか。このような場合、医師のとるべき態度を。（広島　Y生）

〔答〕結論を先に述べることにするが、以前ただ一回ご指摘のような事実があったとしても、それを理由に診療を拒否することは、許されないものといわざるをえない。これを敢えて行えば、医師法一九条一項所定の「応招義務違反」の問題が発生する惧れが多分にあると思う。その理由は次のとおりである。

まず、特段の事由のない限り、人には進歩発達がある筈である。以前好ましからざる性癖を有した者であっても、数年ならずしていわゆる人が変ったように変化する者も決して少なくない。以前何等かの理由により、医師に対し暴言を吐き、脅迫的言辞を弄し、さらに恐喝行為に出たような人であっても、そのままその性格を保持していると断じることは行き過ぎだと思う。それを理由に診療を拒否することは、却って一種の挑戦と誤解され、相手方の理由なき敵がい心を駆り立てることになる惧れがある。それよりも、平常心を維持し、他の一般の人に対する同様の態度と心理状態をもって、診療に従事することが肝要であると思う。けだし、当面医師の診療の対象は、その者の病気だけであってそれ以外のものではないからである。

もちろん私も、診療に当り、医師が泥酔者その他の患者によって危害を被り、脅迫的言辞に悩まされることが少なくないことを知っており、有効適切な対策の樹立に努力しているものであるが、しかし、お尋ねの場合は、①数年前の出来事であること、②ただ一回発生しただけであること、③「診療上ミスがあった場合は告訴する」というように、それほど悪質なものとは考えられないこと、等を綜合考量すると、冒頭に摘示したように結論せざるをえないわけである。したがってまた、①そのようなことが常時発生している、②大した病気でもないのに嫌がらせに来院している、③他の来院患者に大きな迷惑を及ぼしているといったような事実があれば、結論を異にすることはいうまでもない。

以上のとおりであるから、お尋ねの文面の上からは、右のようにお答えするのが適切妥当なやり方だと信ずるが、実際上は言語に絶するものがあり、身辺の危険その他の不安がある場合には、この事

○予防接種の実施について

（昭和五十一年九月十四日衛発第七百二十六号）
（厚生省公衆衛生局長から各都道府県知事あて）

改正　昭和五一年一一月　八日衛発第八九七号
　　　昭和五二年　八月二九日衛発第六七八号

予防接種法及び結核予防法の一部を改正する法律及び関係政省令の施行については、昭和五十一年九月十四日厚生省発衛第百七十六号厚生事務次官通知及び昭和五十一年九月十四日衛発第七百二十五号本職通知により通知されたところであるが、予防接種の実施については、次の事項を了知の上、具体的運営に当たられたい。

記

第一　実施計画の策定等

予防接種を効果的に実施するためには、各種伝染病の発生状況、免疫保有状況、予防接種の効果及び副反応等に関する情報を収集、処理、還元する機能を持つサーベイランス体制を整備強化するとともに、サーベイランスによつて得られた情報を基盤として地域の特性を十分に考慮する必要がある。これらを踏まえ、予防接種の実施計画の策定に当たつては、医療機関、学校等からの情報及び各種の検査情報のほか地域の諸条件を勘案しつつ立案するとともに、予防接種の実施を担当する医師の協力を得ることができるよう地域医師会等とも十分に協議して、予防接種の円滑な実施ができる体制の整備を図ること。

第二　定期の予防接種

今回の法改正により定期の期間は政令で定めることとなり、期間の延長が図られているが、これは単に当該期間の範囲内において予防接種を実施すれば足りるとする趣旨ではなくて、医学的に最適と考えられる期間に完了することが望ましいものであり、疾患等により最適期間における接種ができなかつた対象者について、若干の期間延長を行い、免疫を与える機会を確保するために設定したものである。従つて、予防接種の実施に当たつては、別紙「予防接種実施要領」に示された当該予防接種の最適期間に接種を完了するよう努めること。

第三　種痘の実施

痘そうは、現在、世界的にみて特定の地域にのみ流行が限局され、他国への侵入も認められず、その根絶計画は近い将来において達成されるものと予想されている。

世界保健機構（ＷＨＯ）の勧告（千九百七十六年五月）を検討した結果、わが国においても、昭和五十一年六月二十八日衛発第五一四号により、外国からの来航者に対する痘そうの予防接種の国際証明書の提示について、本年七月十一日以降大幅に変更したところである。

今回の予防接種法の改正に伴い、昭和五十一年政令第百五十九号により痘そうほか三疾病をとりあえず定期の予防接種の対象疾病として定めたが、種痘の実施は慎重な取扱いが必要と考えられるので、予防接種法に基づく種痘に関しては、当面は緊急時に行う臨時の予防接種の実施体制を備えつつ、国際情勢の推移を見守るものとすること。

第四　百日せきの予防接種

　百日せきは、乳児期にり患すると死亡の原因となることがあるのみでなく、母子免疫も期待できないので、早期に免疫を与えることが有効である。

　患者の発生が増加している地域においては、できるだけ予防接種を行うことが望ましいが、その実施に当たつては、各都道府県において、関係機関及び地域医師会等の学識経験者をもつて組織するサーベイランス体制を整備し、百日せきの発生状況、免疫保有状況等をは握し、一律に画一的に実施することなく、地域特性等を考慮し、適切な予防接種計画を策定して円滑な実施のできる体制を備えたうえで実施に移る必要があること。

第五　予防接種実施要領

　予防接種法に規定する予防接種の実施に当たつては、同法及びこれに基づく政省令の定めるところによるほか、別紙「予防接種実施要領」によることとすること。

第六　通知の廃止

　昭和三十四年一月二十一日衛発第三十二号本職通知「予防接種の実施方法について」は廃止すること。

別紙

　予防接種実施要領

第一　共通的事項

1　予防接種台帳

(1)　市町村長（東京都の区の存する区域にあつては、特別区長）は、予防接種の対象者について、あらかじめ住民票にもとづき様式第一の予防接種台帳を作成すること。ただし、住民票によりがたいときは、これにかわる他の方法によつて差し支えないこと。

　なお、実費徴収を行おうとする場合においては、被接種者又はその保護者について、実費徴収基準のいずれの区分に該当するかを調査の上、その旨記載すること。

(2)　都道府県知事は、予防接種法（以下「法」という。）第六条又は第九条の規定により自ら臨時の予防接種を行うときは、当該予防接種の対象者について様式第一により予防接種台帳を作成すること。

(3)　予防接種台帳は、当該予防接種台帳に記載された被接種者に対する予防接種が完了した日から、五年間保存すること。

2　接種対象者に対する通知

(1)　予防接種を行う際には、予防接種法施行規則（以下「施行規則」という。）第五条の規定による公告を行うほか、あらかじめ施行規則第六条により個々の接種対象者に対して、予防接種の種類、予防接種を受ける期日及び場所、禁忌事項、個別接種に協力する医師その他必要事項が十分周知されるよう、通知、回覧等の方法により適当な措置をとること。

(2)　接種対象者に対する通知を行う際には、母子手帳の持参、費用等も併せて周知させること。

(3) 接種前にあらかじめ接種対象者又はその保護者に対して、次の事項を周知徹底せしめること。

ア　接種対象者の健康状態の良好な時に接種を受けること。

イ　禁忌に関する注意事項。

ウ　接種前日は入浴し、接種当日は清潔な肌着を着用すること。

エ　接種対象者が乳幼児等の場合には、できるだけその保護者が接種場所に同行すること。

3　集団接種又は検診の場所

(1) 予防接種又は検診を行う場所の選定に当たつては、次の点に配慮すること。

ア　交通の便利な位置にあること。

イ　接種予定人員に応じた広さを有すること。

ウ　採光、換気等に十分な窓の広さ、照明設備等を有する清潔な場所であり、冬期には十分な暖房設備を備えていること。

エ　冷蔵庫等の接種液の貯蔵設備を有するか、又は接種液の貯蔵場所から短時間で搬入できる位置にあること。

(2) 二種類以上の予防接種を同時に行う場合（混合ワクチンによる予防接種は一種類とみなす。）には、それぞれの予防接種の場所が明りように区別され、かつ、混乱の起こらないような設備のなされていることが必要であること。

4　接種液

(1) 接種液の使用前には、必ず、国家検定に合格したことを示す検定証紙の有無、標示された接種液の種類、有効期限を確認し、異常な混濁、着色、異物の混入その他の異常がないかどうかを点検すること。

(2) 注射器にいつたん注入した接種液はもちろんのこと、いつたん封を切つた容器の残液もこれを再び貯蔵して次回の接種に用いてはならないこと。

(3) 接種液の貯蔵は、それぞれの生物学的製剤基準の定めるところによらなければならないが、その方法としては、必ず所定の温度が保たれていることを温度計によつて確認できる冷蔵庫等を使用すること。

経口生ポリオワクチンは原則としてディープフリーザー中に保存し、所定の貯蔵条件を維持すること。

なお、痘そうワクチン及び経口生ポリオワクチン以外の接種液は凍らせないように注意すること。

5　接種用具等の整備

(1) 接種用具等（特に注射針、接種用さじ、体温計等多数必要とするもの）は、市町村長が購入の上整備しておくこと。

(2) 注射器は、二cc以下のものとすること。ただし、他の予防接種に使用したものは使用しないこと。

(3) 注射針、注射器、接種用さじ等の接種用具はディスポーザブルのものを使用して差し支えないこと。

(4) 接種用具等の滅菌はできるだけ煮沸以外の方法によること。

6 実施計画の作成

予防接種の実施計画の作成に当たつては、地域医師会等と十分協議するものとし、特に個々の予防接種がゆとりをもつて行われるような人員の配置を考慮すること。医師に関しては、予診の時間を含めて医師一人を含む一班が一時間に対象とする人員が種痘では八十人程度、種痘以外の予防接種では百人程度となることを目安として計画することが望ましいこと。

なお、禁忌に該当するかどうかの判定が困難な場合の一般的な処理方針等についてもあらかじめ決定しておくことが望ましいこと。

7 予防接種の実施に従事する者

(1) 接種を行う者は、医師に限ること。多人数を対象として予防接種を行う場合には、医師を中心とし、これに看護婦、保健婦等の補助者二名以上及び事務従事者若干名を配して班を編成し、それぞれの処理する業務の範囲をあらかじめ明確に定めておくこと。

(2) 都道府県知事又は市町村長は、予防接種の実施に当たつては、あらかじめ予防接種の実施に従事する者、特に医師に対して、実施計画の大要を説明し、予防接種の種類、対象、関係法令等を熟知させること。

(3) 班を編成して実施する際には、班の中心となる医師は、あらかじめ班員の分担する業務について必要な指示及び注意を行い、各班員は指示された事項以外は独断で行わないようにすること。

8 接種対象者の確認

(1) 接種前に、接種該当者であることを証する書類（例えば、当該予防接種の通知書、母子手帳、米穀通帳、社会保険の被保険者証等）の提示を求めるなど適当な方法により当該予防接種を受けるべき者であることを確認すること。

(2) 転居、居住地不明等のため、予防接種台帳に記載されていない者については、予防接種を受けるべき者であることを母子手帳の提示、本人等の申立等により確認の上台帳に記載し、予防接種を行うこと。

9 予診及び禁忌

(1) 接種前に必ず予診を行うものとし、問診については、あらかじめ問診票を配布し、各項目について記載の上、これを接種の際に持参するよう指導すること。

(2) 体温はできるだけ自宅において測定し、問診票に記載するよう指導すること。

(3) 予診の結果異常が認められ、かつ、禁忌に該当するかどうかの判定が困難な者に対しては、原則として、当日は接種を行わず、必要がある場合は精密検診をうけるよう指示すること。

(4) 禁忌については、予防接種の種類により多少の差異のある白血球数、血沈および体温のなかで、二項目以上に増加および上昇が得られた際に、病巣性の可能性が大きくなってくる。このように扁桃が病巣であると疑われた場合には、手術的に摘出することは望ましく、その際に扁摘の時期が大切で、十分な検討を要さねばならない。本症例にみられるごとく、習慣性であればそれのみにても扁摘の適応となるし、十分な検査が必要である。むやみな抗生物質の乱用は生体にとって決して良いわけはない。

また扁桃培養によるα溶連菌は、猪教授の指摘されるごとく、対照群とほぼ同率の常在菌であるし、むしろ溶連菌を含めて他の細菌叢の同定と共に治療指針をきめる必要がある。

結局は、扁摘の適応にまで波及するのであるが、扁桃炎の予防は、日常における規則正しい生活と共にあらゆるストレスを避け、十分なる栄養・睡眠および運動という平凡な摂生がその条件となるのではなかろうか。

（札幌医大教授　形浦昭克）

公衆衛生

結核病棟における着衣のホルマリン消毒

【問】 結核病棟勤務の医師および看護婦の白衣、看護・予防衣の消毒について。現在は、不完全ではあるが密閉できる洋服ダンス様の容器内に一定量のエフゲン（焼石膏にホルマリンガスを二〇～二四%に吸着させたピンク色の顆粒）を入れ、中に白衣等をつるし、ホルマリンガスによる消毒を行っているが、左記について。

（一）ホルマリンの人体への影響。

（二）使用済エフゲンの処理。

（三）従来ホルマリンガスによる消毒で副作用はなかったが、有害とすればこれに代わるものを。

（京都　K生）

【答】 病棟勤務者の着衣類をエフゲンで消毒しているとのことであるが、これの殺菌効果は残念ながら良いとはいえない。エフゲンはホルマリンを石膏に一定量吸着させたもので、顆粒状である。ホルマリンであるから特有の臭気を放散する。臭気が強いといかにも消毒効果がありそうであるが、実際にはあまり期待できない。

ホルムアルデヒドガスやホルマリン水の利用はごく一般に使われる消毒法であるが、ガス体にするにはホルマリン水を加熱したり、過マンガン酸カリを添加してガス化し室内燻蒸や器具消毒に利用される。この場合は密閉して少なくとも一二時間以上二四時間は作用させる必要がある。一般にこのガスは物品の内部にまでは浸透しにくい。

したがって、最近のホルマリンガス消毒器は、密閉式に空間内空気を抜き、その後にホルムアルデヒドガスと水蒸気を送入して消毒する仕組みになっている。

また、ホルムアルデヒドは低温では効力がなく、温度を高くし、相対湿度も七〇%以上が必要である。ホルマリン水は内視鏡などの消毒に用いられるが、結核菌、細菌芽胞、カビ類には効果が劣るとされる。このようにもし確実な消毒効果を期待する場合は、ガスのときでも一定の作用濃度、温度、湿度を守る必要がある。仮に密閉できる木製容器があるとしても、エフゲンでの低濃度、平圧下ガス放散式の方法では消毒効果は低いものと思われる。

さて、ご質問の三点につき順に記してみたい。

（一）ホルマリンの人体への影響であるが、ここでは局方ホルマリンなどではなく、ホルムアルデヒドガスとして考えたい。このガスは皮膚、粘膜を刺激し、組織硬化作用には濃度による差があるとみられる。人体に対する許容濃度は日本産業衛生協会の許容濃度等の勧告（産業医学第一四巻五号、昭四七）によると、五ppm、六mg/m³（二五度C、一気圧）としている。

許容濃度というのは、労働者が有害物に暴露される場合に、有害物の空気中濃度がこの数値以下ならばほとんどすべての人に悪影響がみられぬ濃度を指している。また、通常の労働時間で肉体的に激しくない労働に従事する場合の一日の実労働時間についての平均濃度でもある。このため、毎日繰返されることがなく、短時間やむをえず高濃度有害物に暴露されねばならない作業に対しては、この数値は利用できない。

（二）使用済みエフゲンの処理は筆者には経験がないのでお答えしかねるが、適量のアンモニアで中和をはかってから廃棄するほかないように思う。

（三）ホルムアルデヒドガスとしては濃度が低いために問題はなかったともいえよう。

エフゲンによる方法以外には次の方法がある。白衣、予防衣は同じものを繰返し長期間エフゲン消毒をしながら使うことは考えられない。途中で洗濯に出すであろうから、一日間使ったらまとめてオートクレーブ滅菌させてそれから洗濯に出す。その上で必要数だけを出して使うようにしてはどうであろうか。筆者の手術室でも外科的結核症あるいは開放性結核症の手術をするが、手術終了の時点でまずオートクレーブにかけてから洗濯室におろして再生している。有機物汚染が著しいときには焼却処理もする。このほかの方法としては、不織布製着衣を採用して一回使い捨てにする方法である。しかしコストが高くつく。

いずれにしても、さして汚染が著しくなければ一日使用を限度にしてオートクレーブ、そして洗濯にまわすという方法がよい。汚染が著しい場合には一回ごとにおろして滅菌して洗濯する。滅菌が先で洗濯は後である。逆にすると交差感染の要因になるので危険である。

（東京医歯大助教授　古橋正吉）

集団予防接種の実施をめぐって

【問】 全生徒の定期予防接種（日脳・インフルエンザ等）は、一度に一〇〇〇人以上も注射しなければならないが、接種部位はどこが一番適当か。また注射針は各人毎に交換することが最良ではあるが、手数がかかるので注射筒毎に交換（五人に一回位）しているが、法規上問題になるか。

（滋賀　N生）

【答】 予防接種実施規則第五条第一項第五号に「予防接種は、原則として上腕伸側に行ない、……」とあり、また、同規則第二四条には「インフルエンザの予防接種は、……皮下に注射するものとし……」とある。さらに予防接種用の器具に関しては、同規則第三条第三項に、「注射針、接種針、多刺針および接種用さじは、被接種者ごとに取り換えねばならない」とある。

—したがって、インフルエンザの予防接種は、上腕伸側の皮下に被接種者ごとに注射針をとり換えて接種しなければならない。以上は原則論である。

日本の予防接種は、先進国には類を見ないといわれる集団接種方式をその基本としている。このため限られた費用で多人数に接種して、効率を上げるべく企図されていることは否めないが、安全性を犠牲にすることはもとより許されない。そこでこの安全性の最低限度の要請が予防接種実施規則であるとご承知頂きたい。

予防接種を実施することは重要であるが、予防接種を安全に実施することがさらに重要である。この目的のために実際に接種を行う先生方には予防接種の実施主体（市町村長、学校長など）にどしどしご提言を頂き、費用、時間等の制約があるとはいえ、仮にも設問のような事態に至らぬようご指導をお願いしたい。

（厚生省保健情報課 松村明仁）

Mg 摂取による体内のアチドージス移行

〔問〕 第二六六六号（五〇年五月三一日）本欄に玄米食とMg含有の多い調食を摂取していると体はアチドージスになるとの記載がある。一般に Ca, Mg, K, Na 等を含有する食物は体をアチドージスにしないと思っていたが、Mg のどのような作用によるものか、柳沢文正氏に。（静岡 M生）

〔答〕 食物として Mg が摂取された場合、そのときの電解質ならびにビタミン類に及ぼす影響については既に報告[1]している。その概要は食物として Mg が摂取されると、血清 Mg および Mg^{++} が増加し、これに伴って血清無機Pも増加する。しかし血清 Ca および Ca^{++} は低下する。Na と K はあまり著明な変化はない。これを生体内における体液から考察してみよう[2]。

体液は細胞内液と外液より成立っていて、外液は血液と組織間液である。Mg は細胞外液には微量存在するが、主として内液に含まれる。Ca は逆に内液には含まれず、外液のみに存在する。Na、K は内液、外液に含まれる。

疾病にかかると血清 Ca、Ca^{++} は低下する。特に慢性疾患に罹ると低下が著しく、逆に血清 Mg、Mg^{++} が増加する。これは細胞の老化、破壊により、Mg が内液より外液に滲出したものと考えられる。Mg が増加すると、これが燐酸酵素を賦活するので、無機Pが増加してくる。Ca と無機Pとは逆相関であるから、こうなると血清 Ca、Ca^{++} は低下が著しくなり、体はアチドージスに移行し、疾病を悪化させる。

糖尿病、ガン、高血圧などの慢性疾患はいずれも血清 Ca、Ca^{++} が低く、血清 Mg、Mg^{++} が高いアチドージス体質である。これに食物として Mg を多量に摂取することは、疾病を悪化させるだけである。

（柳澤文正）

〔文 献〕
1) 栄養化学, 38 : 47. 1966.
2) 東京都立衛生研究所研究年報, 23, 昭47

東洋医学

白血病の漢方療法

〔問〕 白血病の漢方療法について参考書も併せて。（愛媛 X生）

〔答〕 白血病という病名は漢方にはない。漢方においては、現在現われている病態を、総合的に症候群を観察して、その「証」に応じて適方を用いるということになる。

現代医学では白血病という病名を骨髄性とリンパ性に分け、それぞれ急性と慢性に分類している。急性の場合に現われる症候の主なものは、発熱、頭痛、歯齦出血、鼻血、眼底や皮下・腸、腎、脳等の出血が現われ、脾臓、肝肥大、リンパ線腫大、口臭、舌苔などが認められる。

慢性症になると皮膚は蒼白となり、貧血症候が著明、胸骨痛があり、しばしば発熱し、白血球が無制限に増加してくる難病の一つである。

これらの症候に従って、次のような処方を用いることが多い。

(1)急性症の初期、発熱、頭痛、出血、咽痛、口渇、リンパ腺や扁桃腺の腫大、肝臓や脾臓の腫大、舌苔が白または黄で、脈に力があって強く搏ち、頻数であればこれを実熱の証として、解熱と解毒の剤を与える。

〈加味犀角地黄湯〉

地黄五・〇 芍薬四・〇 犀角・当帰・牡丹皮各三・〇 黄連・黄芩各二・〇

右を一日量、水六〇〇ccを加え、煮て三〇〇ccとして滓を去り、二～三回に分け、食前一時間に温服する（以下同じ）。

(2)血虚型という病態は、出血が続き、熱が出て、心臓部が苦しく、手掌足心が熱く、口渇があって水を欲し、舌は紅色か褐色の苔がある。脈は沈んでいるか、細くて頻数である。治法としては陰（血）を滋し、熱をさまし、出血を止める方法を採り、育陰煎が用いられる。

〈育陰煎〉

石膏一〇・〇 熟地黄五・〇 麦門冬・知母・牛膝各三・〇

(3)気虚型という病態は、病状が進行して出血を繰返して貧血し、顔色蒼白、全身倦怠、精神気力弱く、食欲不振で、眩暈、動悸、手足無力で舌苔はなく、脈は細くて弱い。この類のものには、胃腸の働きを強め、元気を旺んにし、止血・増血の目的で、帰脾湯加減方を用いる。

〈帰脾湯〉

人参・白朮・茯苓・酸棗仁・竜眼肉各三・〇 黄耆・当帰各二・〇 遠志・大棗各一・五 木香・甘草各一・〇 乾生姜〇・七

慢性症に対しては、最もしばしばこの帰脾湯が用いられ、この方によって快方に向う症例がよくある。

筆者はこの帰脾湯、あるいは十全大補湯を用い、さらに牛黄丸と葉緑素製剤を併用させることにしている。牛黄（牛の胆石）は、赤血球や血色素を増加させる作用がある。

参考書として、白血病について記載されているものを挙げる。

①大塚・矢数・清水：漢方診療の実際、南山堂、絶版
②大塚、矢数、清水：漢方診療医典、南山堂、四二〇〇円
③中医学新編、上海人民出版社
④新編中医学概要、人民衛生出版社

（③、④は中国出版書籍取扱店にある。例えば、燎原書店＝東京都千代田区神田神保町一ノ一六など）

（東京医大薬師 矢数道明）

4．昭和63年2月20日日本医事新報NO. 3330 p136-7

公衆衛生

予防接種における一人一筒一針の必要性

〔問〕 注射でHBV媒介を防ぐには針だけ取り替えるのではなく、筒もその都度取り替えないと防ぎえない。このことはHughes（1946）が、筋肉内注射で針を外したノズルの先に赤血球を顕微鏡により確認し、注射直後針に逆流した組織液がここまで逆流することを証明している。しかしWilson（1967）はその著書で上記を引用しているものの理由は示さず、村瀬敏郎氏は第二六八七号本欄で、当時HBVの感染様式は学説未定、ウイルス量の問題もからめて可能性が少なく考える向きもあるとして、一筒一針の厳守には寛容であり、厚生省の予防接種実施要綱もこれに沿っている。その後、社会状況も変化し、学問データも集積したと思うが、現在採るべき方策について、欧米の実際や文献も併せて。 （長野 M生）

〔答〕 一人一筒の必要性について、ご質問に対して、第二六八七号（昭五〇・一〇・二五）本欄で回答したことはご指摘の通りである。しかし、HBVについては、この一〇年間に多くの知見が集積されたこともあり、再度考え直さなければならない時期にきている。

WHOの Weekly Epidemiological Record 13, November, 1987 No. 46がご質問に答える文献と思う。その内容は「英空軍の急性肝炎発病者八九五名の調査で、黄疸の出る一～二カ月あるいは四～五カ月前に注射を経験しているものが統計学的に有意に多かったこと。その注射がチフス、パラチフス、破傷風と黄熱ワクチン接種の際、多分量を入れた注射器を用いて針だけの交換によって行われたこと。別の動物実験データによっても、同一シリンジを使用した針だけの交換では、*Streptococcus Pneumoice* の感染が起こること。肉体的組織における生理的圧力を調べる実験によっても、同じシリンジを使えば針だけを交換しても *Shigella Flexneri* が培養されること」などを示して、安全な注射のためには、針の交換だけではなく、注射筒も交換するよう勧奨している。

三重大学の事故以来、HBV感染がマスコミの話題となり、医療社会も無反省に自己防衛を訴える中で、質問者の如く地域社会の健康に注目される姿勢は、高く評価したい。われわれの予防接種センターにおいても、六二年一一月以降一筒一針で接種を行うよう徹底させた。

なお、筆者は現在日本医師会の役員を務めているが、WHOの文献を踏まえて、厚生省に一人一筒一針の具現を申し入れていることを申し添える。

（渋谷区医師会予防接種センター所長 村瀬敏郎）

本ガイドラインの作製にあたっては，下記のメンバーの十分な検討を得たものである。

武見太郎	日本医師会長	
大谷藤郎	厚生省公衆衛生局長	
三橋昭男	前厚生省公衆衛生局難病対策課長	
長谷川慧重	厚生省公衆衛生局保健情報課長	
高井輝雄	厚生省公衆衛生局企画課課長補佐	
小林秀資	前厚生省医務局総務課課長補佐	
田敏次	東大医学部学部長：	厚生省肝炎研究連絡協議会長
中山昌作	日本医師会常任理事：	医師会関係 地域医療機関内肝炎対策検討会委員
徳永栄一	日赤中央血液センター所長 日赤技監：	血液事業関係
松橋直	国立予防衛生研究所部長：	免疫グロブリン研究班長
増子和郎	増子病院院長：	透析関係
松浦覚	兵庫県がんセンター副院長：	自治体病院関係
鈴木孝雄	東京都衛生局病院管理部副主幹：	病院管理関係
大林明	東京都立駒込病院感染症科部長：	都立病院関係
遠藤康夫	東大医学部講師：	肝炎研究連絡協議会事務局長
飯野四郎	東大医学部助手：	難治性の肝炎研究班事務局長
吉沢浩司	東京都臨床研室長：	肝炎と肝がんの関係に関する 研究班事務局長
下寛	浜松医大副学長：	疫学研究班長 B型肝炎研究班員
横内寛	国立長崎中央病院長：	肝炎と肝がんの関係に関する研究班長 国立病院関係・B型肝炎研究班員
原耕平	長崎大医学部教授：	B型肝炎研究班員
時光直樹	高山日赤病院長：	日赤病院関係 B型肝炎研究班員
小坂義種	三重大医学部助教授：	B型肝炎研究班員
高橋隆	北里研究所副部長：	B型肝炎研究班員
鈴木宏	山梨医大教授：	国立大学関係・難治性の肝炎研究班長 B型肝炎研究班員 ドラフト作成担当
三田村圭二	筑波大医学部講師：	B型肝炎研究班員・ドラフト作成担当
清水勝	東京都立駒込病院輸血科医長：	都立病院関係・B型肝炎研究班員 ドラフト作成担当
真弓忠	自治医大教授：	B型肝炎研究班員 ドラフト作成担当
西岡久寿彌	東京都臨床研副所長 WHO肝炎ウイルスセンター長：	WHO関係・B型肝炎研究班長 ドラフト作成担当

Ⅰ　緒　言

肝炎研究連絡協議会Ｂ型肝炎研究班（以下研究班）は，今迄のＢ型肝炎に関する研究成果をもととして，国民のＢ型肝炎克服のための実施段階に移行する緊急課題に焦点を合わせて研究を展開する目的で，昭和54年度に発足した。研究班は今迄の研究の科学的基盤を堅持しつつ，医療の現場，地域医療に密着して対策推進の当座の母体として機能し，以下の３項目を目標としてかかげている。

1. 医療機関内のＢ型肝炎感染予防対策
2. Ｂ型肝炎ウイルス保有者の実態調査と，その対策
3. 診断予防のためのＢ型肝炎ウイルス関連抗原抗体系の活用に関する開発及び検討

一般に感染症制御の段階は，

⑴原則の発見

⑵技術の開発普及

⑶実態調査

⑷対策樹立

の４段階からなる。

ウイルス肝炎の研究は，過去10年の間に⑴，⑵の段階において輝しい成果をあげ，さらに実態調査を展開し，その科学的根拠の上に立って感染予防，治療のための対策樹立の段階となっている。

一方全世界の人類を疾病から解放する大目的をかかげ，世界を通じての保健事業の推進指導をすすめているＷＨＯは，伝染病対策の重要な一環として，ウイルス病に取りくんでいる。すでに天然痘撲滅作戦に輝しい成果をあげ，さらに肝炎ウイルスについても，その本体と感染経路の実態が把握されるに従い，その撲滅対策を進めつつある。

ウイルス肝炎は，その実体が判明するにつれて，全人類の健康維持

のため，重要な問題であることが示されて来ている。

地球上におけるB型肝炎ウイルス（ＨＢウイルス）の保有者を，その調査協同研究をもとに示すと，表１の如く地球上に１億７千３百万人が存在しており，特にその3/4にあたる１億３千百万人がアジア，太洋州地域にいるのである。

表1. 地球上におけるＨＢウイルス保有者の分布

	推定人口（百万）	推定ＨＢウイルス保有者数（対全人口％）	保有者数（百万）	分布（％）
アフリカ	401	6	24	13.8
ヨーロッパ	473	1	5	2.9
北　米	237	0.5	1	0.6
中南米	324	0.6	2	1.2
アジア・太洋州	2,277	5.75	131	75.7
ソ　連	255	4	10	5.8
計	3,967	4.36	173	100.0

我が国はＨＢウイルス保有者の最も多い地域のまっ只中にあり，難治性肝炎研究班の長年の疫学調査によれば，国内の年間患者数は慢性肝炎30万人，肝硬変12万人で，そのそれぞれ１／３がＨＢウイルスによるものであり，肝癌は8,000人で，その半数以上がＨＢウイルスと関連している。急性肝炎は年間18万人，劇症肝炎は年間4,700人の発生がある。

実態調査の結果から明らかにされつつあるように，今やウイルス肝炎は国民病あるいはアジア病とさえ考えられている。このような疾患の制御は，個人衛生や家族衛生の立場のみでは実施できぬことは明らかで，特定病院や医療機関が単独で対策を実施しても，その効果は限局されたものである。さりとて，国としてあるいは全世界的な立場で

の実効性のある統一された対策を一挙に樹立することは極めて困難である。これに対し，一つの地域あるいは組織体が一体となって統一した対策を推進する時には，効果的な成果が期待される。

本研究班はその目標の第一項目である医療機関内のB型肝炎感染予防対策を実地に推進するために，以下のB型肝炎医療機関内感染対策ガイドラインを作製することにした。

我国ではすでに，国立大学，医師会，国立病院，日赤病院及び血液センター，東京都及び自治体の病院において積極的な対策の推進の機運があり，それぞれの地域あるいは組織体としてのめざましい対策推進の実務が進行している。

本ガイドラインはこれら関係各位の熱心な協力により，その十分な検討をもとに，我が国の肝炎撲滅作戦の移行処置として設定されるにいたったものである。各地域，及び各医療機関の実情にあわせて，このガイドラインが活用されることを願っている。

Ⅱ　肝炎ウイルスについて

病原体と感染経路が分からなかった過去に於いては，特に医療機関内感染により，あるいは劇症肝炎で殉職し，あるいは医療の本来業務の遂行不能，あるいは患者に対する不測の医療事故などの深刻な苦闘の経験がある。そして今や，これを制御することが可能となり，無用の恐怖と不安を除去し，適切な対策の実施可能な段階に到達している。

1. 肝炎ウイルスの種類と感染源

現在ウイルス肝炎の病原体として，A型肝炎ウイルス（ＨＡウイルス）とB型肝炎ウイルス（ＨＢウイルス）が認められているが，更に未知の非A非B型肝炎ウイルス（ＮＡＮＢウイルス）が登場して来ている。ＨＡウイルスは血液中に存在する期間は極めて短く，糞便中にも病初より極期に至る僅かの間しかウイルスが排泄されない。それ故に，ＨＡウイルスが原因となって医療機関内感染が発生したことは，特殊な例外を除いては認められていない。これに対しＨＢウイルスについては，医療従事者が感染する危険性が高く，その主要な感染経路は感染粒子を大量に含む血液を介してである。したがって，感染対策は血液対策であり，糞便対策，経気道感染対策は特に考える必要はない。非A非B型肝炎については，病原体の検査法は未だ確立されていないが，現在までに判明している疫学的な特徴は，B型肝炎の感染様式とよく似ており，B型肝炎感染対策に準拠して，血液に十分気をつけることによって感染の危険を少くすることができる。

医療機関内におけるＨＢウイルス感染は，血液と接触する機会が多ければ多いほど重要な問題となっており，特に我国のように無症候性ウイルス保有者の多い所では重要な問題である。非A非B型肝

炎も考慮に入れ，血液の取り扱いには慎重な対応が必須である。

したがって，感染対策の概要は，

(1)HBs抗原測定により感染源を認知すること

(2)洗浄，消毒，手袋などの手段により感染経路を遮断すること

(3)医療従事者のHBウイルスの各種のマーカーの測定と肝機能検査により，肝疾患に対する医療従事者の健康管理を行うこと

(4)HBウイルスを含む血液材料で，一旦感染事故のあった時には，高力価の抗HBs人免疫グロブリン(HBIG)を出来るだけ早く，遅くとも48時間以内に投与し，肝炎の発症を防ぐようにすること

(5)B型肝炎ワクチン実現の暁には，医療機関従事者で感染の危険性の高い職場のHBs抗原，抗体陰性者を対象者とすること

などの点にまとめられる。

2.　B型肝炎ウイルスの本体

HBウイルスは，直径42㎚の二重構造をもつDNA型ウイルス（Dane粒子とも言う）であり，ヒト以外ではチンパンジーのみが感染する。

ウイルス表面にはHBs抗原（オーストラリア抗原とも言う）があり，直径22㎚の小型球形粒子，あるいは桿状粒子としても存在し，流血中に多数出現している。また，HBs抗原には4つのサブタイプ(adr, adw, ayw, ayr 型）があり，その型は各地域に特徴ある分布を示している。ウイルスの中心部にある直径27㎚の芯（core）粒子には，表面の抗原性とは異なるHBc抗原がある。さらにウイルスの芯にはDNAポリメラーゼ活性およびHBe抗原が存在しているが，HBe抗原は血中にも見い出される。

3. B型肝炎ウイルスの検査法

感染予防対策上最も重要な事は，被験者が①現在ＨＢウイルスに感染しているか，②過去にＨＢウイルスの感染を受けたか，を認知することである。

ＨＢウイルスの存在と感染源の認知に最も重要なことは，血清中のHBs抗原の有無を検査することである。その検査法としては，逆受身赤血球凝集反応（Ｒ－ＰＨＡ），免疫粘着赤血球凝集反応（ＩＡＨＡ），アイソトープ法（ＲＩＡ），または酵素標識法（ＥＩＡ）などの高感度の方法で行う必要がある。我国では簡単で感度の優れたＲ－ＰＨＡ法が推薦できる。

HBs抗原が認められれば，現在ＨＢウイルスに感染している事になる。また，このHBs抗原はＨＢウイルスに感染した場合には，肝障害に先立って血中に出現する。６カ月以上の間隔をおいてHBs抗原が認められれば，その人はＨＢｓ抗原持続陽性者，すなわちＨＢウイルスの持続保有者（キャリア）と認定される。

HBs抗原の存在が認められた時には，必要があればさらに次の項目についても検査する。

ＨＢｃ抗体：この抗体価が高値（ＩＡＨＡ法で2^{10}倍以上）の場合には，持続性のＨＢウイルス感染であると推定でき，HBc抗体価が低い値を示す一過性の感染とは一時点の検査で区別できる。すなわち，HBc抗体価を検査することにより，無症候性キャリア，慢性肝炎，肝硬変，肝癌に一連して見られるＨＢウイルスの持続感染と，ＨＢウイルスをやがて排除してしまう一過性の急性肝炎，または症状を示さないＨＢウイルス感染とを鑑別診断する上で役立つ。

HBe抗原：これが陽性の時は，感染性の高いことを示す。

HBe抗体：これが陽性の時は，感染性が低いことを示す。

ＨＢウイルス関連ＤＮＡポリメラーゼ活性：これはＨＢウイルスそのものの存

在の確認に役立つ。

ＨＢウイルスのサブタイプの決定：感染経路の追求に役立つ。

過去にＨＢウイルスの感染を受けていることを調べる最も実用的な方法は，HBs 抗体の測定である。その方法としては，我国では受身赤血球凝集反応（PHA）が簡単で感度の良いことから推薦できる。

HBs 抗体が認められれば，過去にＨＢウイルスに感染したことを示し，通常 HBs 抗原は認められず，ＨＢウイルスは宿主から排除されたことを意味する。ＨＢs抗体は，その免疫を上回る量のＨＢウイルスの侵入のない限り，ＨＢウイルスの感染に抵抗し，HBウイルスの感染を防禦する中和抗体である。したがって，ＨＢウイルスの疫学上，感染対策上の重要な情報を与える。

Ⅲ　B型肝炎医療機関内感染予防体制

B型肝炎の医療機関内感染予防対策を推進していくためには，各地域または各医療機関の実情に即したきめの細かい実施計画の立案，調整，効果の評価等にあたる中心的機関として委員会の設置が望ましい。

B型肝炎予防対策委員会（以下委員会と称する）は次の各事項を立案，実施する。

(1)　各職種，各職場ごとの予防対策に関すること

(2)　予防対策実施の監視と指導に関すること

(3)　職員の教育に関すること

(4)　職員のB型肝炎定期検診及び患者のHBs抗原，抗体検出検査の計画，調整，実施に関すること

(5)　検査結果に基づく判定及び該当職員，患者への指示，通知等に関すること

(6)　感染に関連する事故等における抗HBs人免疫グロブリン投与の記録等に関すること

(7)　その他感染予防に関し必要と認める事項

委員会の構成：各医療機関の実情に応じて適当な委員数をもって構成し，委員長は各医療機関の責任者をあてることが望ましい。

Ⅳ　患者への対策

ＨＢウイルスの医療従事者への感染を予防する上で最も重要なことは，感染源の認知，すなわちその患者がHBs抗原陽性であることを知ることと，その感染経路の遮断とである。

医療上の感染事故として最も多いのは，汚染された血液材料の注射針をつきさすことによる経皮的な感染であり，全国で報告された事例の約3/4の大きさを占めている(表2)。したがって，注射，点滴，血液透析あるいは手術など観血的処置に際しては，十分な注意が必要である。

通常の注射針は使い捨て（ディスポ）を用い，再使用を行わない。使用ずみの針には慎重に再びキャップをかぶせ，耐水性のパックに入れ，出来るだけ早く焼却又は加熱滅菌して捨てる。注射筒は使用後直ちに水につけ，手袋をして水道水で十分洗浄し滅菌する。

血液透析に際しては，HBs抗原陽性者専用のダイアライザーおよびベッドは固定して使用する。血液透析をする場合を除いては，患者はHBs抗原陽性であるからという理由だけで，隔離する必要性は全く認められない。これは一般のウイルス肝炎患者についても同様である。一般の非観血的な診療に際しては，HBs抗原陽性患者は一般患者と何ら区別する必要はない。

表－２ 全国Ｂ型肝炎ウイルス感染事故件数
（昭和51年４月～昭和54年３月）

原　　因	件　数	
注射針等刺傷	507	75.7%
血液付着	66	9.9%
咬傷	12	1.8%
血清誤飲	11	1.6%
その他	44	6.5%
不明	30	4.5%
	合計　670	100%

1. 患者のHBs抗原検査の実施

検査は各機関の実情に応じて施行するが，検査の対象患者はすべての入院患者及び医師が必要と認める外来患者とする。

2. HBs抗原陽性患者への対応

(1) HBs抗原陽性患者の認識

HBs抗原陽性患者を診療する医療従事責任者には，その患者が陽性であることを確実に知り得るように配慮する。特にHBs抗原陽性患者を他科に紹介したり手術を行う場合には，陽性であることを通知する。

(2) HBs抗原陽性患者の診療に従事する場合の注意

前述したように，感染事故の3/4は注射針を介しての経皮感染であることから，特に注射針の取扱いには注意する。

HBs抗原陽性患者の観血的診療にあたっては，感染事故を防ぐように十分注意し，特に手指に創傷や炎症のある場合にはゴム手袋を使用する。また，血液の飛沫をあびるおそれのあるときには，必要に応じて予防衣，マスク，メガネを着用することが望ましい。

(3) 汚染された場合の処置

血液で手指が汚染された場合には，ただちに流水で十分に水洗する。もしそれが困難な場合は，次亜塩素酸液（「消毒法」参照）を浸した脱脂綿で汚染物を拭きとる。また，着衣，ベッド，机，床などが汚染された場合には，ただちに紙，布等で血液を拭きとったあと，流水で十分に水洗するか次亜塩素酸液で消毒する。

(4) その他の注意事項

各職種，各職場での特殊事情を考慮して，それぞれのB型肝炎対策委員会において個別に決定する。なお，ペダル式またはひじ式の水道を各診療室，検査室，各病棟看護婦勤務室に常置し，栓に手が直接触

れることなく直ちに水洗できるようにすることが望ましい。

3. 血液と接する職員への指導

医療機関内の勤務職員，特に患者血液と接触する職員は，血液がB型肝炎または非A非B型肝炎の感染源になりうる可能性があるだけでなく，他の病原体の感染源ともなりうることを認識すべきである。それとともにB型肝炎対策に限ることなく，医療従事者としての一般的な基本的マナーと職業人としての意識の昂揚をはかることが必要である。

気がつかないような小さな皮膚の傷や，かすり傷，水ぶくれ，火傷等からの経皮感染，口でのピペット操作による誤飲，眼に血液がはねたり，汚染された手から口腔粘膜への感染の可能性が考えられる。したがって，注射針の取り扱いに注意すること，荒れた手や炎症をおこしている手で直接感染源に触れないこと，またピペットは口ですう以外の操作法にかえること，さらに病棟，検査室での飲食や喫煙，鉛筆をなめること，眼をこすったりしないようにすること等にたえず注意して感染を起こすことのないように指導する。特に処置後の医療器械や検体を取り扱う場所での飲食と喫煙は厳禁すべきである。

4. HBs抗原陽性患者への入院中の指導

入院中のHBs抗原陽性患者に対して，血液の汚染があった時に，良く水洗すること，またカミソリ，歯ブラシ，手拭い等は専用とするように指導する。

以下の項目については，一般患者と特に区別する必要はない。

(1) 行動制限

行動は特に制限する必要はない。

(2) 面　　会

面会は特に制限する必要はない。ただし，乳幼児等感染に対する抵抗力の弱いものと濃厚に接しないように指導する。

(3) 入浴，理髪

入浴，理髪については，HBs抗原陽性であるという理由だけでは特に制限しない。

(4) 食器，飲料水

食器や飲料水は一般患者の場合と同様に扱ってよい。他の患者と区別して使い捨ての食器を用いる必要はない。

(5) 排尿，排便後の処置

排尿，排便後は手をよく洗うように指導する。

(6) 本，雑誌，玩具

血液の汚染のない限り，特別な処置を必要としない。血液で汚染された時にはは，良く洗って消毒液で拭いておく。子供の玩具の共用はさけるようにする。

5. HBs抗原陽性患者への退院後の指導

HBs抗原陽性患者が退院する場合には，次の通り指導する。

(1) 出血時の注意

傷，皮膚炎あるいは鼻出血はできるだけ自分で手当をし，また，手当てを受ける場合には，他人に血液がつかないように注意する。血液の付着物は密封して廃棄し（焼却が望ましい），廃棄できないものは，自分で十分に水洗する。

(2) 日用品の専用

剃刀，歯ブラシ，手拭等は専用とする。

(3) 供血の禁止

輸血のための供血をしないように注意する。

(4) 乳幼児に接する時の注意

乳幼児に，口うつしに食物を与えないように指導する。

(5) 月経時の処置

月経時の処置に際しては，処置後に手指を流水で十分に水洗する。

(6) 排尿，排便後の処置

排尿，排便後は手をよく水洗する。

(7) 汚物等の処理

分泌物などの汚物は，ただちに便所に捨てるか，密封して廃棄（焼却が望ましい）する。

(8) 定期検診

医師の指示に基づき定期的に肝機能検査を受けるように指導する。

医療従事者がHBウイルスに感染することを防止する最も基本的かつ衛生的な方法は，医療上常識とみなしうる感染予防に関する原則的な注意事項を忠実に実行することが第一である。これはB型肝炎感染予防対策に限ることではない。一般の医療機関で全ての患者あるいは患者材料に対して守られるべきことである。これらの原則の忠実な履行が，医療機関内の医療従事者の健康を守る上に必要であるだけでなく，医療機関の医療レベル向上のためにも必須のことである。

V　医療機関内勤務職員への対策

健康管理と感染に関連する事故時の対応が必要である。

A：健康管理と指導

医療従事者がＨＢウイルスに感染したり，あるいはＢ型肝炎を発症することを防止するためには，患者がHBs抗原陽性者であることを知ることが必要であるが，それと同時に，医療従事者のＨＢウイルスの感染状況を正確に把握したうえで，適切な注意，指導を行わなければならない。

1.　職員のＢ型肝炎定期検診の実施

医療機関におけるＨＢウイルスの感染を予防し，健康管理に資することを目的として，職員のＢ型肝炎定期検診（以下「定期検診」という）を実施する。検診の対象者は，医療機関内に勤務する職員とする。検診は委員会が行うが，検診の実施にあたっては，委員会の指示に従い職員が相互に協力して実施するものとする。検診における検査項目としては，HBs抗原，抗体の測定を必須とする。なお同時に肝機能検査を行うことが望ましい。定期検診の頻度は，次の表を参考基準として，委員会が決定する。

新規職員は，採用後できるだけすみやかに検診を行う。なお，HBs抗原の検査結果を採用の条件とすべきではない。

職員のB型肝炎定期検診の実施頻度

区分	年間検診回数	対　象　者
A	12回	人工透析，臓器移植に従事する職員
B	2回	区分A，C以外の職場に勤務する職員
C	1回	薬剤科，事務室に勤務する職員その他感染の危険度が低いと認められる職場に勤務する職員

2.　HBs抗体陽性職員への対応

HBs抗体陽性職員は過去にHBウイルスの感染を受けたものである。HBウイルスに対して感染防御の免疫をもっているものであり，通常の偶発事故による感染でB型肝炎を発症することは，ほとんどない。したがって，以後のB型肝炎予防のための定期検診を頻回に受診する必要はない。ただ，将来抗体が検出されなくなった場合の感染防御能は未だ不明なので，年1回程度の定期検診をうけることが望ましい。

3.　初回検診時HBs抗原陽性職員への対応

初回検診時にHBs抗原が陽性である職員は，そのほとんどがHBs抗原持続陽性者であるが，まれに最近HBウイルスの感染をうけ，HBs抗原が陽転したものも含まれているので，次の要領で両者を鑑別診断し，それぞれ適切に管理指導を行う。すなわち，委員会は速やかに当該職員に対し，肝機能検査を含めて，再検査を行う。その結果，HBs抗原陽性で肝機能検査に異常を認めないものは，原則として無

症候性HBs抗原持続陽性者（キャリア）として取り扱う。また肝機能に異常を認めた場合には，HBs抗原陽性の慢性肝疾患と急性B型肝炎との鑑別を行うことが必要であり，いづれも医師に受診させてその指示に従う。さらに，HBc抗体価を測定することにより，HBウイルスの初感染と持続感染との識別が可能である。すなわち，IAHA法でHBc抗体価が2^{10}倍以上を示す場合には，ほとんどがキャリアである。

4. HBs抗原持続陽性職員への対応

キャリアである職員に対しては，次の通り管理指導を行う。

(1) 感染予防指導

キャリアである職員は出血時の注意，日用品の専用，輸血のための供血の禁止，乳幼児に接する時の注意，月経時の処置，排尿，排便時の処置などの感染予防のための注意事項を守る限り，完全な医療従事者として勤務して差し支えない。委員会は当該職員に対して上記の事項について個別的に指導を行う。

(2) 健康管理

無症候性キャリアである職員は，将来，肝炎をおこす可能性が約10％の人にあることから，3～6カ月ごとに定期的に受診するよう指導する。なお，肝障害を認める場合には，担当医師の指示に従う。

(3) 労働条件

無症候性キャリアである職員は，一般健康人と同様に通常の労働に従事して差し支えなく，労働軽減等特別の措置は必要ない。なお肝機能障害を認める場合は，担当医師の指示に従う。

5. HBs抗原陽転職員への対応

HBs抗原陰性者が，2回目以後の定期検診において初めて陽性となったものを，HBs抗原陽転職員という。この場合には，速やかに肝機能を含めて，再検査を実施する。その結果，HBs抗原が陽性と確認された場合には，医師に受診させて，その指示に従う。肝機能検査（GOT，GPT）に異常のある場合には，急性B型肝炎と考えられる。なお肝機能検査に異常の認められない場合には，(1)急性B型肝炎の潜伏期　(2)B型肝炎ウイルスの不顕性感染状態　(3)キャリアであるが，HBs抗原価が低いため，今回の検診まで陰性と判定されていたものが含まれているので，経過観察をつづける。

6. HBs抗原，抗体陰性職員への対応

HBs抗原，抗体陰性職員は，将来HBウイルスの感染，発症の危険性が高いものと考えられることから，定期検診を必ず受けるべきである。

B：感染に関する事故時の対応

事故などによる感染に対しては，高力価の抗HBs人免疫グロブリン（HBIG）の投与によりB型肝炎の発症を防止する必要がある。本剤をHBs抗原陽性者に投与した場合は，投与したHBIGと被投与者体内のHBs抗原とが急速かつ大量に反応し，免疫複合物を形成することにより，組織障害がおこる可能性がある。したがって，投与はHBs抗原陰性者に限定する必要がある。なお被投与者のHBs抗体価が，PHA法で16倍以上である場合には，HBウイルスに対して確実に免疫が成立していると考えられるので，本剤の投与は行わない。

1. 抗HBs人免疫グロブリン投与の有効性

B型肝炎は免疫の成立する疾患である。その場合，ＨＢＩＧが感染防御作用を有する物質であることが明らかにされている。したがって HBs 抗体陰性で未免疫と考えられる職員にＨＢウイルスの感染に関連する事故が起こった場合，その当該職員にＨＢＩＧを早期に（２日以内）投与することにより，その職員を急速に受動免疫状態にし，B型肝炎の感染，発症を積極的に防止することができる。

2. 抗HBs人免疫グロブリン投与による副作用

一般の免疫グロブリン製剤投与の場合と同様に，筋肉内注射局所に軽度の発赤，疼痛，腫張が１～２％の例に一過性に出現することがありうる。なお，我国でのＨＢＩＧ投与例では，現在までのところ重篤な副作用は報告されていない。

Ⅵ　消毒法

ＨＢウイルスに汚染された場合の汚染除去措置については，すでに述べた（「Ⅳ患者への対策」を参照のこと）。通常の手洗いは普通の石鹸を用いて流水でよく洗うことで十分である。

器械，器具等の消毒は，使用後すみやかに流水で十分に洗浄することである。消毒法として最も信頼性の高い方法は加熱滅菌であり，薬物消毒は加熱滅菌のできない場合に用いる。加熱滅菌，薬物消毒のいずれも不可能な場合は，更に丹念に流水により洗浄することにより，汚染したＨＢウイルスの感染性をより完全に除去することができる。これがウイルスで汚染されたときの最も基本的な処置である。

1.　加熱滅菌

流水により十分に洗浄したのち，一般の病原性菌の消毒法として用いられている次の方法により完全に滅菌される。

(1)オートクレーブ消毒

(2)乾熱滅菌

(3)煮沸消毒（１５分以上）

2.　薬物消毒

薬物消毒のうち，ＨＢウイルスに対しての疫学的検討から有効性が確認され，また最も広く用いられているものは塩素系消毒剤である。しかし，金属材料に対しては，本剤に腐触作用があるため，非塩素系消毒剤を用いる。なお，消毒する対象物が蛋白質でおおわれている場合には，薬物により蛋白質が凝固し薬物の効果が不十分となりやすいので，作用時間を長くすることが必要である。いずれにしても，使用後すみやかに十分に洗浄した後に，薬物消毒することが望ましい。

(1)塩素系消毒剤

次亜塩素酸剤 (注)

有効塩素濃度　　1,000ppm

消毒時間　　　　1時間

(2)非塩素系消毒剤

(イ)2%グルタール・アルデヒド液

(ロ)エチレン・オキサイドガス

(ハ)ホルム・アルデヒド（ホルマリン）ガス

(注)次亜塩素剤の商品名は次のとおりである。

クロラックス

ピューラックス

ピューラックス10

ハイター

ミルトン

(注)有効塩素濃度とするための希釈例は次の通りである。

クロラックス（6%），ピューラックスの場合，有効塩素濃度，1,000ppmをつくるには，50〜60倍に水で希釈する。

目　次

B型肝炎医療機関内感染対策ガイドライン

昭和55年11月1日

B型肝炎研究班

10匹の健康な実験用ネズミに同一の注射針で1.0ml入りの注射器から0.1mlずつ腹腔内に注射をし、さらに同一の注射針、注射器を用いて同量を肺炎球菌に罹患したネズミに注射し、次に注射針を新しい消毒済みの針に換え、別の20匹の健康なネズミにやはり0.1mlずつ注射した。

48時間後に、最初の健康なネズミ10匹が一匹も死亡しなかつたのに対して、後で注射した20匹のネズミの内16匹が死亡した。

別の報告では、body compartments(参考図参照)に対する生理学的圧力と注射器の影響が研究された。

一方が閉じたゴム製の管の、他の一方にL字型の両端が開いているガラス管をつないだもの(参考図参照)をいくつか準備し、赤痢菌を含んだ培養液でその管内を満たす。そして別に殺菌した培養液を一組の注射器と注射針を使つて、このゴムの管を通して赤痢菌のはいつた培養液の中に注入した。次に針だけを換えて殺菌した培養液を同じ注射器中に入れ、これを用いて赤痢菌の培養をしたところ、16本中13本の注射器の中から赤痢菌が分離培養された。

この実験結果は、大多数の保健の専門家に、「複数の人に対する注射を行う場合には、注射針だけを換えて、注射器は同一のものを使用している現在の慣行をやめるべきである。」ことを納得させるに足るものである。注射用品が不足している諸国では、消毒しないで注射器を用いるか、注射自体を行わないことで事態に対処してきた。現在でも限られた数の注射器と針しか無い診療所も存在している。

使い捨ての注射器と、プラスティック性で安価な再利用可能な注射器が備えられれば、全ての保健施設で、安全に注射を行うことができる。

注射をする立場にある全ての保健医療従事者に対し、その為に必要なものを早く利用可能とするとともに、適切に使用できるよう訓練・指導する必要がある。

表　注射の時期と発病までの時期(患者100人当たりの予防接種率)

グループ	人数	間隔					
		0—1	1—2a	2—3	3—4	4—5b	5—6
Unrelated：非相関c	376	21.8	30.5d	13.8	15.4	24.9d	13.0
Related：相関	453	20.1	12.4	19.8	18.6	13.2	14.5
コントロール	245	18.7	11.4	13.1	13.1	8.9	10.6

a　非A、非B肝炎の潜伏期：6—9週間
b　B型肝炎の潜伏期：1.5—6か月
c　本文中に定義が記載
d　P<0.05対象実験に比べて
※EPIジュネーブ事務局は要請に応じて、参考文献を配布する用意がある。

〈参考図〉

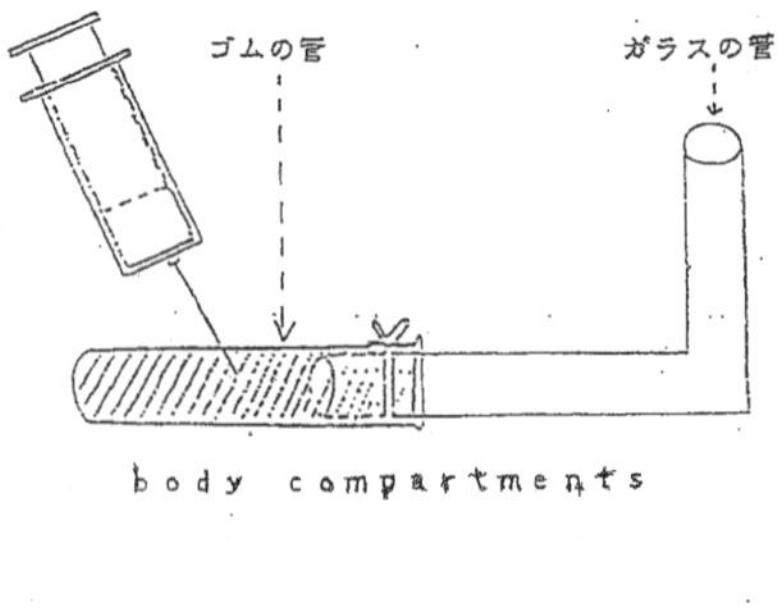

[illegible]

WHO

EPI：予防接種拡大計画

EXPANDED PROGRAMME ON IMMUNIZATION

危険な慣行：注射針は換えても注射器はそのまま

WEEKLY EPIDEMIOLOGY RECORD：1987,62,345—352。

危険な慣行が、特に開発途上国において一般に行われている。それは、注射器の針を換えても注射器そのものは何度か続けて使用していることである。この報告は針を換えるだけでは注射による感染のリスクを回避できないということを示す事実をまとめたものである。WHOのEPIは一回ごとに注射器とその針を換えるように勧告する。

1940年代に始まつた肝炎発生に関する研究で、汚染された注射器による肝炎の感染の疑いが指摘された。その感染は、現在明確になつたウイルス性肝炎の潜伏期間と、再利用注射器による接種から発病の時期までの間にはつきりとした因果関係が成立することを示した。これらの症例はいずれも二次感染を伴つた証拠はなく、他の感染経路の論拠も見つかつていない。現在では、これらの症例はB型、及び非A非B型肝炎ウイルスによるものである可能性が高いと考えられる。

在英王立空軍の軍人を対象に、1957年1月から1962年7月の5年半に発生した急性肝炎に関する研究が、大規模に行われ、その結果が1964年に発表された。これは注射と予防接種（歯科治療を含む）の関係及び他の皮膚からの感染（例えば刺青）を全て網羅したもので、肝炎の臨床症状の出現から6か月間の間隔をおいて、全対象者895人の93%について検討が行なわれた。結果は表に示す。

この中で、「Unrelated：相関のない」群とは、散発的に発生した事例、発病と発病の間が60日以上の間隔をおいて発生したものを言う。

この群の症例は、注射を打つて1—2か月して（これは非A、非B肝炎の潜伏期）、あるいは4—5か月して（これはB型肝炎の潜伏期）黄疸が起こつた可能性が高く、「Related：相関がある」群あるいはコントロール群に比べて、統計学上有意の差が認められた。

研究対象が受けた腸チフス、パラチフス、破傷風及び黄熱のワクチンの接種はいずれも注射針のみを換えるmultiple—dose、すなわち注射器の複数回利用方式によるものである。この結果、特に発病に関する報告から（非経口的な）予防接種と肝炎感染の因果関係が、この（multiple—dose）方式で認められた。

動物実験もこの疫学的分析結果を裏書きしている。1950年代の初めのころに発表された研究で、注射器による汚染の可能性が証明されている。その中の一つの実験を取り上げる。

UNITED STATES OF AMERICA (10 November 1987). — [1] Sporadic cases of influenza A have been detected. One was a child in Wyoming with onset of illness at the end of October and the other a physician in Los Angeles who fell ill in November after treating an elderly woman who had returned from China with typical influenza-like illness.

[1] See No. 44, 1987, p. 335.

ETATS-UNIS D'AMÉRIQUE (10 novembre 1987). — [1] Des cas sporadiques de grippe A ont été identifiés. L'un s'est produit au Wyoming chez un enfant dont la maladie a débuté à la fin octobre, et l'autre chez un médecin à Los Angeles, tombé malade après avoir soigné une femme d'un certain âge rentrée de Chine avec un syndrome grippal typique.

[1] Voir N° 44, 1987, p. 335.

RENEWAL OF PAID SUBSCRIPTIONS

To ensure that you continue to receive the *Weekly Epidemiological Record* without interruption, do not forget to renew your subscription for 1988. This can be done through your sales agent. For countries without appointed sales agents, please write to: World Health Organization, Distribution and Sales, 1211 Geneva 27, Switzerland. Be sure to include your subscriber identification number from the mailing label.

The annual subscription rate for 1988 remains unchanged, at S.Fr. 140.

RENOUVELLEMENT DES ABONNEMENTS PAYANTS

Pour continuer de recevoir sans interruption le *Relevé épidémiologique hebdomadaire*, n'oubliez pas de renouveler votre abonnement pour 1988. Ceci peut être fait par votre dépositaire. Pour les pays où un dépositaire n'a pas été désigné, veuillez écrire à l'Organisation mondiale de la Santé, Service de Distribution et de Vente, 1211 Genève 27, Suisse. N'oubliez pas de préciser le numéro d'abonnement figurant sur l'étiquette d'expédition.

Le coût de l'abonnement annuel demeure inchangé pour 1988, à Fr.s. 140.

DISEASES SUBJECT TO THE REGULATIONS - MALADIES SOUMISES AU RÈGLEMENT
Notifications received from 6 to 12 November 1987 — Notifications reçues du 6 au 12 novembre 1987

C Cases - Cas
D Deaths - Décès
P Port
A Airport - Aéroport

.. Figures not yet received - Chiffres non encore disponibles
i Imported cases - Cas importés
r Revised figures - Chiffres revisés
s Suspected cases - Cas suspectés

CHOLERA † - CHOLÉRA †

Africa - Afrique

	Period	C	D
GUINEA-BISSAU / GUINÉE-BISSAU	21.IX-12.X	917	40
MALI	7-31.X	128	41

Asia - Asie

	Period	C	D
INDIA - INDE	4-10.X	329	2
IRAN, ISLAMIC REP. OF / IRAN, RÉP. ISLAMIQUE D'	26.X-1.XI	9	0
SINGAPORE - SINGAPOUR	25-31.X	1	0

† The total number of cases and deaths reported for each country occurred in infected areas already published, or in newly infected areas, see below / Tous les cas et décès notifiés pour chaque pays se sont produits dans des zones infectées déjà signalées ou dans des zones nouvellement infectées, voir ci-dessous.

YELLOW FEVER - FIÈVRE JAUNE

Africa - Afrique

	Period	C	D
MALI — *Kayes Région*, *Koulikoro Région*	21.IX-2.XI	300	142

Newly infected areas as on 12 November 1987 - Zones nouvellement infectées au 12 novembre 1987

For criteria used in compiling this list, see No. 39, page 296 — Les critères appliqués pour la compilation de cette liste sont publiés dans le REH N° 39, page 296.

The complete list of infected areas was last published in WER No. 45, page 342. It should be brought up to date by consulting the additional information published subsequently in the WER regarding areas to be added or removed. The complete list is usually published once a month.

La liste complète des zones infectées a paru dans le REH N° 45, page 342. Pour sa mise à jour, il y a lieu de consulter les *Relevés* publiés depuis lors où figurent les listes de zones à ajouter et à supprimer. La liste complète est généralement publiée une fois par mois.

CHOLERA - CHOLÉRA

Africa - Afrique

GUINEA-BISSAU
GUINÉE-BISSAU

Safim/Nhacra

Région
Bafata
Biombo
Oio

There have been no notifications of areas removed
Aucune notification de zones supprimées n'a été reçue.

Price of the *Weekly Epidemiological Record*
Prix du *Relevé épidémiologique hebdomadaire*

Annual subscription - Abonnement annuel .... Fr. s. 140.-

7,700 XI.87 ISSN 0049-8114 PRINTED IN SWITZERLAND

elastosis solaris (premature aging of the skin), which had been recognized by a workers' compensation board in Sweden as a work-related disease. The cause of these skin disorders is not clear. Further research is required on the question of skin disorders in relation to work with VDTs.

Adverse reproductive outcomes

The appearance of clusters of spontaneous abortions among VDT operators, or of congenital defects in their children, has led to widespread concern about the possibility of a relationship between work with VDTs and adverse effects on pregnancy.

The issue of potential adverse pregnancy outcomes associated with the use of VDTs was considered. The working group was aware of a number of studies in progress, the results of which will be evaluated when they become available. Recent studies were examined and the group concluded that they provide no evidence of a link between adverse effects on pregnancy and the use of VDTs. This should not be interpreted to mean that working on VDTs is absolutely safe. Measures are advisable, however, to avoid excessive discomfort and fatigue for a pregnant woman who is using the VDT.

(vieillissement prématuré de la peau); un conseil suédois d'indemnisation des travailleurs y a reconnu une maladie imputable au travail. La cause de ces problèmes cutanés n'est pas clairement établie. De nouvelles recherches sur les altérations cutanées en rapport avec le travail sur TEV sont nécessaires.

Effets adverses dans le domaine de la reproduction

L'apparition d'incidences élevées d'avortements spontanés chez les opératrices TEV ou de malformations congénitales chez leurs enfants a fait naître de nombreuses craintes quant à des effets adverses possibles de l'emploi des TEV sur la grossesse.

Le groupe de travail a examiné la question de ces effets adverses potentiels. Un certain nombre d'études sur ce sujet sont en cours; les résultats en seront évalués dès qu'ils seront disponibles. Ayant examiné des travaux récents, le groupe a estimé qu'ils ne prouvaient pas l'existence d'effets adverses de l'emploi des TEV sur la grossesse. Toutefois cette conclusion ne signifie pas que le travail sur TEV soit absolument sûr. Il est souhaitable de prendre des mesures pour éviter toute gêne et fatigue excessives aux femmes enceintes qui travaillent sur TEV.

(Based on/D'après: *Visual display terminals and workers' health*; WHO Offset Publication/OMS, Publication Offset Nº 99 — édition française en préparation.)

NEW RICKETTSIAL DISEASE
Human infections with *Ehrlichia canis*

FRANCE. – Micro-organisms of the genus *Ehrlichia* are obligate intracellular parasites of the order Rickettsiales and the family Rickettsiaceae. There are 5 known species: *E. canis*, *E. sennetsu*, a human rickettsia causing a condition with mononucleosis-like syndrome prevalent in Japan, *E. ristici* which produces pericarditis in the horse, *E. equi* and *E. phagocytophila*.

E. canis was identified in France in 1937 as responsible for a haemorrhagic disease in dogs, which may occur in a very severe form that leads rapidly to death, in an attenuated form, or even in a chronic form. The disease is transmitted by *Rhipicephalus sanguineus* and seems to be endemic in southern France.

The first human cases of *E. canis* infection were recently described in the United States of America, where 12 cases were observed. The disease is associated with hot weather: a few days after contact with a dog tick the patient presents high fever with headache and myalgia. Serum enzyme levels are abnormally high, and the blood count shows tricytopenia (red cells, white cells and platelets), with marked thrombocytopenia. There is no rash. The cerebrospinal fluid may display excessive albumin levels.

Diagnosis: Examination of the patient's lymphocytes may show (1% of cells) Giemsa-staining inclusions containing a large number of micro-organisms (0.4 μ in diameter). The diagnosis is confirmed serologically by the indirect immunofluorescence test (titre > 40).

Treatment is based on tetracyclines and chloramphenicol.

The *epidemiological risk* is high in France, and is additional to the risk of boutonneuse fever which has the same vector, *R. sanguineus* Human cases are liable to be observed in southern France when dog ticks are proliferating during the summer months.

NOUVELLE RICKETTSIOSE
Infections humaines à *Ehrlichia canis*

FRANCE. – Les micro-organismes du genre *Ehrlichia* sont des intracellulaires stricts appartenant à l'ordre des Rickettsiales et à la famille de Rickettsiaceae. Cinq espèces sont connues: *E. canis*, *E. sennetsu*, rickettsie humaine responsable d'une infection avec syndrome mononucléosique sévissant au Japon, *E. risticí*, responsable d'une péricardite du cheval, *E. equi* et *E. phagocytophila*.

Ehrlichia canis a été identifié en 1937 en France comme responsable d'une infection hémorragique du chien qui peut se présenter sous une forme gravissime rapidement mortelle, sous une forme atténuée voire sous forme chronique. La maladie est transmise par *Rhipicephalus sanguineus* et apparaît endémique dans le sud de la France.

Les premiers cas humains d'ehrlichiose à *E. canis* viennent d'être décrits aux Etats-Unis d'Amérique où 12 cas ont été observés. Le tableau se présente comme une infection de la saison chaude et quelques jours après contact avec une tique de chien, le patient présente une fièvre élevée avec céphalées et myalgies. Les enzymes sériques sont élevés, l'hémogramme montre une tricytopénie (globules rouges, blancs et plaquettes) avec une thrombopénie marquée. Il n'y a pas d'éruption. Le liquide céphalorachidien peut montrer une hyperalbuminorachie.

Le diagnostic: L'étude des lymphocytes du patient peut montrer (1% des cellules) des inclusions colorées par le Giemsa contenant de nombreux micro-organismes (de 0,4 μ de diamètre). La sérologie par immunofluorescence indirecte confirmera le diagnostic (titre > 40).

Le traitement repose sur les tétracyclines et le chloramphénicol.

Le risque épidémiologique est important en France et devrait se superposer à celui de la fièvre boutonneuse méditerranéenne qui a le même vecteur, *R. sanguineus*, et les cas humains devraient être observés dans le sud de la France pendant la période de multiplication des rhipicéphales durant l'été.

(Based on/D'après: *Bulletin épidémiologique hebdomadaire* No. 23/1987; *Direction générale de la Santé.*)

INFLUENZA

AUSTRALIA (16 October 1987). — [1] The outbreaks have declined in all states reporting on influenza. Although more influenza activity has been detected in 1987 than in 1986, it has been much less than in epidemic years. Most laboratory-confirmed cases have been influenza B, some have been influenza A of the H3N2 subtype and a few of the H1N1 subtype.

MALAYSIA (9 October 1987). — Sporadic cases of influenza-like illness have been detected in Kuala Lumpur since May 1987. All age groups have been affected, but most cases were in adults. Influenza B virus has been isolated from 1 case.

SINGAPORE (27 October 1987). — [2] No outbreak of influenza has been detected this year. Cases of influenza have, however, been confirmed each month: influenza B from January until May and influenza A, mainly of H1N1 subtype, from June onwards. Only 3 isolates of influenza A(H3N2) have been obtained.

[1] See No. 40, 1987, p. 300.
[2] See No. 4, 1987, p. 19.

GRIPPE

AUSTRALIE (16 octobre 1987). — [1] Les poussées ont diminué dans tous les Etats faisant rapport sur la grippe. Bien que davantage d'activité grippale ait été décelée en 1987 qu'en 1986, il s'agissait d'une activité très réduite par rapport aux années d'épidémie. La plupart des cas confirmés en laboratoire étaient de la grippe B, certains étaient dus au virus A, du sous-type H3N2, et quelques-uns du sous-type H1N1.

MALAISIE (9 octobre 1987). — Des cas sporadiques de syndrome grippal ont été décelés à Kuala Lumpur depuis mai 1987. Tous les groupes d'âge ont été touchés, mais la plupart des cas étaient des adultes. Le virus grippal B a été isolé chez 1 cas.

SINGAPOUR (27 octobre 1987). — [2] Aucune poussée de grippe n'a été décelée cette année. Des cas de grippe ont cependant été confirmés chaque mois: la grippe B de janvier à mai et la grippe A, principalement du sous-type H1N1, à partir de juin. Seuls 3 isolements de virus grippal A(H3N2) ont été obtenus.

[1] Voir Nº 40, 1987, p. 300.
[2] Voir Nº 4, 1987, p. 19.

increasing their risk for infection with *Acanthamoeba* and other organisms. As a result, they could develop partial or total loss of vision. However, further studies are necessary to determine the magnitude of the risk.

d'autres organismes pouvant entraîner une perte partielle ou totale de la vue. Cela étant, de nouvelles études s'imposent pour déterminer l'ampleur du risque.

(Based on/D'après: *Morbidity and Mortality Weekly Report*, **36**, No. 25, 1987; *US Centers for Disease Control*.)

OCCUPATIONAL HEALTH
Health implications of work on visual display terminals

In December 1985, a WHO Working Group was convened to review the considerable literature available on the health implications of work on visual display terminals (VDTs). The main conclusions of the group are summarized below.

Eye and visual problems

The problem of eye discomfort experienced by VDT operators is well documented. Concern has also been voiced about the possibility that damage to the visual system may occur as a result of working with VDTs. The working group concluded that although visual system discomfort was a common problem, there was no evidence of damage or permanent impairment to the visual system of persons working with VDTs. Further research, including longitudinal studies, is under way. The working group wished to stress, however, that the visual discomfort occurring in persons working with VDTs must be recognized as a health problem, although it was largely avoidable. The group emphasized that attention should be given to design of the equipment, the workplace, the work environment and to work practices to prevent eye discomfort. It was also felt that attending to the visual health needs of workers using VDTs is essential to an effective preventive approach.

Musculoskeletal disorders

Reports of occurrences of musculoskeletal discomfort are frequent among users of VDTs. The possibility of long-term effects resulting from such discomfort has also been discussed.

The working group recognized that musculoskeletal discomfort was commonplace during work with VDTs. Injury from repeated stress to the musculoskeletal system is possible; such effects have been observed in other jobs. Further research on the potential for injury is warranted. However, the group emphasized that these conclusions should not be interpreted to mean that musculoskeletal discomfort inevitably leads to injury or is necessarily a sign of injury. It was also felt that musculoskeletal problems in work associated with VDTs are largely preventable and that appropriate control measures should be introduced. These include the application of ergonomic principles to the design of the workplace equipment, to the environment and to work organization. Occupational health services play a key role in the early recognition and prevention of musculoskeletal problems in persons using VDTs.

Stress-related disorders

Stress factors and stress-related disorders have been repeatedly discussed in relation to work with VDTs. Arguments on the role of the VDT system itself, as compared with the role of other factors such as job design and organization have been put forward.

Many aspects of working conditions can lead to stress-related disorders; these are referred to as stress factors. The working group found little consistent evidence of abnormal levels of stress-related disorders (either physical, psychological, or behavioural) among workers using VDTs. However, the group noted considerable evidence that stress factors associated with this type of work may create health problems. The working group concluded that additional research is warranted to investigate stress disorders among VDT users. The group recognized that certain intervention and control strategies could improve working conditions with respect to stress factors and urged their implementation.

Skin disorders

Indications of certain skin disorders among operators of VDTs have occurred in some countries. The amount of scientific data on this point is still rather limited.

The working group considered reports of skin disorders in a number of VDT operators. Most frequently reported are nonspecific facial skin rashes and aggravation of rosacea (a facial condition marked by flushing, red coloration and acne-like appearance of the skin). The working group was also aware of the case of a Swedish VDT operator with a skin disorder diagnosed as

MÉDECINE DU TRAVAIL
Répercussions sur la santé du travail sur terminal à écran de visualisation

En décembre 1985, un groupe de travail OMS a été réuni pour étudier l'importante littérature traitant des répercussions sur la santé du travail sur terminal à écran de visualisation (TEV). On trouvera ci-après les principales conclusions des travaux de ce groupe.

Problèmes oculaires et visuels

Le problème de la gêne oculaire que connaissent les opérateurs travaillant sur terminal à écran de visualisation est bien documenté. On a également exprimé la crainte que l'appareil visuel ne puisse être endommagé par ce mode de travail. Le groupe a estimé que, si la gêne oculaire était un problème courant des opérateurs TEV, rien ne prouvait que ce type de travail fût responsable de dommages ou d'altérations permanentes du système oculaire. De nouvelles recherches, comprenant des études longitudinales, sont en cours. Le groupe de travail a toutefois souligné que la gêne visuelle des opérateurs TEV devait être reconnue comme un problème de santé, bien qu'elle fût largement évitable. Pour prévenir la gêne oculaire, il importe de se montrer attentif à la conception de l'équipement, au lieu et à l'environnement professionnels, et au mode de travail. Toute prévention efficace exige que l'on tienne compte des besoins des opérateurs TEV en matière de santé visuelle.

Troubles ostéo-musculaires

Une gêne ostéo-musculaire est fréquemment signalée chez les opérateurs sur TEV. Le groupe a discuté de la possibilité d'effets à long terme imputables à cette gêne.

Il a reconnu que la fatigue ostéo-musculaire était habituelle au cours du travail sur TEV. Il est possible qu'un stress répété du système ostéo-muculaire provoque un traumatisme; des effets analogues ont été observés dans d'autres occupations. De nouvelles recherches sur le risque de traumatisme seraient justifiées. Toutefois, le groupe a souligné que ses conclusions n'entendaient pas signifier que la fatigue ostéo-musculaire engendrait ou attestait nécessairement un traumatisme. Les problèmes ostéo-musculaires associés au travail sur TEV sont largement évitables; il s'agit d'introduire des mesures de lutte appropriées, et notamment d'appliquer les principes de l'ergonomie à l'aménagement de l'équipement du lieu de travail, à l'environnement et à l'organisation des tâches. Les services de médecine du travail jouent un rôle essentiel dans la détection précoce et la prévention des problèmes ostéo-musculaires chez les opérateurs TEV.

Troubles liés au stress

Les facteurs de stress liés au travail sur TEV et les troubles qu'ils engendrent ont fait l'objet de débats répétés. Le rôle du système TEV a été étudié par rapport à celui d'autres facteurs tels que la conception et l'organisation du travail.

Nombre d'aspects des conditions de travail peuvent entraîner des troubles liés au stress; on les appelle facteurs de stress. Le groupe n'a guère trouvé de données indiquant chez les opérateurs TEV des taux anormaux de troubles liés au stress (physiques, pychologiques ou comportementaux). Il existe toutefois de nombreuses attestations que les facteurs de stress associés à ce type de travail peuvent créer des problèmes de santé. Le groupe a conclu qu'il serait justifié de faire des recherches supplémentaires sur les troubles liés au stress chez les opérateurs TEV. Il a reconnu que certaines mesures de lutte et d'intervention pourraient améliorer les conditions de travail en réduisant les facteurs de stress et a instamment demandé leur application.

Troubles cutanés

Certains troubles cutanés ont été constatés chez des opérateurs TEV dans quelques pays, mais les données scientifiques sur ce point sont encore très rares.

Le groupe de travail a étudié des rapports faisant état de troubles cutanés chez un certain nombre d'opérateurs TEV. Les manifestations le plus fréquemment signalées sont les éruptions faciales non spécifiques et l'aggravation de l'acné rosacée (érythème facial à apparence d'acné). Le groupe s'est intéressé au cas d'une opératrice TEV suédoise qui a présenté une altération cutanée, diagnostiquée comme un *elastosis solaris* could be made as to whether a particular usage was more likely to be associated with infection than other usages. No association was noted between any of the commercially prepared contact-lens solutions or contact lenses and infection.

Seventy-two controls (89%) submitted at least 1 specimen for microbiological study. All solutions and hardware had been previously opened and used by the participant. All of the 11 home-made saline specimens submitted were colonized with bacteria and fungi. Eight (73%) showed relatively high levels of contamination (≥10^5 colony-forming units (CFU) of bacteria and fungi per ml). *Acanthamoebae* were isolated from 2 of these: *A. hatchetti*, from 1, and *A. polyphaga*, from another. In contrast, only 1 (2%) of the 59 commercially prepared saline specimens was contaminated with bacteria or fungi, and none were contaminated with *Acanthamoeba*. Fluid samples from 56 (69%) of the 81 specimens of lens-care hardware had positive bacterial/fungal assays; 46 (57%) had titres between 10^5 and 10^8 CFU/ml. *Acanthamoeba* were isolated from 3 specimens. No disinfectants, daily cleaners, or eye drops/lubricants were contaminated with bacteria, fungi or *Acanthamoeba*.

MMWR Editorial Note: *Acanthamoeba* keratitis is a serious infection of the cornea caused by amoebae of the genus *Acanthamoeba*. Including the patients reported here, fewer than 100 persons have been diagnosed as having *Acanthamoeba* keratitis in the United States since the disease was first described in 1973. The mechanism by which *Acanthamoeba* infects the human cornea is unknown. Studies using animal models have been largely unsuccessful in establishing an infection comparable to that in humans. Historically, the infection has been associated with penetrating corneal trauma. More recently, an association with contact-lens wear has become apparent. However, a few patients have had neither a history of trauma nor of contact-lens wear.

The risk factors identified in this study suggest deviations from contact-lens wear and care procedures recommended by lens manufacturers and health-care professionals. Current United States Food and Drug Administration licensure of commercial salt tablets (used to make home-made saline solution) applies only to using the saline solutions before and during thermal disinfection of lenses, not as a postdisinfection rinse or wetting agent. Laboratory studies show that thermal disinfection of soft contact lenses is effective in killing *Acanthamoeba* trophozoites and cysts, suggesting that use of home-made saline solutions before and during the thermal disinfection phase is safe. This study could not epidemiologically evaluate the risk of using home-made saline solution for a specific lens-care activity because most persons using home-made solutions used them both before and after disinfection. However, it should be noted that 70% of patients and only 17% of controls used such solutions after disinfection.

In interpreting the results of this study, several potential biases should be considered:

(1) Cases and controls may have been overmatched.

(2) Patients had stopped wearing their contact lenses for up to 12 months before the interview; therefore, they may have had difficulty in remembering the details of the care of their contact lenses.

(3) Marketing data suggest that 28% of soft-contact-lens wearers in the United States are male (a proportion significantly higher than that in the control group). Therefore, the control group may have been biased toward including more women than men. The former may have been more likely to consent to participating in the study.

(4) Finally, the contact-lens solutions and associated hardware were not collected in a controlled manner.

Although *Acanthamoeba* keratitis is relatively rare, risk factors associated with the infection among soft-contact-lens wearers may also apply to more common bacterial infections of the cornea. Persons wearing contact lenses should be reminded to adhere closely to recommended contact-lens wear and care procedures. These include using sterile solutions after disinfecting lenses, using solutions and disinfection methods appropriate for the specific lens type, cleaning and disinfecting lenses each time they are removed, and hand-washing before handling lenses. Ophthalmologists and optometrists should explain carefully the recommended cleaning and wearing procedures and should review these recommendations with their patients periodically. Contact-lens wearers not complying with these recommendations may be

d'établir si une utilisation donnée était plus fréquemment associée à l'infection que d'autres utilisations. Aucune association n'a été relevée entre l'infection et l'une quelconque des solutions du commerce ou les lentilles de contact.

Soixante-douze témoins (89%) ont soumis au moins 1 échantillon pour des examens microbiologiques. Toutes les solutions et étuis avaient été auparavant ouverts et utilisés par le participant. Des colonies de bactéries et de champignons ont été observées dans les 11 échantillons de solution salée préparée à domicile. Huit d'entre eux (73%) étaient assez fortement contaminés (≥10^5 unités formatrices de colonies de bactéries et de champignons par ml). Des *Acanthamoebae* ont été isolées dans 2 d'entre eux: *A. hatchetti* dans l'un et *A. polyphaga* dans l'autre. En revanche, 1 seulement (2%) des 59 échantillons de solution du commerce était contaminé par des bactéries ou des champignons et aucun par *Acanthamoeba*. Des titres positifs de bactéries/champignons ont été trouvés pour 56 (69%) des 81 échantillons liquides d'étuis de lentilles de contact; 46 (57%) présentaient des titres situés entre 10^5 et 10^8 unités formatrices de colonies/ml. Des *Acanthamoebae* ont été isolées dans 3 échantillons. Aucun des échantillons de désinfectant, solution de nettoyage quotidien ou gouttes oculaires n'était contaminé par des bactéries, champignons ou *Acanthamoebae*.

Note de la Rédaction du MMWR: La kératite à *Acanthamoeba* est une infection sérieuse de la cornée due à des amibes du genre *Acanthamoeba*. Si l'on tient compte des cas évoqués ici, moins de 100 cas ont été diagnostiqués aux Etats-Unis d'Amérique depuis que la maladie a été décrite pour la première fois en 1973. On ne sait pas selon quel mécanisme *Acanthamoeba* infecte la cornée. Des études à l'aide de modèles animaux ne sont pas parvenues à produire une infection comparable à celle qui est observée chez l'homme. L'infection a été associée à un traumatisme de la cornée. Plus récemment, on a observé une association avec le port de lentilles de contact. Toutefois, certains cas ne sont associés ni à des antécédents de traumatisme, ni au port de verres de contact.

Les facteurs de risque identifiés ici tiendraient au non-respect des instructions des fabricants et des professionnels de la santé pour l'entretien et le port des verres de contact. D'après les dispositions actuellement en vigueur à la *Food and Drug Administration*, des Etats-Unis d'Amérique, les comprimés en vente dans le commerce pour la préparation de solutions à domicile sont utilisables uniquement avant et pendant la désinfection des verres par la chaleur et non pour rincer ou humecter les lentilles après la désinfection. Les études de laboratoire montrent que la désinfection par la chaleur des lentilles souples permet de détruire les trophozoïtes et kystes d'*Acanthamoeba*, de sorte que les solutions salées préparées à domicile ne présentent pas de danger lorsqu'elles sont utilisées avant et pendant la désinfection par la chaleur. Cette étude n'a pas fourni d'évaluation épidémiologique du risque que présentent les solutions salées préparées à domicile pour une utilisation donnée, la plupart des personnes s'en servant à la fois avant et après la désinfection. On notera cependant que 70% des malades et 17% seulement des témoins ont indiqué utiliser ces solutions après la désinfection.

Dans l'interprétation des résultats de cette étude, il convient d'envisager plusieurs biais possibles:

1) Il se peut que les cas et les témoins aient été surappariés.

2) Les malades avaient cessé de porter leurs verres de contact jusqu'à 12 mois avant l'interview; il se peut donc qu'ils aient éprouvé des difficultés à se rappeler dans le détail la façon dont ils entretenaient leurs verres de contact.

3) Les chiffres des ventes montrent que 28% des utilisateurs de lentilles souples aux Etats-Unis d'Amérique sont de sexe masculin (proportion sensiblement plus élevée que dans le groupe témoin). Il se peut donc que le groupe témoin ait contenu un nombre trop élevé de femmes. Ces dernières ont peut-être été plus faciles à contacter par leur opthalmologue ou leur optométriste et plus susceptibles d'accepter de participer à l'étude.

4) Enfin, les échantillons de solution et les étuis qui ont été examinés n'ont pas été recueillis de façon rigoureusement contrôlée.

Si la kératite à *Acanthamoeba* est relativement rare, les facteurs de risque chez les porteurs de lentilles souples valent peut-être aussi pour des infections bactériennes plus courantes de la cornée. Les utilisateurs de verres de contact devraient respecter scrupuleusement les instructions qui leur sont données pour l'entretien et le port de leurs verres. Il s'agit notamment d'utiliser des solutions stériles après avoir désinfecté les verres, d'appliquer des solutions et des méthodes de désinfection adaptées au type de verres utilisés, de nettoyer et de désinfecter les lentilles chaque fois qu'elles sont enlevées et de se laver les mains avant de les toucher. Les opthalmologues et optométristes devraient formuler ces recommandations avec le plus grand soin et les renouveler périodiquement. Les utilisateurs de verres de contact qui ne s'y conformeraient pas sont peut-être exposés à un risque accru d'infection à *Acanthamoeba* et à

Specific recommendations were also made with regard to the need to improve the surveillance system, to reinforce laboratory support for diarrhoeal diseases control, and to improve monitoring procedures.

Conclusion

The review team noted that the CDD programme in Sri Lanka has made progress through a number of important activities: the establishment of a strong managerial structure at central and divisional levels, the attainment of self-sufficiency in the production of ORS packets, the achievement of a general awareness of the problem of acute diarrhoea and dehydration, the creation of an ORS distribution system, the training of trainers, and the preparation and introduction of improved curricula in paramedical schools. The team made specific recommendations for addressing the problems that had been identified. Training efforts remain necessary, in particular to achieve uniformity of knowledge, attitudes, and practice among health workers, as well as activities to educate mothers through demonstration techniques. Improvements are required as regards logistics, supervision, and disease reporting within the programme. It was recommended that the plan of operation of the programme be revised in the light of the achievements made during the last 4 years and the recommendations of the review team.

Des recommandations précises de l'équipe concernent aussi la nécessité d'améliorer le système de surveillance, de renforcer les moyens de laboratoire utilisables pour la lutte contre les maladies diarrhéiques et de rendre les contrôles plus efficaces.

Conclusion

L'équipe a noté que le programme LMD de Sri Lanka avait fait des progrès dont témoignent certaines réalisations importantes: mise en place d'une structure gestionnaire solide aux niveaux central et divisionnaire, instauration d'une autosuffisance dans la production de sachets de SRO, sensibilisation du public au problème de la diarrhée aiguë et de la déshydratation, création d'un système de distribution de SRO, formation de formateurs et enfin, établissement de programmes d'enseignement améliorés et leur introduction dans les écoles de préparation aux professions paramédicales. L'équipe a fait des recommandations précises sur la façon de s'attaquer aux problèmes recensés. Des efforts demeurent nécessaires dans le domaine de la formation, notamment pour uniformiser les connaissances, les attitudes et les pratiques des agents de santé, et il faut continuer à éduquer les mères en ayant recours à des techniques de démonstration. Le programme doit être amélioré aux niveaux de la logistique, de l'encadrement et de la notification des maladies. Enfin, il a été recommandé de revoir le plan d'opérations du programme à la lumière des progrès accomplis au cours des 4 années écoulées et des recommandations de l'équipe.

(Based on/D'après: A joint Government/WHO/UNICEF review/Examen conjoint Gouvernement/OMS/FISE.)

PREVENTION OF BLINDNESS

Acanthamoeba keratitis in wearers of soft contact lenses

UNITED STATES OF AMERICA. — Within a 9-month period from mid-1985 to February 1986, the Centers for Disease Control (CDC) received reports of 24 cases of *Acanthamoeba* keratitis, a much higher number than previously reported during similar time periods. Twenty (83%) of the patients wore contact lenses. Of these, 2 wore hard lenses (1 hard, the other rigid gas-permeable); 4 wore extended-wear lenses; and 14 wore daily-wear soft lenses. Between July and October 1986, CDC performed a case-control study of soft-contact-lens wearers to identify the risk factors associated with *Acanthamoeba* keratitis.

Patients were selected for the study from persons with *Acanthamoeba* keratitis reported to CDC before August 1986 and who wore soft contact lenses, had onset of keratitis symptoms after June 1985, and had species of *Acanthamoeba* isolated from corneal smears or biopsy and/or demonstrated in stained corneal scrapings or tissue. Controls were selected from the files of the ophthalmologist or optometrist originally prescribing contact lenses for the patient and were matched with the patients by general contact-lens type (daily-wear soft contact lenses (DWSL) or extended-wear soft contact lenses (EWSL)), age (± 5 years), and city of residence.

Standardized telephone questionnaires were used to obtain information from patients and controls. In order to study the prevalence of *Acanthamoeba* and other microbial contaminants, controls were asked to submit their lens-care solution and lens-care hardware[1] for testing.

Twenty-seven patients with *Acanthamoeba* keratitis and 81 uninfected, matched controls were interviewed. The 27 patients resided in 12 states. All of the patients had onsets of symptoms between June 1985 and June 1986, with no seasonal predilection. Twenty patients (74%) and 59 controls (73%) wore DWSL. The remainder in both groups wore EWSL. There was a significantly higher proportion of males among patients than among controls (14 out of 27 (52%)) compared with 14 out of 81 (17%), odds ratio[2] (OR)=7.25, 95% confidence interval (CI)=2.53-20.76).

Patients were significantly more likely than controls not to disinfect their lenses as frequently as recommended by lens manufacturers (18 out of 25 (72%)) compared with 26 out of 81 (32%), OR=5.83, CI=2.22-15.32). Significantly more patients than controls used home-made saline solutions, instead of commercially prepared saline solutions[3] (21 out of 27 (78%)) compared with 14 out of 81 (17%), OR=∞, CI=∞). Because in most cases home-made solutions were also used for several purposes, no distinction

[1] Lens cases used for storage or to neutralize disinfectant chemicals on lenses.

[2] Odds ratio based on an analysis of matched sets.

[3] Prepared from commercial salt tablets reconstituted in nonsterile distilled water.

PRÉVENTION DE LA CÉCITÉ

Kératite à *Acanthamoeba* chez les porteurs de verres de contact souples

ETATS-UNIS D'AMÉRIQUE. — En l'espace de 9 mois, entre la moitié de l'année 1985 et février 1986, les *Centers for Disease Control* (CDC) ont reçu notification de 24 cas de kératite à *Acanthamoeba*, soit un nombre beaucoup plus élevé que les chiffres auparavant notifiés pour des durées analogues. Vingt (83%) des sujets atteints portaient des verres de contact. Parmi eux 2 avaient des lentilles dures (soit l'un des lentilles dures et l'autre des lentilles rigides perméables aux gaz), 4 avaient des lentilles utilisables en port continu et 14 des lentilles souples à enlever tous les jours. Entre juillet et octobre 1986, les CDC ont conduit une étude cas-témoins sur les porteurs de lentilles cornéennes souples pour recenser les facteurs de risque associés à la kératite à *Acanthamoeba*.

Les malades sélectionnés pour l'étude ont été choisis parmi les cas de kératite à *Acanthamoeba* qui avaient été notifiés aux CDC avant le mois d'août 1986, portaient des verres de contact souples, avaient présenté les premiers symptômes de kératite après juin 1985 et chez lesquels des espèces d'*Acanthamoeba* avaient été isolées à partir de frottis ou de biopsies cornéennes et/ou mises en évidence dans des produits de grattage ou tissus cornéens colorés. Les témoins ont été sélectionnés à partir des dossiers des ophtalmologues ou optométristes ayant prescrit des verres de contact aux sujets tombés malades et appariés avec les malades en fonction du type de verres de contact (lentilles souples à enlever tous les jours ou lentilles souples utilisables en port continu), de l'âge (± 5 ans) et de la ville de résidence.

On s'est servi de questionnaires standardisés par téléphone pour interroger les malades et les témoins. Afin d'étudier la prévalence d'*Acanthamoeba* et d'autres agents microbiens contaminants, on a demandé aux témoins de fournir pour des analyses leurs solutions d'entretien et les étuis de leurs verres de contact.[1]

Au total, 27 sujets atteints de kératite à *Acanthamoeba* et 81 témoins appariés non infectés ont été interrogés. Les 27 malades habitaient dans 12 Etats. Tous avaient présenté les premiers symptômes entre juin 1985 et juin 1986 sans différence selon les saisons. Vingt des malades (74%) et 59 témoins (73%) portaient des verres souples à enlever chaque jour. Dans les 2 groupes, les sujets restants étaient équipés de verres souples utilisables en port continu. On a compté sensiblement plus de sujets de sexe masculin chez les malades que chez les témoins (14 sur 27 (52%)) contre 14 sur 81 (17%), *odds ratio*[2] (OR) = 7,25, intervalle de confiance à 95% (IC) = 2,53-20,76).

Les malades étaient sensiblement plus susceptibles que les témoins de ne pas désinfecter leurs verres aussi fréquemment que le recommandent les fabricants (18 sur 25 (72%)) contre 26 sur 81 (32%), OR = 5,83, IC = 2,22-15,32). De même, beaucoup plus de malades que de témoins utilisaient des solutions salées préparées à domicile de préférence aux solutions salées en vente dans le commerce[3] (21 sur 27 (78%)) contre 14 sur 81 (17%), OR=∞, IC=∞). Les solutions préparées à domicile étant utilisées dans la plupart des cas à plusieurs fins, il n'a pas été possible

[1] Etuis utilisés pour ranger les verres de contact ou pour neutraliser les désinfectants chimiques appliqués sur les verres.

[2] Etabli à partir d'une analyse de séries appariées.

[3] Préparées dans de l'eau distillée non stérile à partir de comprimés de sel vendus dans le commerce

Four CDD surveys carried out during 1982-1985, 3 in the capital city of Colombo and 1 in the Gampaha Health Division, showed that, on average, children under 5 years of age have 1-2 episodes of diarrhoea annually. This was confirmed by the surveys conducted during the present review in 3 other health divisions *(Table 1).* These surveys also showed that 73-79% of mothers used home fluids as a first-line treatment when their child had diarrhoea. The home fluids most frequently cited were soup (including rice soup), king coconut water, and fruit juices. Traditional drugs were often given as well (26-47%). It is also noteworthy that most mothers (43-76%) reported seeking medical care when their children have diarrhoea. The majority of mothers continue to breast-feed (83-93%), but many of them (70-80%) are inclined to discontinue or decrease solid foods, indicating that health education efforts need to be focused on changing this practice.

Oral rehydration salts (ORS) are known to the majority (59-71%) of mothers. They are extensively used at the health facilities and, to a lesser extent, in households. Thirteen to 23% of mothers reported using ORS at some time in the past, and ORS had been used to treat 0.5-7% of children under 5 years who had had diarrhoea during the past 2 weeks.

A review of current treatment practices for diarrhoea indicated that there is an overuse of antibiotics and other antidiarrhoeal medications for many cases of diarrhoea for which oral rehydration therapy (ORT) would constitute sufficient and appropriate treatment.

The very encouraging experience of the ORT training unit at Lady Ridgeway Children's Hospital, Colombo, which has treated the great majority of diarrhoea cases successfully using ORS, with no other drugs, is summarized in *Table 2.* Since 1983 the percentage of cases requiring admission to the hospital for intravenous therapy and other treatment has decreased considerably.

Il ressort de 4 enquêtes LMD effectuées de 1982 à 1985 (3 dans la capitale, Colombo, et 1 dans la circonscription sanitaire de Gampaha), que les enfants de moins de 5 ans ont en moyenne 1 à 2 épisodes de diarrhée par an. Cette observation a été confirmée par les enquêtes menées au titre de l'étude susmentionnée dans 3 autres circonscriptions sanitaires *(Tableau 1).* Ces enquêtes ont également fait apparaître que 73% à 79% des mères utilisaient des préparations domestiques comme traitement de premier recours lorsque leur enfant souffrait de diarrhée. Les préparations domestiques les plus fréquemment mentionnées sont la soupe (y compris la soupe de riz), le lait de coco et les jus de fruits. On administre aussi souvent des remèdes traditionnels (26-47%). Il importe en outre de noter que la plupart des mères (43-76%) ont déclaré consulter un médecin lorsque leur enfant a la diarrhée. Elles poursuivent en majorité l'allaitement au sein (83-93%), mais nombre d'entre elles (70-80%) ont tendance à supprimer ou à réduire les aliments solides, attitude que l'éducation sanitaire doit viser à modifier.

Les sels de réhydratation orale (SRO) sont connus de la majorité des mères (59-71%). Ils sont largement utilisés dans les établissements de santé et, dans une moindre mesure, dans les foyers. Treize à 23% des mères ont déclaré s'être déjà servies de SRO et des SRO avaient été utilisés pour traiter 0,5-7% des enfants de moins de 5 ans qui avaient eu un épisode de diarrhée au cours des 2 semaines précédentes.

Un examen des modes actuels de traitement de la diarrhée a mis en évidence un abus d'antibiotiques et d'autres médicaments antidiarrhéiques dans bien des cas de diarrhée pour lesquels la thérapie de réhydratation orale (TRO) constituerait un traitement suffisant et approprié.

Le *Tableau 2* résume l'expérience très encourageante du centre de formation à la TRO du *Lady Ridgeway Children's Hospital,* à Colombo, où l'on a guéri la grande majorité des cas de diarrhée par les SRO, sans autre médicament. Depuis 1983, le pourcentage des cas nécessitant une hospitalisation pour thérapie intraveineuse ou autre traitement a fortement diminué.

Table 2. **Patients treated in the ORT Unit at Lady Ridgeway Hospital, December 1983 to January 1986**
Tableau 2 **Malades traités au centre TRO du Lady Ridgeway Hospital, de décembre 1983 à janvier 1986**

Time period — Périodes	Number of patients / Nombre de malades				
	Treated in Unit / Traités au centre	Admitted to hospital / Transférés à l'hôpital		Discharged from the Unit / Sortis du centre	
		Number / Nombre	%	Number / Nombre	%
December 1983 — Décembre 1983	115	21	18	94	82
Jan.-Dec. 1984 — Janv.-Déc. 1984	3 416	325	10	3 091	90
Jan.-Dec. 1985 — Janv.-Déc. 1985	5 531	117	2	5 414	98
January — janvier 1986	477	6	1	471	99
Total	**9 539**	**469**	**5**	**9 070**	**95**

The review team noted that most health workers at the peripheral level and in hospitals have not yet received formal training in the control of diarrhoeal diseases. As a result, knowledge is not uniform among health workers. Systematic training is required, with emphasis on practical aspects of diarrhoea treatment. A series of 2-day training courses on diarrhoeal diseases control had commenced prior to the review, for senior medical staff from all 20 health divisions of the country.

In 1985-1986 revised curricula relating to diarrhoeal diseases control were adopted in nursing training schools and public health training centres. It is planned next to include appropriate training in the curricula of medical schools and to establish diarrhoea training units at selected larger hospitals for the purpose of training doctors and paramedical workers.

ORS production by the State Pharmaceutical Corporation totals 600 000 one-litre packets per year, which is considered sufficient to meet current national needs. An excellent quality control system is applied at the production unit. An identical ORS is also produced commercially by a private pharmaceutical firm (at a market price of US$ 0.27). Thus, the importation of ORS is no longer necessary.

The review team found the stockage of ORS packets to be unsystematic, some facilities having large stocks, others inadequate amounts, and some none at all. In response to this problem the programme had formulated a system for the ordering and distribution of ORS packets, but this had yet to be fully implemented. Since packets of ORS that do not conform to the WHO formula are still available in the country, a special recommendation of the review team was that the sale, distribution, and use of such products be avoided.

L'équipe chargée de l'examen a relevé que la plupart des agents de santé travaillant au niveau périphérique et dans les hôpitaux n'ont pas encore reçu de véritable formation à la lutte contre les maladies diarrhéiques, ce qui explique qu'ils n'aient pas tous le même niveau de connaissances. Il faut instaurer une formation systématique mettant l'accent sur les aspects pratiques du traitement de la diarrhée. Une série de stages de formation de 2 jours pour la lutte contre les maladies diarrhéiques avait commencé avant l'examen à l'intention du personnel médical supérieur attaché aux 20 circonscriptions sanitaires du pays.

En 1985-1986, des programmes révisés concernant la lutte contre les maladies diarrhéiques ont été adoptés dans les écoles d'enseignement infirmier et les centres de formation en santé publique. La prochaine étape consistera à inclure une formation appropriée dans les programmes des écoles de médecine et à créer dans certains grands hôpitaux des centres de formation à la lutte antidiarrhéique destinés aux médecins et aux agents du secteur paramédical.

La production de SRO par l'organisme pharmaceutique de l'Etat a atteint un total de 600 000 sachets d'un litre par an, ce qui est jugé suffisant pour répondre aux besoins actuels du pays. L'usine de production dispose d'un excellent système de contrôle de la qualité. Des SRO identiques sont également commercialisés par une entreprise pharmaceutique privée (au prix marchand de US$ 0,27). De ce fait, l'importation de SRO n'est plus nécessaire.

L'équipe chargée de l'étude a constaté que les sachets de SRO n'étaient pas stockés de manière systématique; certains établissements en avaient des stocks importants, d'autres des quantités insuffisantes, et d'autres encore, pas du tout. Pour faire face à ce problème, un système de commande et de distribution des sachets de SRO avait été choisi dans le cadre du programme, mais son application demeurait incomplète. Etant donné que l'on trouve toujours dans le pays des sachets de SRO non conformes à la formule de l'OMS, l'équipe a particulièrement recommandé d'en éviter la vente, la distribution et l'utilisation.

injected into mice with *Streptococcus pneumoniae* sepsis; after a change to a fresh, sterile needle, 2 further sets of healthy mice (test) were injected with 0.1 ml of the initially sterile broth. After 48 hours, 16 out of 20 test mice, in comparison to 0 out of 10 controls, died.

de seringue, on a alors injecté le même volume de liquide à des souris porteuses d'une infection à *Streptococcus pneumoniae*. Après remplacement de l'aiguille par une nouvelle aiguille stérile, 2 autres lots de souris en bonne santé (souris d'épreuve) ont reçu 0,1 ml de ce bouillon initialement stérile. Au bout de 48 heures, 16 sur 20 de ces souris d'épreuve étaient mortes, alors que les 10 souris témoins étaient toujours en vie.

Table 1. **Injection rate (per 100 patients), by monthly intervals between injection and disease onset**
Tableau 1. **Taux d'injections (pour 100 malades), selon le nombre de mois écoulés entre l'injection et l'apparition de la maladie**

Group — Groupe	Group size Taille du groupe	Intervals (months) — Intervalle (mois)					
		0-1	1-2[a]	2-3	3-4	4-5[b]	5-6
Unrelated — Pas de relation[c]	376	21.8	30.5[d]	13.8	15.4	24.9[d]	13.0
Related — Relation[c]	453	20.1	12.4	19.8	18.6	13.2	14.5
Controls — Témoins	245	18.7	11.4	13.1	13.1	8.9	10.6

[a] Incubation period of non-A non-B post-transfusion hepatitis virus: 6-9 weeks. — Période d'incubation de l'hépatite non-A non-B post-transfusionnelle: 6 à 9 semaines.
[b] Incubation period of hepatitis B virus: 1.5 to 6 months. — Période d'incubation de l'hépatite B 1 mois ½ à 6 mois.
[c] See text for explanation. — Explication dans le corps du texte.
[d] $p<0.05$ with respect to rate in controls. — $p<0.05$ par rapport au taux observé chez les sujets témoins.

In another set of experiments, the effect of syringes controlled for the effects of physiological pressures in body compartments was studied. Rubber tubes closed at one end, connected to an L-shaped open-ended glass column at the other were filled with *Shigella flexneri* culture in broth. Aliquots of sterile broth were then injected with a syringe and needle, through the tubing into the *Shigella* medium. After a change to a fresh needle, sterile broth was drawn into the unchanged syringe. When the latter was cultured, *S. flexneri* was isolated from cultures of 13 out of 16 syringes tested.

This evidence has been conclusive enough to convince most health authorities to abandon the practice of changing only the needles and using the same syringe for injections given to different individuals. In countries which have experienced shortages of injection equipment, the choice has often been one of using a non-sterile technique or of not providing the injection. It is still possible to find clinics with only a handful of syringes and needles with which to carry out their work. With the advent of disposable syringes and of inexpensive reusable plastic syringes the materials needed for safe injections are within reach of every health centre. All health workers who give injections need to be provided with these materials without delay and should be trained and supervised in their appropriate use.

Dans une autre série d'expériences, on a étudié l'effet des pressions physiologiques dans les différents compartiments liquidiens lors d'une injection. Des tuyaux de caoutchouc fermés à un bout et reliés par l'autre bout à un tube de verre ouvert et recourbé en forme de L ont été remplis d'une culture de *Shigella flexneri* en bouillon. Des fractions de bouillon stérile ont alors été injectées à travers les tuyaux à l'aide d'une seringue et d'une aiguille, dans le milieu contenant les *Shigellae*. Après remplacement de l'aiguille, du bouillon stérile a été aspiré dans la seringue qui, elle, n'avait pas été changée. La culture de ce bouillon a permis d'isoler *Shigella flexneri* dans 13 seringues sur les 16 utilisées pour l'expérience.

Ces résultats ont été suffisamment concluants pour convaincre la plupart des autorités de santé de renoncer à la pratique qui consistait à ne changer que l'aiguille et à utiliser la même seringue pour pratiquer des injections sur différents individus. Dans les pays ayant connu une pénurie de matériel d'injection, bien souvent on n'a guère le choix et il a fallu opter entre utiliser une technique non stérile ou renoncer à pratiquer l'injection. On rencontre, d'ailleurs, encore des dispensaires qui ne possèdent en tout et pour tout qu'une poignée de seringues et d'aiguilles. Maintenant qu'il existe des seringues jetables et des seringues en plastique réutilisables et de prix modique, le matériel nécessaire pour pratiquer des injections en toute sécurité est à la portée de tout centre de santé. Il faut donc, sans plus tarder, équiper de ce matériel tous les travailleurs de santé qui sont appelés à pratiquer des injections et leur apprendre, sous surveillance, à bien l'utiliser.

DIARRHOEAL DISEASES CONTROL PROGRAMME

Country programme review

Sri Lanka. — A review of the National Diarrhoeal Diseases Control (CDD) Programme was carried out from 10 February to 1 March 1986, jointly with a review of the Expanded Programme on Immunization,[1] by the Ministry of Health, WHO, and UNICEF.

According to available statistics, approximately 25% of all deaths in children under 5 years of age are due to diarrhoeal diseases.

PROGRAMME DE LUTTE CONTRE LES MALADIES DIARRHÉIQUES

Examen du programme national

Sri Lanka. — Un examen conjoint du programme national de lutte contre les maladies diarrhéiques (LMD) ainsi que du programme élargi de vaccination[1] a été effectué du 10 février au 1er mars 1986 par le Ministère de la Santé, l'OMS et le FISE.

D'après les statistiques disponibles, près d'un quart de tous les décès d'enfants âgés de moins de 5 ans sont imputables aux maladies diarrhéiques.

Table 1. **Results of 3 CDD surveys, Sri Lanka, February 1986**
Tableau 1. **Résultats de 3 enquêtes LMD, Sri Lanka, février 1986**

Item — Rubrique	Health Division Circonscription sanitaire		
	Galle	Kandy	Kurunegala
Children under 5 years with diarrhoea (episodes per child per year) — Enfants de moins de 5 ans atteints de diarrhée (épisodes par enfant et par an)	1.6	1.3	1.8
Mother's approach to treatment (%) — Démarche de la mère pour le traitement (%):			
Home fluids — Préparations domestiques	79	77	73
Traditional drugs — Remèdes traditionnels	34	47	26
ORS — SRO	3	7	0.5
Western medicines — Médicaments occidentaux	5	12	14
Visit to health worker — Visite à l'agent de santé	76	68	43
Mother's attitudes during diarrhoea (%) — Comportement de la mère pendant la diarrhée (%):			
Breast-feeding: continue — Allaitement: maintien	93	83	83
Solid foods: discontinue or decrease — Aliments solides: interruption ou diminution	80	70	73
continue unchanged or increase — maintien ou accroissement	20	30	27
Mother's knowledge and use of ORS (%) — Connaissance et utilisation des SRO par la mère (%):			
Knows about ORS — Connaît les SRO	59	71	65
Has ever used ORS — A déjà utilisé des SRO	23	22	13

[1] See No. 43, 1986, pp. 329-331.

[1] Voir N° 43, 1986, pp 329-331

1980年代 3

Wkly Epidem Rec · Relevé épidém hebd 1987, 62, 345-352

No. 46

WORLD HEALTH ORGANIZATION
GENEVA

ORGANISATION MONDIALE DE LA SANTÉ
GENÈVE

WEEKLY EPIDEMIOLOGICAL RECORD
RELEVÉ ÉPIDÉMIOLOGIQUE HEBDOMADAIRE

Telegraphic Address: EPIDNATIONS GENEVA Telex 27821

Adresse télégraphique: EPIDNATIONS GENÈVE Télex 27821

Automatic Telex Reply Service
Telex 28150 Geneva with ZCZC and ENGL for a reply in English

Service automatique de réponse par télex
Télex 28150 Genève suivi de ZCZC et FRAN pour une réponse en français

13 NOVEMBER 1987 — 62nd YEAR - 62e ANNÉE — 13 NOVEMBRE 1987

EXPANDED PROGRAMME ON IMMUNIZATION
Changing needles but not the syringe: an unsafe practice

A dangerous practice has slipped into common use, particularly in developing countries: changing needles but using the same syringe for several consecutive injections. This review summarizes the evidence that changing needles does *not* eliminate the risk of cross infection. The WHO Expanded Programme on Immunization (EPI) recommends that a sterile needle and sterile syringe be utilized for each injection.[1]

Hepatitis outbreak investigations beginning in the 1940s first raised the spectre of hepatitis transmission by contaminated syringes. These epidemics were characterized by their clear demonstration of a distinct relationship between the time of disease onset and exposure to re-used syringes, consistent with the presently well-defined incubation periods for viral hepatitis. In none of the reported epidemics was evidence found of secondary spread, the presence of which would have argued in favour of another mode of epidemic transmission. It seems most likely today that these outbreaks were attributable to both hepatitis B, and non-A, non-B hepatitis viruses.

In 1964, the results were published of a large-scale, population-based investigation into the risk factors for acute hepatitis cases in Royal Air Force servicemen in the United Kingdom identified during a 5½ year period covering January 1957-July 1962. A complete history for injections and immunizations (including those during dental procedures) and for exposure to other skin-penetrating procedures such as tattooing was obtained for the 6-month interval preceding the onset of clinical hepatitis from 93% of the 895 cases studied. Those cases classified as *unrelated* (defined as cases occurring sporadically, or with an interval of more than 60 days between cases) were more likely to have had injections 1-2 months, or 4-5 months prior to onset of jaundice, when compared with the experience of clustered *(related)* cases of hepatitis, as well as controls *(Table 1)*; this difference was statistically significant. In the population under study, the administration of both typhoid/paratyphoid/tetanus and yellow fever vaccines involved the multiple-dose, multiple-use syringe technique, only the needle being changed between injections. The evidence, especially given the previous outbreak reports, thus suggested a cause-effect relationship between parenteral injections and the acquisition of hepatitis where multiple-dose syringes were used.

The epidemiological evidence was also supported by animal data. Studies in the early 1950s demonstrated that syringe contamination could occur. In one experiment, 10 healthy laboratory mice (controls) were injected intraperitoneally with 0.1 ml sterile broth, using a sterile needle and syringe loaded with 1.0 ml of broth. With the apparatus unchanged, the same volume was then

[1] References available upon request from EPI Geneva.

PROGRAMME ÉLARGI DE VACCINATION
Changer d'aiguille et pas de seringue: une pratique dangereuse

Il est une dangereuse pratique, de plus en plus courante dans les pays en développement en particulier, qui consiste à changer d'aiguille, mais à utiliser la même seringue pour plusieurs injections consécutives. Le présent article résume les résultats d'études qui permettent d'affirmer que le changement d'aiguille n'élimine *pas* le risque d'infection croisée. Aussi le programme élargi de vaccination (PEV) de l'OMS recommande-t-il d'utiliser une aiguille stérile et une seringue stérile pour chaque injection.[1]

Les recherches entreprises sur les épidémies d'hépatite à partir des années 40 ont été les premières à soulever la question de la transmission de l'hépatite par des seringues contaminées. A cette occasion, une nette relation a, en effet, pu être clairement démontrée entre la réutilisation des seringues et l'apparition de la maladie, dans un délai compatible avec la période d'incubation de l'hépatite virale qui est actuellement bien définie. Dans aucune des épidémies signalées, il n'a été relevé de preuve d'une propagation secondaire, dont l'existence aurait plaidé en faveur d'un autre mode de transmission épidémique. Il semble aujourd'hui fort probable que ces flambées d'hépatite étaient attribuables à la fois aux virus B et non A-non B.

En 1964, on a publié les résultats d'une vaste enquête sur les facteurs de risque dans les cas d'hépatite aiguë survenus chez des militaires de la Royal Air Force, au Royaume-Uni, en l'espace de 5 ans ½ (janvier 1957 à juillet 1962). Dans 93% des 895 cas étudiés, on a pu retracer l'histoire complète des malades pendant les 6 mois qui ont précédé l'apparition clinique de l'hépatite et déterminer notamment s'ils avaient reçu des vaccins ou des injections (y compris à l'occasion de traitements dentaires) ou s'ils avaient eu recours à certaines pratiques, comme le tatouage, qui obligent à percer la peau. Parmi les cas classés comme *sans relation* (définis comme les cas se produisant sporadiquement ou séparés par un intervalle de plus de 60 jours), il était plus fréquent de trouver des sujets qui avaient reçu des injections 1 ou 2 mois ou 4 ou 5 mois avant le début de l'ictère que dans les cas d'hépatite groupés *(en relation)* et les cas témoins *(Tableau 1)*; cette différence est statistiquement significative. Dans la population étudiée, des vaccins contre la fièvre jaune et contre la typhoïde, la paratyphoïde et le tétanos avaient été administrés à l'aide de seringues à doses multiples et réutilisables, l'aiguille seule ayant été changée entre les injections. Compte tenu notamment de ce que l'on savait des épidémies antérieures, on a donc été amené à penser qu'il existait une relation de cause à effet entre les injections par voie parentérale et l'hépatite en cas d'utilisation de seringues à doses multiples.

Les études épidémiologiques ont été confirmées par les résultats obtenus chez des animaux. Au début des années 50, la possibilité d'une contamination par les seringues avait pu être démontrée. Dans une expérience, 10 souris de laboratoire en bonne santé (souris témoins) ont reçu 0,1 ml de bouillon stérile par injection intrapéritonéale à l'aide d'une aiguille stérile et d'une seringue contenant 1,0 ml de liquide. Sans changer

[1] Références fournies sur demande adressée au PEV à Genève.

厚生

厚生省広報誌

1988.2 特集●B型肝炎

長野祐也政務次官インタビュー

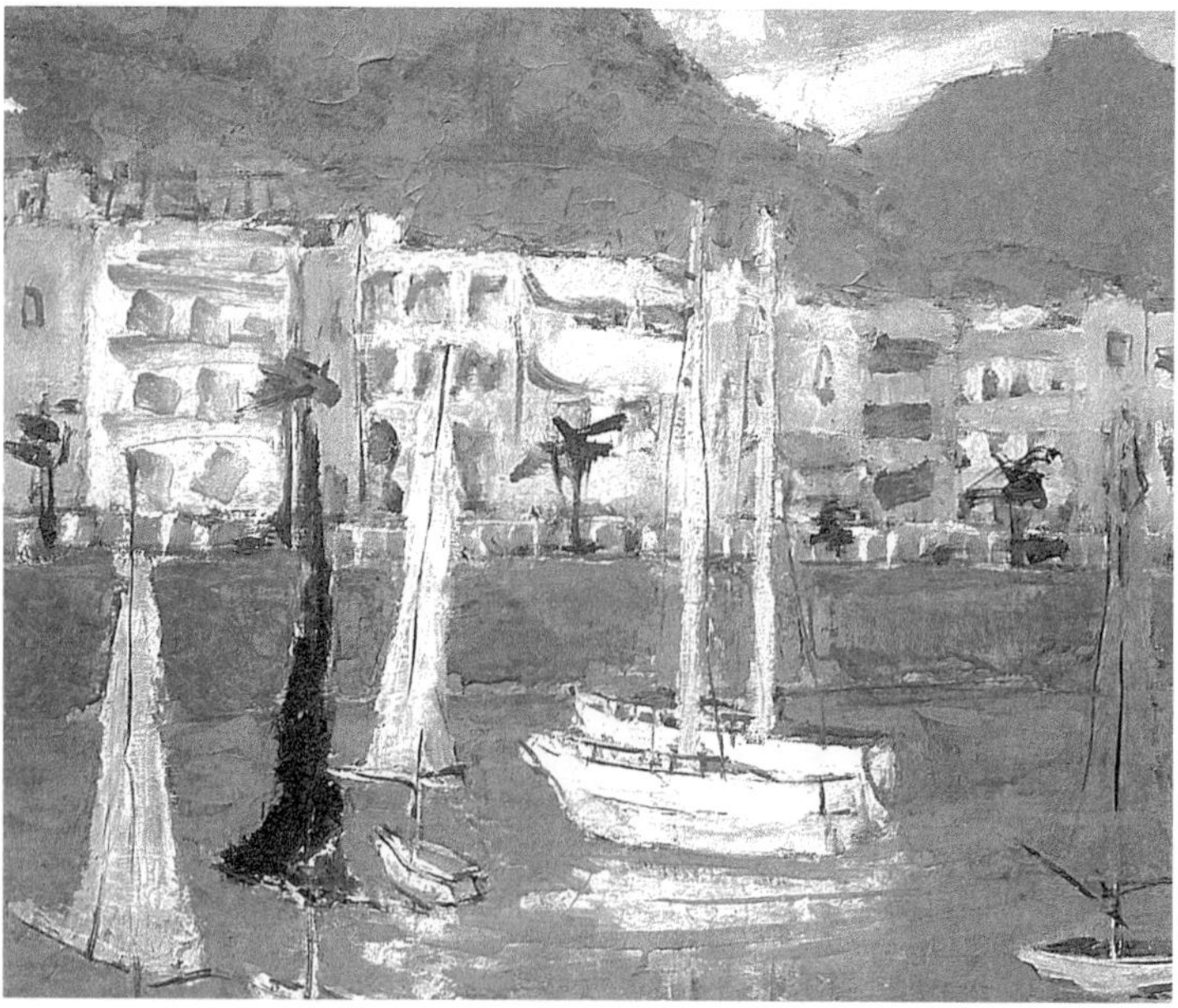

特集　B型肝炎

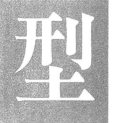

最近，エイズに続いてB型肝炎がマスコミでクローズアップされました。ウイルス肝炎はまだ未知の部分の多い感染症ですが，研究も進み，様々な対策が講じられています。

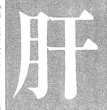

今月の特集は，B型肝炎の予防対策を紹介します。

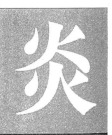

出席者

織田敏次　国立病院医療センター院長

本多　洋　日本母性保護医協会常務理事

村瀬敏郎　日本医師会常任理事

伊藤雅治　保健医療局感染症対策室長

伊藤　大変お忙しいところをお集まりいただきましてありがとうございました。

今日は「B型肝炎対策」につきまして、お話しいただきたいと思います。我が国では肝炎は公衆衛生対策、医療の現場でも大きな問題です。最初に織田先生からB型肝炎の疫学的な状況や研究の歴史等について概括的にお話を承りたいと思います。

疫学的状況と研究の歴史

織田　昔、われわれの学生の頃は、黄疸というと、シジミの味噌汁でも食べながら寝ていれば治るんだと教えられて、活用してきたわけですね。ところが血清肝炎という言葉が出てきて、われわれは、いやというほど

座談会 B型肝炎の予防対策

特集の冒頭に当たり、B型肝炎の研究・対策現場の各先生方にお集まりいただき、その対策の歴史・現状・課題等について語り合っていただきました。進行役は、厚生省感染症対策室の伊藤室長です。

輸血による肝炎を経験したわけです。

これはそう簡単に治らないぞと。輸血をすると三人に一人、多い時は二人に一人が黄色くなるという経験をいやというほどしましたね。それで世の中が騒然としてきたのが昭和三五〜八年頃で、「黄色い血」のキャンペーンが始まるわけですね。ところがその時には、まだまだウイルスのウの字もない頃でして、A型肝炎もB型肝炎も潜伏期の長さぐらいしか知らないという状況でした。

そうこうしているうちに、プラムバーグのオーストラリア抗原に関する論文が一九六四年に出ましたが、その時もまだ肝炎というものと結びつかないんですね。まだ肝炎の元凶という考えは出てこない、なにか民族的な、糖脂蛋白の型の違いぐらいに考えられていたわけです。そうこうしているうちに大河内が我々の陣営から、これが肝炎ウイルスのかけらしいということを発見する。

そのあたりからアメリカのクルグマンのほうが、ここにウイルスがいるという血清をつかむわけですね。それとプラムバーグ、大河内とだいたい話が煮結まってきて、血清肝炎はB型肝炎だということになるわけです。

さて我々は調査を始めるわけです。いわゆる大河内抗原というものを頭につけて、西岡の赤血球凝集反応法の応用法をやっと開発し、ウイルス肝炎の疫学調査をやったところ、日本の侵淫度は相当なものであると分かったわけです。

アメリカの連中は、日本にそんなに蔓延しているはずはないといって、初めは相手にしていなかったんですね。それじゃアメリカはどうかということで調査したら、アメリカにも汚染度の高い集団があることが明らかになっていく。

そんなことがだんだん分かってきて、いよいよ日米の共同作戦が始まるわけです。B型肝炎のキャンペーンからワクチンまで進んだというのが、この歴史です。

もっと昔をたどると、やはり日本人の仕事で、昭和一六年に、この黄疸はウイルスだということを、弘さんがやっているわけです。それから世界中がウイルス探しを突っ込むんですが、プラムバーグ、大河内、クルグマンというようなところでやっと初めてウイルスと肝炎の関係が分かってくる。ですからまずウイルスとして捕まえたのはB型の肝炎で、A型のほうは四〜五年遅れて、ラインハルトその他が発見するわけです。

AとBだけは、とにかくウイルスをつかんだと。ですからこれからの対策もウイルスの本態をしっかり握った上で、原因志向型の対策、予防、そして治療というところに、やっと手が届き始めたわけです。

そうこうしているうちにエイズが飛び出してくる。ATLもです。肝炎が先駆者として火を点けたそれが今度はエイズ、ATLともどもブースターをかけながら、これから地球規模の対策へというのが現時点なのですね。

伊藤　日本のB型肝炎対策の歴史は、今、先生がおっしゃったように昭和三八年の血清肝炎調査研究班の発足が実質的に最初ではないかと思います。それからオーストラリア抗原が出てきて、肝炎対策の大きな節目は、昭和五〇年のワクチン開発協議会の設立だと思うんですね。

振り返ってみると、日本におけるB型肝炎対策というのは非常にうまく進んできたという印象をもつんですが、特にワクチン開発に集中的に取り組んできたということ、これは世界に誇ってもいいことだと思います。

それで現時点ではワクチンが出てきているわけですが、B型肝炎の感染様式がどういうもので、それぞれの感染様式に対してどういう対策をやっていったらいいかという点について、基本的なところを御紹介いただきたいと思います。

織田　B型のほうは少なくとも血液から移っていって、一番大もとは母児感染だということを、われわれの岡田、真弓グループが出していくわけですね。その時に、e抗原陽性であると、血液の中にウイルスがかなりいる証拠だということ、これを指標にとにかく母児感染を制圧しなきゃいかんと。

織田 氏

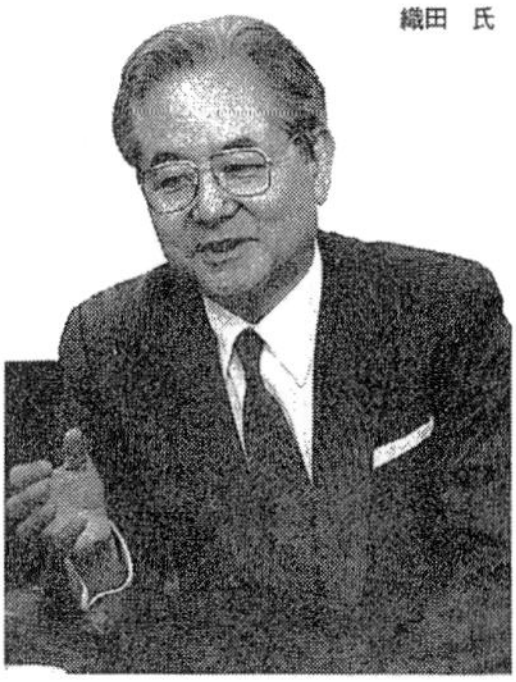

そしていろいろ調べていくと、日本の国民の二・六%くらいがオーストラリア抗原をもっていることも分かってきたんですね。最近は、子供のほうがだんだん少なくなってきまして、それも疫学調査で大体分かってきた。

そうすると今度は一番元のキャリアになる原因は、お母さんから子供に移るところが大変だということですね。大人のほうはセックスでの感染が多いし、キャリアにはほとんどなりませんね。

大人のものはリンパ球がちゃんと目を覚ましていますから、抗体ができて、そんなに慢性化することはない。ところが赤ん坊は、ウイルスが生きたまま、リンパ球を素通りしまして、一生のキャリアをつくっていく。その中に慢性肝炎ができ、肝硬変ができ、そして半分ぐらいは肝がんになりかねないということがはっきりしてくるわけです。

そうすると一番元のお母さんから赤ん坊がもらうところを、どうしてもブロックしなきゃいかんということがはっきりしてきたわけです。そんなことで、われわれは、お国の戦略として母児感染を狙っていただきたいということをお願いして、ようやく昭和六一年から始まっているわけですね。

大人のほうでは、医療従事者が次に大変です。注射針事故でかなり移ることは分かっていますから、その予防のためにワクチンを事前に受けていただきたいということですね。ガンマグロブリンはもちろん即席的には非常に効くんですが、ウイルスがe抗原陽性の患者さんあたりから入ってきますと、抗体量がちょっと足りないんですね。それでそういう場合には、どうしてもワクチンを追加していただきたいということもはっきりしてきたわけです。

A型のほうは口から入ると。昔はわれわれもみんなかかっているわけです。一番最初にA型のウイルスの抗体が測定できるようになってから一〇年ちょっと経つんですが、日本もだんだんきれいになってきましてね。昔、初めて測った頃は、一五～六歳くらいから抗体をもってくる人が多かったんですが、今は抗体をもちはじめる年齢が二四～五歳まで高年齢にシフトしているんですね。

東南アジアに行きますと、ゼロ歳から抗体をもちはじめていますけれども、子供は肝臓が強いものですから、劇症にならないんですね。それにA型はすぐ抗体をつくりますから、全部ウイルスは吐き出されちゃってキャリアはいないわけです。そして、貝類が主でしょうけれども、水系に潜り込んでいる部分がだんだ

B■型■肝■炎

ん少なくなって、きれいになっている。昔は、し尿のくみとり屋さんが運んでいたわけですが、今は下水道の普及で、だいぶきれいになってきたんですね。

そうすると今度は、抗体をもっていない若者が東南アジアに参りますと、よく移っちゃうんです。それでこれも早くワクチンをつくらなきゃいかんと。そして口から入っていたものを、腸壁でブロックしてしまえというので、今、盛んにワクチンをつくりつつあるわけです。これも二年ぐらいで、大体市販できるところまでいくと思います。そんな状態だと思いますね。

母子感染防止事業の成果

伊藤　今、織田先生からお話がありましたように、わが国ではB型のワクチンを開発してすぐ、昭和六〇年からこのワクチンを利用して、赤ちゃんがキャリアにならないような対策を始めているわけです。この対策は、妊娠中にスクリーニング検査をして、赤ちゃんがキャリアになる可能性のある場合はワクチンなどを使って感染をブロックするというものですが、この現状に対する評価と、そういう仕事をすることによって、新たに発生してくるキャリアの人たちがどのぐらい減ってくるかという対策の効果を、本多先生はどのようにお考えになっていらっしゃいますか。

本多　私は産婦人科の臨床の医者なので、織田先生たちが計画・立案されたプロジェクトを実際に移していく、いわば実戦部隊にあたるわけで、村瀬先生も同じ立場だと思います。

産婦人科のほうに限局していえば、昔でしたら梅毒が日本では国民病ともいわれていたわけです。それを産婦人科の医者が性病予防法ができた段階で、妊娠中にワッセルマン反応でチェックして、母体を治していって、先天性の梅毒をつくらないようにするというステップが一つ過去の経験としてあったわけです。

今度のB型肝炎に関しても、第二の国民病ともいわれている病気ですし、そのブロックの立場にあたる実戦部隊だということで、大変な使命感に燃えてやっているわけですけれども、実際問題として、全医師の間に共通の使命感を燃えたたせるというのは、いうべくしてなかなか難しいことでございましてね。

もし一〇〇%、妊娠中のスクリーニングが行われて、ブロックの措置が行われさえすれば、効果としては、一世代の間にはB型肝炎のHBウイルスは伝わらなくなる可能性があるわけです。現在のところは、少なくとも一世代ではなくならないだろうと思います。これは行政のほうで把握していらっしゃるとは思いますけれども、初年度の六〇年度は、妊婦のスクリーニング率は大体六〇%ぐらいだったんですが、去年の六一年度は、スクリーニングの割合が八〇%に達しています。これは現場の大変な努力だろうと思います。

その結果、キャリアになる者の割合が少なくとも半減以上、四分の一ぐらいには減るだろうという予測が

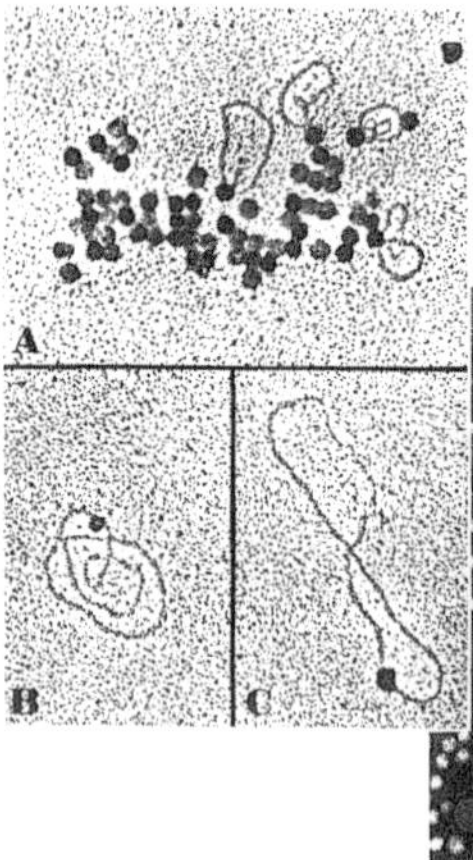

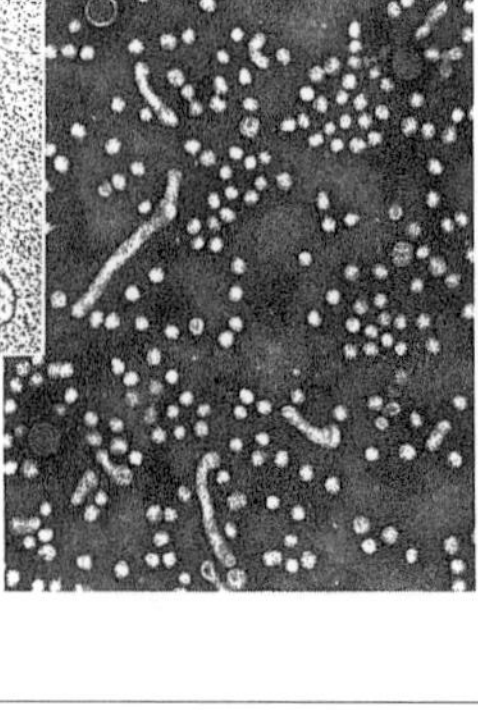

B型肝炎ウイルスの電子顕微鏡写真
(写真提供＝Au研究グループ)

13

されているわけなんです。ただ、スクリーニング率が一〇〇%に及ばない限り、なかなか根絶という事態まではいかないだろうと思いますね。これは何世代にもわたって、根気よく、根強く続けていかなければならない仕事だろうと思っていますし、私どもも覚悟はしています。

ただ、八〇%というかなり高い割合でスクリーニングが行われるようになったし、そのブロックの処置も比較的うまく一緒に行われているというのは、産婦人科の医師、小児科の医師たちが、それに強い関心をもって予防を進めている結果だと。この点は評価していただいてよろしいんじゃないかと思っております。

村瀬　本多先生のおっしゃるように垂直感染防止については、かなり高率のスクリーニングと免疫賦活が行われてきました。この事業の開始された当初には考えられなかったレベルだとおもいます。特に予防接種法との絡みで健康被害の救済と医師の免責がないというハンデキャップがありましたから。しかし、垂直感染防止事業としては成功の域に達しましたね。

伊藤　全妊婦を対象にスクリーニングをやるような国というのは日本以外にどこかございますか。

本多　私はあまり外国のことは知らないんですけれども、台湾なんかではそういう動きがあるようですね。

織田　あちらの子供は全部打っている。

本多　ええ、親がキャリアであるなしにかかわらず、全例接種するということのようですね。

村瀬　ワクチン接種について私はちょっと心配になっていることがあるんです。例の三重大学の事件（編集部注：六二年七月、三重大学医学部附属病院で二医師が劇症肝炎のため死亡。）を契機にして、先ほど、織田先生もご指摘になった医療関係者の感染予防が大々的にクローズアップされた。その結果、垂直感染の認識が薄れていくように思うのです。何があろうと日本国民のB型肝炎対策は母子感染に重点を置くということを強調すべきだと思いますね。

国際医療協力
日本の役割は

伊藤　今、たまたま外国のお話が出たわけでございますが、肝炎の問題というのは、わが国自体にとっても非常に大きな問題ですけれども、もう一つ、グローバルな視点から見ると、またこの病気の重要性というのがわかってくるわけですね。特にキャリアの数を考えた場合に、アジア地域では非常に大きな問題で、なおかつその対策をどうするかという視点の中で、日本がどういう役割を果たすべきかということで、織田先生はいろいろと御意見があると思います。そのことはいかがですか。

織田　WHOの数字では、この間まで二億二〇〇〇万人といっていたのが、今度は二億八〇〇〇万人にはね上がって、それだけキャリアが世界中にいるということですね。その少なくとも四分の三、七七〜七八%はアジア・太平洋だということですね。中国には一億人いるということですから、母児感染防止を日本だけでやってても駄目なんで、どうしてもグローバルな視野でやらなきゃいかんと。

幸い来年（注：昭和六三年）ぐらいから、遺伝子組換え技術によるワクチンが実際に出てきますからね。そうすれば大量生産もできますし、値段もかなり下がるでしょうから、やっぱり日本が援助しなきゃいかんでしょうね。今はODA（政府開発援助）の金が相当あるそうですから、援助してあげないといかんのだろうと思います。また厚生省も頑張っていただきたいと思いますね。

WHOのほうは、例えばタイから感染血液を持ってきて、日本でワクチンにしてさしあげてそのままタイへ返すということで、血漿由来のワクチン生産のほうも努力はいたしておりますが、早く組換えワクチンに切り換えてと考えていますね。組換えワクチンのほうが、日本独特のPre－Sのような特殊な部分が組み込まれたワクチンも出来てきますから、おそらく効力も高いだろうと思いますしね。

本多　ワクチンが最初に登場した時には、製造能力に限界があるということで、先生のほうで順位をおつけになったわけですね。母児感染が第一位で、第二位がハイリスクグループということでしたね。現在、そういう順位はもちろん優先でやってくださっているわけですけれども、見通しとしては外国へも使えるほどの生産量は確保できるわけですか。

織田　今度はできますね。ところで「ワクチンの適応」のお話ですが、あれは必ずしも順位というわけではないんです。最初はグレードだったんですね。グレード一、グレード二だったんですけれども、私は「これは順位ではない。ただカテゴリーを分けているだけで、僕の頭の中では並列だ」ということを盛んに主張しましてね。ですからこの順序に打ってくださいというのではなくて、少なくとも当時、国の公費から出るのは母児感染であると。それで私はグレードを群に変えていただいたわけです。それでも見ておられると順位に見えるでしょうね。私自身の頭では順位ではなくてカテゴリーだったんです。

実際に厚生省がワクチンづくりの最初から手を染めてくれたのは、これが初めてだそうですね。そして成果を上げて、ここまでやってきたので、ますますこれは伸ばしていって、グローバルな視野でやっていなきゃいかんと思います。これこそ人類のがん予防ワクチン第一号でもあるのです。

院内感染防止の対策状況

伊藤　あれは国のB型肝炎対策での一つの考え方を示しているわけでございます。特に今年の七月に、三重大学の劇症肝炎の事例があって、急にワクチンの需要が増えましたが、とにかくワクチンは必要な量だけ供給しようという考え方でやっていただいております。

厚生省は、B型肝炎の院内感染防止のために、織田先生を中心にしてやっていただいております肝炎研究連絡協議会で、「院内感染防止のガイドライン」を五五年につくっていただいたわけです。その後、改定したり、また今年の四月にも最新の知見を盛り込んで、医療従事者の院内感染を防止するためガイドラインをお示しいただいたんですが、実態は、なかなか進まなかったという問題がありましたね。

最近はひと頃よりはよくなってきていると思うんですが、本多先生は実際に現場で診療されておられまして、なかなか進んでいかないということは、どの辺に原因があったのかお聞かせいただきたいと思います。

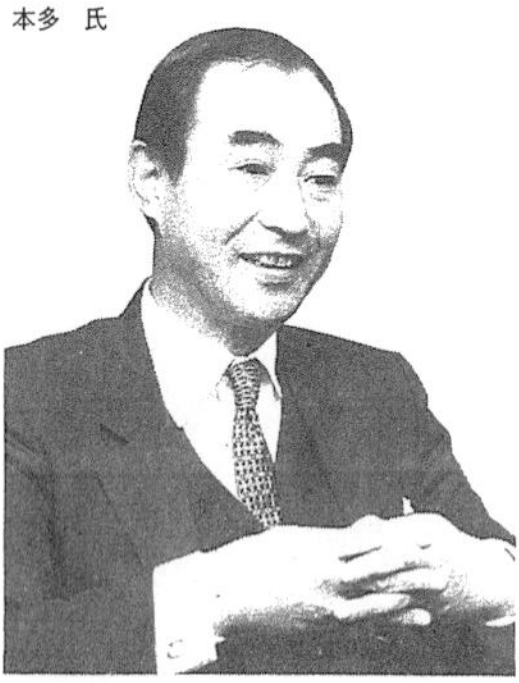
本多　氏

本多　必ずしも一般論ということじゃなくて、私の勤めている病院の中での経験を簡単に御紹介しますと、年間に十数件ぐらいずつは、医療従事者の事故というのはあるんです。もっぱら注射針による刺入事故なんですけれどね。当院の場合ですと、それに対しては四八時間以内に抗HBsヒト免疫グロブリンを注射するということです。今までの過去何年かはそれだけで、発病したケースはほとんどないようです。

ですから今おっしゃられたガイドラインに抗HBsヒト免疫グロブリンのほかにワクチンも併用したほうがよろしいということが出ているわけですけれども、当院の場合には、現時点でそれを完全に実行するというところまではいっていませんが、今後検討したいと思います。

実際の問題としては、注射針の扱い方を一番大事にしなきゃいけないというので、具体的な話になりますが、注射をしたあと、注射針にケースをかぶせる時に、間違って刺しちゃうというんですね。ですからそれをやらずに、針そのものを広口ビンの中に入れて捨てるようにとか、そういう具体的な細かい指導を、院内でやっています。

伊藤　それは院内で対策の委員会をつくって、関係者への教育とか周知を図るとかいろいろやられているわけでしょう。

本多　ええ。厚生省の御指導のとおりに委員会をつくって、何回か院内教育をやっております。

村瀬　私の医師会では予防接種センターを開設していますが、特にB

型肝炎対策として一人一筒一針で接種していますので大量の注射針を廃棄しなければならない。同時に医師会員にも注射針の廃棄については厳重な注意を呼びかけております。これは医療社会だけの問題ではなくて、廃棄物を扱う業者など全社会に対する医師の責任でもあるわけですから。

伊藤　あらかじめワクチンを接種しておくという点ではどうでしょうか。

本多　現在その動きはありませんが、今後の課題です。

伊藤　ワクチンを接種するための費用なんかはどういうふうになっておりますか。

本多　私ども私立の病院では、本人には負担させるわけにいきませんから、全部その施設の自己負担になってしまうわけです。したがってその辺で積極的には、ちょっと進めないという事情があるようですね。

伊藤　病院の開設者のほうで負担をしているという形になっているわけですか。

本多　ええ、ですからそういう方が年間何十例もあったら大変ですからね。

伊藤　そうすると事故があった時に、感染防止対策としての対策はやられているけれども、あらかじめ予防的にワクチンを接種しておくというのは、これからということですね。

本多　ええ、まだやっていないんです。これは少し具体的な話になって恐縮なんですけれども、三回接種するのに半年ぐらいと、かなり期間が長くかかりますでしょう。それからまた獲得した抗体が、あまり長く持続しないで、ブースターをやらなきゃいけないとかいろいろな事情がありまして、予防的なワクチン接種というのは、医療関係者にはまだやっておりませんね。

伊藤　医師、看護婦も全部まだ…

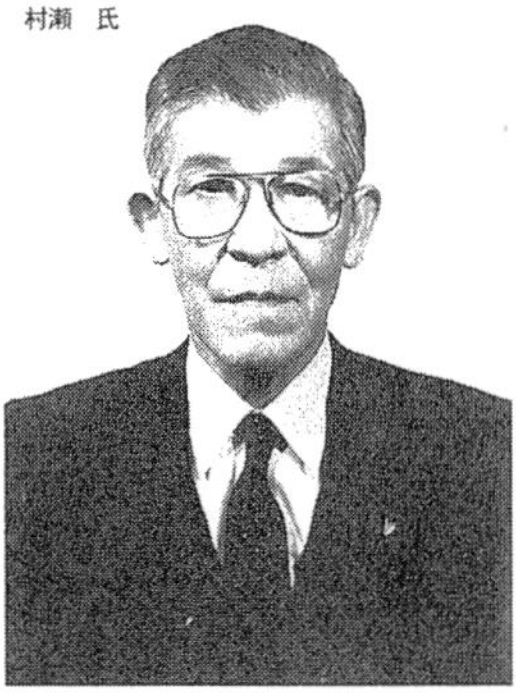

村瀬　氏

…。

本多　ええ。

伊藤　その辺は、実に今年（六二年）の八月に厚生省のほうから、あらかじめワクチンを接種しておいたほうがいいですよという指導の方針を改めて、外に出したわけです。これはいろいろ議論がございました。ただし費用の負担については、厚生省は来年度からは、たとえば国立病院・療養所の分は予算化をします、自治体の分は自治体できちんと予算化をしてくださいということです。私立のところは開設者でお願いをしますという考え方でやっているわけですが、先生の病院のほうは……。

本多　なかなかそのとおりにはいかないですね。

伊藤　どのへんに問題があるんでしょうね。

本多　やっぱり費用の問題だと思います。

村瀬　費用の問題も確かにありますね。しかし、ワクチンのテイク率の問題もあると思いますよ。私のセンターでは全従業員に接種していますが、四回ぐらいまで接種回数を押していっても七〇%強のテイク率でした。しかも対象となる者が高齢で、かつて素手で手術や分娩などの介助をやってきた看護婦なので危機感が薄いこともありますね。

伊藤　事故時の対応については、HBs抗原陽性血による汚染事故の場合はグロブリンだけでなくワクチンも労災で対応できるような形になりましたので、そこは一つ問題解決したわけですけれども、私どもとしては、八月の方針で、院内感染の防止対策を更に進めていただきたいと考えているわけです。

非A非B肝炎の研究と対策

伊藤　ちょっと話を進めさせていただきます。織田先生から先ほどA型肝炎のワクチンの問題がありましたが、これも極めて大きな課題ですけれども、研究の上で更に大きな課題といえば、非A非B肝炎という問題じゃないかと思います。

この辺を今後どういうふうにして

B型肝炎

いくのか、ちょっとお話しいただきたいと思いますが。

織田　来年（六三年）また、サンジェゴで日米の肝炎会議があるのですけれども、非A非Bのところは、先方も話題提供者無しと書いてきております。日本もまだ堂々と喋れるほどのものがないにしても、多少は喋るつもりでおりますが、向こうはノースピーカーと書いてきているんですね。向こうもちょっとお手上げみたいな状態ですね。

ウイルス研究者が、全部とはいいませんけれども、エイズのほうに走っていることも事実でしょうね。しかしなんとかして見つけなきゃいかんと思います。ただ、A型に近い非A非B（われわれのいっているA型がA1だとすると、A2ぐらいのところのもの）は、来年ぐらいには明らかになるみたいですよ。

伊藤　この雑誌の読者の方は専門家じゃない方もたくさんいらっしゃるので、非A非B肝炎というのは、どういう肝炎かということから……。

織田　われわれの頭の中では、A型というのは口から入るもので、B型は血液から血液に移っていくんだというわけですね。今A型肝炎やB型肝炎の原因ウイルスとして見つかっているのはA1、B1だとすると、おそらくA2、B2やA3、B3があるだろうと。そのA2、B2以下を全部、今は非A、非Bといっているわけですね。

口から入るもので、しかも妊婦がかかると劇症化して大変だというのが、フィリピンぐらいまで上がってきているらしいんですね。それが今どうやら見つかりそうだということで、これがA2ということになりますね。

もう一つは、血液から入ってくるB2ですが、これがなかなか厄介です。日本の場合に、東京あたりで見ておりますと、A、B、非A非Bが二・三・五ぐらいの比率なんですね。ですから半分は、われわれのまだ知らないウイルスであるというところに、日本の非常に大変なところがあるわけです。

伊藤　急性肝炎の半分ぐらいは、まだ全く対策の目処が立っていない非A非Bのグループだと、こういうふうに理解してよろしいんですね。

織田　ええ。少なくとも日本ではどうもそういうのがあるということで、この対策が大変なんですね。もう一つ厄介なのはアルコールです。アルコールも陰に非A非Bがないとは限りませんのでね。また非A非Bが長い間には、けっこう発癌するんです。それでそれを早く見つけなきゃいかんということですが、われわれのグループでも、大まかに分けて二つのグループが一生懸命やってはいるんですが、今ひとつというところです。

伊藤　まずやるべきことというのは、やっぱりウイルスを見つけることでしょうかね。

織田　それと献血のスクリーニングです。だからGPTをどこかさらに低いところで切らなければいけないわけです。今はまず三五で切っているでしょう。そこを検討しなきゃいけませんね。

伊藤　私ども厚生省の肝炎研究班は、研究の重点を非A非Bに移していく必要があると思います。そういう方向で、来年度以降、先生方といろいろご相談をしていきたいと思っています。

本多　今は輸血の場合は、全血輸血よりも成分輸血で血漿、血球を分けて、血球なら血球成分の赤血球で入るということが、よく行われているわけですが、それは感染防止に若干役に立っているんでしょうか。

織田　それはかなり役に立ちます。ただ、フィブリノーゲンなどについては、さらにうまく熱を加える、その熱の掛け方でしょうね。エイズのほうはまず間違いなく死ぬようですが。

本多　技術的にも、感染率を減らすということはできるわけですね。スクリーニングとかそういうこと以外に。

織田　そうですね。ですから熱処理のアルブミンは、B型に対しても大丈夫だろうと考えられていますがね。

キャリアへの差別をどう防ぐか

伊藤　話は変わりますが、B型肝炎対策をしていく場合には、キャリアの人たちに対する偏見について、職場や学校での事例を聞くことがございます。そういう問題に対して何を、どういうふうにしていったらいいのかというのを、本多先生から、経験したことがありましたらご紹介いただきたいと思います。そういう問題に対して、どうすべきなのかということなのですが……。

本多　私の病院で実際にスクリーニングをやり出してから二年ちょっとですけれども、今のところはまだ三例か四例ぐらいしかe抗原陽性のキャリアというのは見つかっていないわけなんです。

それで最低のこととしては、責任者、私がその妊婦に対して一応の説明をします。ただ御主人にまで話すということはしていません。保健所に行って、こういう予防票をもらってきなさいといいまして、その必要性というのは、あなたの赤ちゃんにウイルスをやらないために、ブロックの措置をする必要があるからやるんだということで、皆さんは納得してくれているようです。

ただ、都会だからそうなんだと思います。地方では、離婚沙汰になったということが一～二あるように聞いています。ですからいわゆる差別感を感じさせないために、こちらとしても大変苦労するわけです。

お産で入院された時にも、特別扱いはなるべくするなといっています。ただ、赤ちゃんの場合はどうしてもいっとき隔離したりしますからね。幸いなことにオッパイはあげていいということになっていますので、自分の子供さんに母乳をあげられることは、そういう差別感を取り除くには非常にいいことだと思いますね。

伊藤　村瀬先生のお立場ではどう考えておられますか。

村瀬　私の医師会では、区内の公立中学一年生全員のB型肝炎マーカーを毎年調査しています。e抗原陽性のキャリアは極く少ないわけですが、特に中学一年年齢のキャリアは出生時の全国調査以下で、中学一年までの日常生活では、ほとんど実際的な水平感染の被害はないのではないかと思っています。学校の養護教論などを集めて、血液を扱う場合の注意と共に、このデータ－を示して差別や偏見を持たないよう教育しています。

伊藤　織田先生は今の問題についていかがですか。

織田　全く差別はいかんと、東京都の対策委員会の頃からずっといい続けてはきているんですが、現実には必ずしもそのとおりになっていないと、薄々聞いてはおります。やはり差別すべきものではないと。

最初は、われわれも子供が幼稚園で遊んでいるうちに怪我をしたら、移るんじゃないかという心配ももちろんあったわけです。そうすると差別するなといっても、なんとなく気味が悪い。しかしいろいろ事例を見ていますと、そんなものでは移っていないんです。ですからそういう水平感染はゼロに無限に近づくであろうと考えておりますから、差別は必要ないというふうに考えております。さて、それを職場の方々にどの程度まで浸透させるかですね。

そんなことで、われわれの啓蒙だけではうまくいかない時があるんですね。そういう意味で厚生省もガイドラインをつくってあるわけですから、一般の方々に啓蒙する以外にないだろうと思っておりますがね。

伊藤　国民に対して正しい知識と理解をもってもらうことしか方法がないと思うんですね。一般国民に対する啓蒙・普及活動と、もう一つは、お医者さんとか保健婦さんなどの医療の専門家から、そういう人に対する直接の指導、この二つしかないんじゃないかと思いますが……。

織田　それしかないですね。

本多　私たちが現場で一番感じますのは、お母さんに対しては、子供への感染をブロックするということが説得力が非常にあるわけですけれ

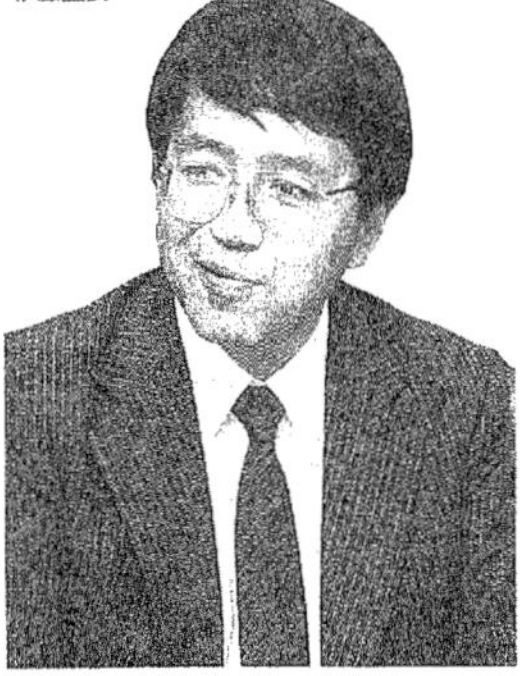

伊藤室長

ども、御本人に対しての治療がなかなか思うようにいかないということなんですね。これは自然に抗体ができてキャリアでなくなるのを待つしかないというのが、非常に歯がゆいところなんですね。ですから治療法が確立できると大変やりやすいですし、ブロックそのものも進めやすいと思います。

村瀬　日本医師会としても会員を介した国民の啓蒙については充分力を注がなければならないと考えています。しかし、医師会雑誌で特集を組んだり、厚生省のガイドラインを送ったりしますが、大学関係者を筆頭に、事故が起きないと問題を重視しないという風潮は困ったことです。

B型肝炎

肝炎対策 今後の課題と展望

伊藤　そろそろ座談会をまとめさせていただきたいと思うんですが、肝炎対策の今後の課題を整理すれば、A型肝炎ワクチンの実用化。B型についていえば遺伝子組換えワクチンの実用化。

それから研究の分野でいけば、非A非Bの研究の推進ですね。それからもう一つはいわゆる世界の対策の中で、日本ももっと役割を果たしていかなきゃいかんと。僕自身ではこんなふうにまとめているんですが、それぞれの先生方から、今後の課題として、何をすべきかということをまとめていただきたいと思います。

織田　今、伊藤室長がいわれたとおりですね。そこが一番大事だと思います。もう一つは治療ですね。キャリアクリニックといいますかね。今はお母さんのスクリーニングがどんどん進むわけですね。そうすると「あなたはキャリアですよ」というのがかなり出てくるわけです。これをもう少し真剣に、丁寧に治療していかなきゃいかんだろうと思います。

インターフェロン、プラスBRM（免疫調節剤）ということですね。そのBRMも、より強いものをつくっていかないと、頭だけでできて実戦が伴わないものですから、そのへんのところに我々は力を入れていかなければならない。e抗原が自然に消えるのを待っているだけでは、これはいかにも歯がゆいんで、早く進めていく、ぜひやらなきゃいかんだろうと思っております。

実際の国民の医療となると、このほうがさらに深刻ですね。

伊藤　そうですね。本多先生いかがですか。

本多　私どもは国内的で、視野が狭いことではありますけれども、今現在の事業を地道に、長期間コツコツとやっていくことが最大の問題なんですね。最初に申したように、梅毒が国民病から地方病的なものに転落していったのと同じような形で、B型肝炎もできるだけ根絶という方向に結びつけていきたいと思っています。

それに伴って、ほかにも新しい問題でエイズですとかATLとか、母児感染という問題が次々と出てきますのでね。そういうものも相い伴ってやっていきたいというふうに思っています。

伊藤　村瀬先生、医師会の立場からお願いします。

村瀬　私どもは診療行為と共に公衆衛生の現場に関与しているわけですので、この問題については疾病治療と同時に感染予防の実践を図らなければなりません。非A非Bなど未解決の問題があるとはいえ、当面B型肝炎にターゲットを絞って、会員に充分な理解を求めるとともに、一般の予防接種などの医療行為によっても感染させることのないよう指導したいと考えています。

しかし、予防接種などは行政の予算を伴うものなので、ぜひ厚生省もその気になっていただきたいですね。

伊藤　どうもありがとうございました。

（87・12・11収録）

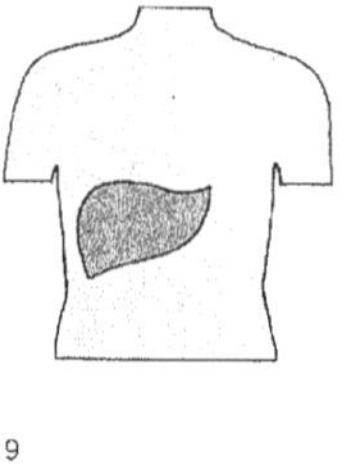

B型肝炎――我が国と世界の現状

西岡久壽彌　日本赤十字社中央血液センター副所長

1　日本における B型肝炎の現状

我が国では現在B型肝炎ウイルス（HBV）のキャリアは二〇〇万人、年間のHBVによる死亡者は一九八五年の厚生省の人口動態調査に基づけば、表1に示すように約四万人の死亡者中の一万二〇〇〇人を占めている。急性劇症肝炎は約二〇〇〇名であるが、その半分がHBVの水平感染によるもの、肝硬変・肝がんのそれぞれ三〇%が、HBVの持続感染が原因であるとされている。

HBVの水平感染による急性発症は、免疫学的に成熟している宿主にHBVが侵入して一～六か月のあとにHBVの感染している肝細胞を宿主が免疫機構を動員して排除しようとした結果起こる肝細胞障害が原因である。肝細胞の破壊が最も広汎に起こった場合B型劇症肝炎となり現在の医療技術をもってしても約八〇%の高い死亡率を示している。

HBVの持続感染は、免疫学的に未成熟、あるいは免疫不全状態の宿主にHBVが侵入すると、HBVを免疫学的に異物として認識排除することができなくて、いわゆるトレランスの状態になって持続感染が成立し、数十年の潜伏期をおいて持続感染者のうちの約一〇%が慢性肝炎、肝硬変、肝がんと進行する。

表1　我が国の年間肝疾患死亡者数（1985年）

	届出数	HBVによるもの(推定)	
急性劇症肝炎	2,004	50%	1,000
肝　硬　変	17,174	30%	5,152
原発性肝がん	19,871	30%	5,961
計	39,049		12,113

現在世界を席捲して我が国にもヒシヒシと押し寄せて来ているエイズの大波の原因であるエイズウイルス（HIV）とは、略語の上でもBとIの一字違いであるが、同じ感染経路、血液、性交、母子間感染を示し、お互いのウイルスの構造や機能の上からみても、誠によく似た共通点をもっている。我が国のエイズ患者は一九七九年から八七年まで五九名、そのうち死亡者三三名、HIVキャリアが九八六例となっている。これに比べるとHBVのマグニチュードが如何に大きいか、数字の上でも明らかである。一九八一年以降米国で猛威をふるっているエイズの患者数は昨年一二月二日で四万七〇二二名、この間我が国におけるB型肝炎による犠牲者は死亡者数だけにしても八万名を超えていると推定できる。米国のエイズ問題をはるかに上回るマグニチュードを示している。さらに血液中に含まれるウイルス量は、HBe抗原（HBVの芯の中に含まれる蛋白質でHBVの増殖の盛んな時には血液中にあふれ出ている）陽性の場合はHIVに比較して数万倍も高い感染力価を持っている。

B型肝炎については現時点ではなおこのように大きな問題ではあるが、近い将来に現在の努力を継続すればこれを克服できる見通しが立ってきた。その理由は我が国において過去二〇年近く臨床医学、基礎医学、公衆衛生を通して医療陣、衛生、行政の努力が結集して、ウイルスマーカーの検出法、高力価ヒトHBV免疫グロブリン（HBIG）、HBワクチンなどの免疫学的予防法、抗ウイルス剤の開発が進展してきた。その結果、それぞれの感染経路も明らかになり、科学的根拠に基づいた感染対策が医療の現場で、全国レベルで遂行できるようになってきたからで

B型肝炎

ある。

2 HBV水平感染に対する対策

HBV水平感染の主要な感染経路は、最近六年間の大林らの調査で、八%が輸血後、三二%が医療従事者、残り六〇%が一般人であるが、感染経路の追跡できたものは二七%、その四分の三が異性との性的接触になっている。主要感染経路に対する対策の現況を概説する。

(1) 輸血後B型肝炎について

輸血用血液からHBs抗原を検出してこれを輸血に用いないシステムは一九六八年、世界で初めて東大病院で大河内によってなされた。その予防効果が明らかなことから欧米諸国に普及し、我が国では一九七三年から全国の日赤血液センターによってすべての献血が検査され、HBs抗原検出法が漸次改善されその効果があげられてきている。全国を通しての努力でどれだけの効果があがっているか、表2に日赤特定研究輸血後肝炎研究班で国立療養所東京病院で片山が行っている追跡調査を示した。

輸血後B型肝炎発症例数を総輸血単位数で除して輸血による発症危険率が示されるが、HB検査未施行時の危険率に比較して、各スクリーニング法による阻止効果を示した。一九七六年以降我が国ではRPHA法で検査され予防効果九二・四%、米国で行われている検出感度は高いがより複雑で時間と設備の必要なRIA法では九一・九%である。参考までに図1に検出感度と阻止効果を比較して示した。現行の我が国のRPHA法によるスクリーニングは米国のNIHのRIA法とほぼ同等の予防効果をあげている。これは我が国の無症候性HBVキャリアの血清中の抗原濃度はそのほとんどがRPHA法で検出できる濃度以上であること、輸血に用いられる複数のユニットの血清中にHBVの中和抗体の含まれる可能性の高いこと、RPHA試薬の品質管理と検査精度の高いことがあげられよう。しかしこの効果をさらに向上させることが必要なことはいうまでもないが、現行のHBs抗原検出法では二万個以下のHBVビリオンは検出できない限界がある。この壁を破るべく努力は続けられているが、一〇〇%阻止することは実務上到達できない理想であり、患者と医師は、輸血はすべての医療行為と同じようにBenefitとRiskのバランスのもとに行われることを十分に理解しておいていただきたい。

表2 HBs抗原スクリーニングによる輸血後肝炎防止効果

スクリーニング法	(a) 輸血Unit数	(b) B型肝炎発症例数	(c) 輸血による発症危険率	(d) スクリーニングによる阻止効果
未施行*	3,138	19	0.606%	—
SRID*	2,028	5	0.246%	59.2%
IES*	670	1	0.149%	75.4%
RPHA*	8,604	4	0.046%	92.4%
RIA**	6,092	3	0.049%	91.9%

*国立療養所東京病院(片山)
**NIH Prospective Study (Alter et al)

$c=\frac{b}{a}\%$　$d=\left(1-\frac{c}{0.606}\right)\%$

図1 HBs抗原スクリーニングによる輸血後肝炎防止効果

検出方法	検出感度 HBs Ag ng	検出感度 HBs Ag 粒子数	検出感度 HBV 粒子数
SRID	1000	2×10^{11}	2×10^{8}
IES	100	2×10^{10}	2×10^{7}
RPHA	4~1	$8\sim2\times10^{8}$	$8\sim2\times10^{5}$
RIA	0.1	2×10^{7}	2×10^{4}

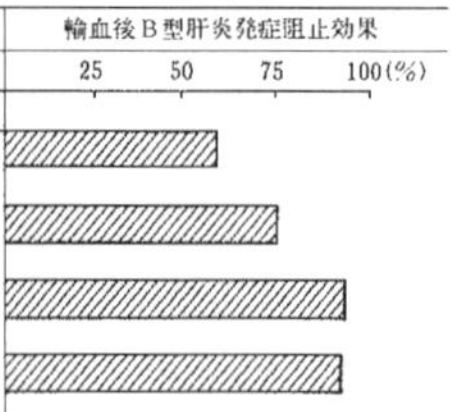

(2) 医療機関内B型肝炎について

昨年医療従事者の劇症B型肝炎事故死の問題が伝えられ、十数年前、血液透析の普及過程で東京都をはじめ各地の医療機関が巻き込まれたパニックの再来を思わせる社会不安を一部に起こした。我々がその当時の苦しい経験をもとに東京都の委員会で設定した医療機関内感染対策は厚生省B型肝炎研究班のガイドラインの母体となって、昨年にはその改訂版もウイルス肝炎研究財団から公布された矢先のハプニングである。HBIGもHBワクチンも在庫は十分にあった。八月五日には緊急に厚生省に肝炎対策推進協議会が招集され、翌日、保健医療局長通達が出され、B型肝炎対策の一層の徹底が図られたのである。その概要を表3に示す。予防体制はすでにできあがっていたのである。これを遵守してこのような事故の再発を防ぎ感染事故後の発症防止につとめるべきあまりにも貴重な教訓となった。

医療機関内感染対策の概要は①HBs抗原測定により感染源を認知する、②洗滌、消毒、手袋の使用などの手段で感染経路を遮断する、③医療従事者のHBV各種マーカーの測定と肝機能検査を調べ肝疾患に対する健康管理を行う、の三点であり、医療従事者のHBV感染は一九八〇年代には激減した。

表3　感染防止対策の概要

1．主な感染経路を知り、感染経路を遮断すること

主な感染経路は血液による汚染、性的接触、母子感染が挙げられる。

献血血液の検査、母子感染防止事業などの対策が講じられている現在、残る重要な感染経路は、注射針などによる医療従事者の感染、性的接触などであり、個人段階での感染予防を必要とするものが多い。

2．ウイルスに汚染された場合には、速やかにHBIGを投与すること

ただし、汚染源がHBe抗原陽性の場合はHBIGを投与しても発症する例もあるので、その場合にはHBIG投与後さらにワクチンを投与すること。

3．感染の危険性が高い人にはワクチンをあらかじめ接種すること

ワクチンを接種しても、十分な抗体の獲得が得られない場合がある。このため、ワクチン接種者がウイルスに汚染された場合には、十分な抗体価が確認されないかぎり、HBIGの投与による予防措置を実施することが適当である。

HBVを含む材料(主として血液)で一旦感染事故のあった時にはHBIGをできるだけ早く、遅くとも四八時間以内に注射する。この際、感染源がHBe抗原陰性であれば一〇〇%感染及び発症は予防できるが、HBe抗原陽性の場合には、我々の経験では一六七例中三四例にHBVの感染、一一例に肝炎の発症をみた。これをさらに完全に予防するため、感染源が、HBe抗原陽性と判ったら直ちにHBワクチンを接種、一か月、三か月後にも追加接種する。このことにより増子らは九五%の感染阻止、一〇〇%の肝炎発症阻止効果を認めている(表4)。現在日赤血液センターで行われているHBV汚染事故後のHBIGとHBワクチンの投与による予防のフローチャートを参考までに図2に示した。

一九七〇年代と八〇年代を比較すると、一般市民、非医療従事者におるHBV感染率も激減している。このことは特に一五歳以下の小児において明確である。医療技術、衛生環境の向上とともに滅菌した注射針の一人一回使用が徹底しディスポの注射針の品質の向上と価格の低廉化がこれに貢献したことは見逃すことはできない。最近WHOは注射に際して肝炎の伝染予防のためには注射針だけでなく滅菌した注射器の一人一回使用をも徹底するよう勧告している。

(3)　性行為によるHBV感染

成人期の急性B型肝炎の調査でつとに性的接触が重要であることは、大林らによってハネムーン肝炎として指摘されてきたが、関東地区の一般住民の成人の散発性B型肝炎の感染様式が確認されたもののうちの七四%が異性接触、しかもその半数がいわゆる買春ツアーなどにおける国外での感染という国辱的パターンが示されている。我々がエイズのリスクグループの調査でみた範囲でも、

表4　医療従事者のHBウイルス汚染事故に対する HBIG, HB VACCINE投与効果

感染症 HBe抗原	対象例数	処　置	HBc抗体 陽　転	感染阻止 効　果	肝炎発症	発症阻止 効　果
−	675(*)	HBIG,(◎)	0	100%	0	100%
+	167(*)	HBIG,(◎)	34 (20.4%)	79.6%	11 (6.6%)	93.4%
+	21(**)	HBIG,(◎) + VACCINE (◎,1M,3M)	1 (4.8%)	95.2%	0	100%

(*)　B型肝炎研究班
(**)　増子、1985

厚生／22

B型肝炎

図2　針事故等における被汚染者に対する抗HBs人免疫グロブリン(HBIG)
B型肝炎ワクチン(HBワクチン)による予防（日赤血液センター）

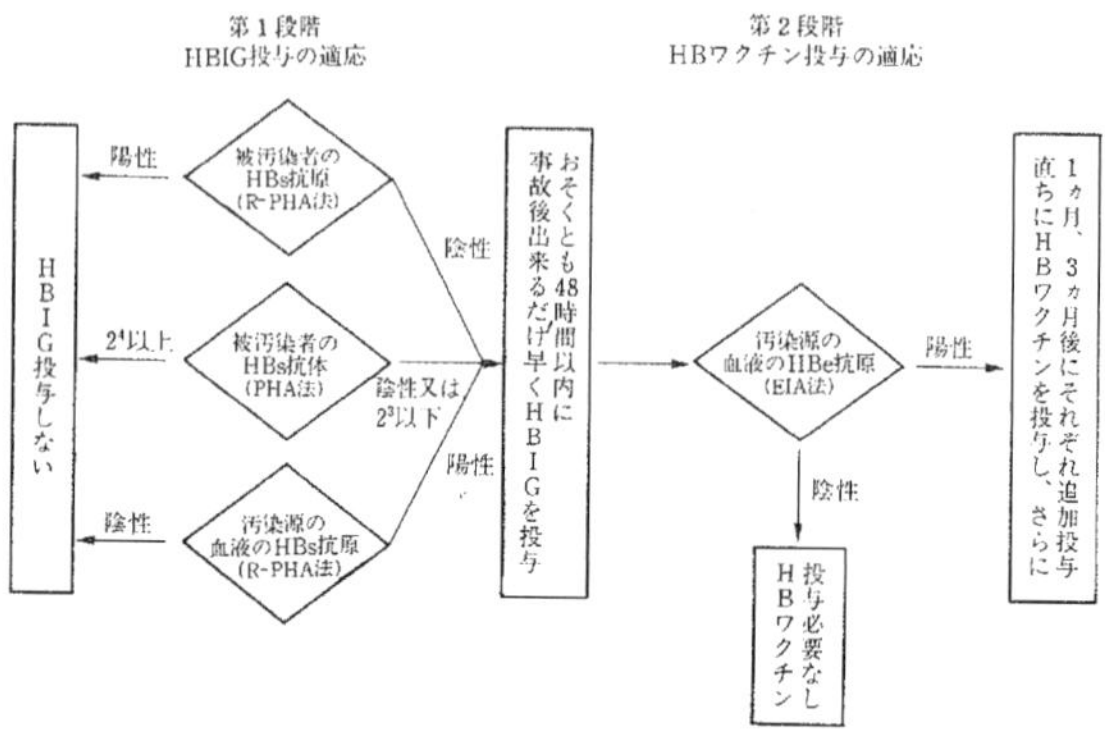

血液凝固剤被投与六者を除くＨＩＶ抗体陽性者のうちに梅毒が六〇%、ＨＢＶ感染が六四%陽性であった。ＨＩＶと同様にＨＢＶ感染時に水平感染を性行為感染症として対応することの重要性が改めて指摘されている。現時点での一次感染予防は、特定のパートナーに対してはＨＢワクチンの投与がすすめられるが、不特定多数の場合にはワクチン投与は貴重な資源の浪費となる。エイズ対策と軌を一にした、リスクの高い性行為を避けることのための一般啓蒙、警告が必須である。

3　ＨＢＶの持続感染に対する対策

持続感染を起こす感染経路としては七〇年代では約三分の一が母子間の垂直感染、三分の二が乳幼児期における水平感染であったが、八〇年代になってからは医療技術の向上、衛生環境の改善に伴い乳幼児期の水平感染は激減した。これには先に述べた注射に際しての滅菌注射針の一人一回使用の普及の大きな貢献をみのがすわけにはいかない。残すは母子間の垂直感染がそのほとんどとなった。これはＢ型肝炎制圧の根源であり、次世代におけるＨＢＶによる肝硬変・肝がんの防止を実現させる最大の課題でもあった。八五年半ばより全国レベルで妊婦のＨＢｓ抗原を調べ、一昨年はじめよりそのうちのＨＢｅ抗原陽性の母より出産する児にＨＢＩＧを出産時及び二か月後、ＨＢワクチンを生後二、三、五〜六か月後に投与することが実施された。一昨年末までに全国の妊婦の八三・七%が受診している。十数年前のＢ型肝炎パニック時代のキャリア差別の社会問題（それは今のエイズ問題にも共通するところがある）と思えば夢のような高率である。ＨＢｅ抗原陽性の母より生まれた児で前述のプロトコールによる予防の完了したものは五三一〇例中五〇七九例、九五・六%をカバーしている。これらはすべて、地方自治体と国費で負担されている。このプロトコールによる予防効率は慎重に行われた約三〇〇〇例を超える治験例で九五%以上の高率であった。さらにワクチンの改良、投与方法の検討によってその予防効果を上げる地道な研究は進んでいるが、既知の予防法のうちでも最高の安全性と効率を示しているものである。これは人類で初めて一つのがんを免疫によって予防できる機会を実現させ、病原体を制圧してがんを予防するというがん対策の最も具体的な先例となったのである。

4　世界の現状と国際協力技術移転

現在アジアには二億二〇〇〇万人、アフリカに五〇〇〇万人、中近東に四〇〇万人、ラテンアメリカに六〇〇万人、太洋洲に六〇万人、その他の地域に四〇〇万人、地球上にあわせて二億八四〇〇万人のHBVキャリアが存在、その七七％がわがアジア地域に、一八％がアフリカに居住する。年間一三〇万人が肝がんで死亡、その八〇％がHBVの持続感染による。現在のHBV感染経路の主なものは欧米のような低浸淫地域では成人間の性行為、薬物静注常用によって水平感染し、アジア・アフリカ・太洋洲などの高浸淫地域では新生児の母子間感染、小児期の水平感染でその大半がキャリアとなっている。アジア諸国の重大な問題としてとりあげられそれぞれの国々においておかれている環境、HBワクチン・HBIGなどの供給・検査体制の整備に応じた予防体制が進められようとしている。我が国が肝がん多発地帯のアジアのまっただ中にある風土的要因と〝二一世紀の国民病はB型肝炎である〟という武見元日本医師会長の言葉に代表される国民世論と医療行政の全面的な支援ですすめられてきたB型肝炎対策の実績をふまえて、アジア・アフリカ志向型の国際協力と技術移転が強く要望されている。我が国の肝炎・肝がん研究者はその要望に応え、一九七三年以来、中国にHB診断法・ワクチン生産についての技術協力、フィリピン・インドネシアについてはHB診断法の技術協力・技術移転を研究者相互間で始め、アジア・太洋洲・アフリカ地域と研究者間、あるいは二国間ベースでJICAを中心に進めてきた。ワクチンの大量生産にはワールドバンク、WHOの斡旋で中国に技術移転、ワクチンの自国生産の困難な国にはWHOの斡旋で現地のHBキャリアの血液を集め日本でワクチンとして現地に戻す計画が進められている。

克服すべき課題はなお山積している。最大の難関は非A非B型肝炎である。しかしB型肝炎対策で我が国の進んできた道は病原体志向型の対策として、アジア・アフリカ各国の共通の課題を克服するために、また世界をゆるがしているAIDS対策や未知の非A非B型肝炎対策や続々と判ってきた持続性ウイルス感染によるがん対策の推進に進展していくプロトコルを将来に残すことになると確信している。

B型肝炎の臨床

飯野四郎　東京大学医学部附属病院第一内科

B型肝炎は昨年の三重大学の一件で社会的な関心を惹きましたが、B型肝炎についてはなかなか理解してもらえないようです。

B型肝炎は正しく言えばB型肝炎ウイルスの感染があり、肝炎という病的状態になったものを言うわけで、感染があるだけでは病気ではありません。

1　一過性感染と持続感染

B型肝炎ウイルス感染を難しくしている第一の理由は、二つの感染の仕方があることです。一つは感染があっても、感染は一時的で数か月もすれば感染は終わってしまうもの、他は一度感染が起こると、数十年、大部分の場合、一生感染が続くもの、です。前者を一過性感染、後者を持続感染と呼んでいます。

この感染があっても、二〜三歳までの乳幼児や腎不全あるいはエイズ患者のように免疫不全がない人の場合には、通常、一過性感染で終わってしまいます。

一過性感染で症状が出たものがB型急性肝炎であり、感染があった人の二〇〜三〇％に相当し、残り七〇〜八〇％の人は症状をみることなく感染は終わっています。急性肝炎になった人の約二％が劇症肝炎となります。

持続感染は前述のように免疫反応が十分に起こらない場合にみられるもので、日本の場合、ほとんどの人が乳幼児期に感染をしたものです。

B型肝炎

持続感染状態をB型肝炎ウイルスキャリア、あるいは単にキャリアと呼んでいます。

2　B型急性肝炎

B型急性肝炎になった人について、その感染経路を調べてみると、ほとんどの場合、性的交渉によるように思われます。その立証は実際には非常に難しいものですが、状況証拠は沢山あります。まず好発年齢が二〇〜三〇歳代であること、エイズ騒ぎがあって数か月後から男性患者が急に減ったこと、九〇%以上の人が感染機会があったことを認めることなどです。確実な証明ができるのは相手の人を特定できる場合で、この人を検査すると、後述しますが、HBe抗原陽性のキャリアであることが判ります。

医療従事者の場合には、ウイルスで汚染された医療器具で傷を負ったための感染がほとんどで、多いのが注射針によるものです。単に血が皮膚に付いただけでは感染は起こりません。

ウイルスが侵入して、病気になるまでの期間（潜伏期間）は一〜六か月で長期です。侵入したウイルスが多いと潜伏期間は短くなります。

急性肝炎の症状は他のウイルス肝炎とほぼ同じで特徴はなく、身体がだるく疲れ易くなる。食欲がなくなり、味や臭いに鋭感になって、食べ物を見ただけで吐き気がしたり、今まで好きであったものが嫌いになったりします。また、尿の色が濃くなり、泡が黄色くなり、目の白い部分、さらには皮膚が黄色くなり、黄疸が出てきます。

検査では、GOTとかGPTという酵素が非常に高い値を示すようになり、黄疸を示すビリルビンも上昇します。HBs抗原やIgM型HBc抗体というものが陽性となることでB型肝炎と診断されます。

病気は通常二〜三か月で治ってしまうもので、検査の異常もみられなくなります。

診療は本来病気が治り易い傾向がありますので劇症肝炎にならないようにと、安静を守るよう指示します。昔は高カロリー・高蛋白食と言っていましたが、今ではその必要は、日本人の栄養がよくなっているので、ありません。薬はあまり使わず、あまり食べることができない時に点滴をするくらいです。

予防は感染の危険がある場合には、前もってHBワクチンを行っておくことです。例えば婚約者がHBe抗原陽性のキャリアである場合など。医療従事者の場合も同様です。今まで感染したことのない人が汚染された医療器具で外傷を負った場合には特殊免疫グロブリンをなるべく早く注射し、必要に応じて、HBワクチンも同時に行います。これでほぼ完全に予防できます。

3　持続感染

持続感染が小児期の感染によることは前述しましたが、その大部分が、血液の中にウイルスが沢山いるHBe抗原陽性のキャリアの母親から、お産の前後に、その子供へ感染したもの（母子感染）です。

研究の結果、特殊免疫グロブリン（HBIG）を出生後に注射し、さらに、その後にHBワクチンを接種することによって、九五%まで予防ができることが判り、現在では、全国的にB型肝炎母子感染防止事業によって、妊婦検診時にHBs抗原を検査し、陽性者については、さらに、HBe抗原が陽性かどうかを調べるようになっています。HBe抗原陽性の場合には、産まれた子供に、前述の処置を行うわけです。これによって三〇〜五〇年後には日本からB型肝炎ウイルスはほとんどいなくなるだろうと予想されています。

感染を受けてキャリアになるかどうかを決める要因としては、感染した時の年齢と侵入してきたウイルス量が重要と思われます。

というのは母子感染の場合、八五%くらいがキャリアとなりますが、一歳くらいの感染では五〇%くらい、二〜三歳になると二〇%くらいと年齢が進むにつれて低率となります。しかし、成人になってもごく一部の人にキャリアになる可能性があります。この場合、症状が出ない例でキャリアになるようです。次にウイルス量ですが、これは母子感染の例をみると、ウイルス量が多いHBe抗原陽性の母親の場合、前述のように高率にキャリアになるのですが、HBe抗原陰性でウイルス量が少ない場合には感染してもキャリアになることは稀です。

キャリアの人は日本では人口の二〜三%と言われていますが、若年層での陽性率はかなり低下してきています。妊婦検診の結果では一・五%

25

替えるべきであるとの意見が出されたので、今後の予防接種の実施に当たっては、注射筒も被接種者ごとに取り替えるよう貴管下市町村を指導されたい。

なお、本件については、おつて予防接種実施規則及び関係通知の改正を予定しているので、その旨了知されたい。

また、結核予防法に基づくツベルクリン反応検査のための一般診断用精製ツベルクリン溶液の注射についても、被検査者ごとに注射針及び注射筒を取り替えることが望ましいと思われるので、関係者に対し指導されたい。

○予防接種等の接種器具の取扱いについて

(昭和六三年一月二七日)

(健医結発第六号・健医感発第三号)

(各都道府県衛生主管部局長あて厚生省保健医療局結核難病感染症課長・感染症対策室長連名通知)

予防接種法に基づく予防接種の実施に当たり、接種器具の取扱いについては、予防接種法及びこれに基づく政省令並びに昭和五一年九月一四日衛発第七二六号厚生省公衆衛生局長通知「予防接種の実施について」により実施することとされているところであるが、昨年一一月一三日、WHOより肝炎ウイルス等の感染を防止する観点から予防接種の実施に当たつては、注射針のみならず注射筒も取り替えるべきであるとの意見が出されたので、今後の予防接種の実施に当たつては、注射筒も被接種者ごとに取り替えるよう貴管下市町村を指導されたい。

なお、本件については、おつて予防接種実施規則及び関係通知の改正を予定しているので、その旨了知されたい。

また、結核予防法に基づくツベルクリン反応検査のための一般診断用精製ツベルクリン溶液の注射についても、被検査者ごとに注射針及び注射筒を取り替えることが望ましいと思われるので、関係者に対し指導されたい。

健医結発第6号
健医感発第3号
昭和63年1月27日

各都道府県衛生主管部局長　殿

厚生省保健医療局
結核難病感染症課長

感染症対策室長

予防接種等の接種器具の取扱いについて

予防接種法に基づく予防接種の実施に当たり、接種器具の取扱いについては、予防接種法及びこれに基づく政省令並びに昭和51年9月14日衛発第726号厚生省公衆衛生局長通知「予防接種の実施について」により実施することとされているところであるが、昨年11月13日、WHOより肝炎ウイルス等の感染を防止する観点から予防接種の実施に当たっては、注射針のみならず注射筒も取り

最高裁判決と検証会議提言1

B型肝炎訴訟最高裁判決

損害賠償請求事件
最高裁判所第二小法廷平成16年（受）第672号、第673号
平成18年6月16日判決

主文

1 原判決のうち平成16年（受）第672号上告人らに関する部分を次のとおり変更する。
第1審判決のうち上記部分を次のとおり変更する。
（1）平成16年（受）第672号被上告人は、平成16年（受）第672号上告人らに対し、各550万円及びうち500万円に対する平成元年7月12日から、うち50万円に対する本判決確定の日の翌日からそれぞれ支払済みまで年5分の割合による金員を支払え。
（2）平成16年（受）第672号上告人らのその余の請求をいずれも棄却する。
2 平成16年（受）第673号上告人の上告を棄却する。
3 第1項に関する訴訟の総費用は、これを2分し、その1を平成16年（受）第672号上告人らの負担とし、その余を平成16年（受）第672号被上告人の負担とし、前項に関する上告費用は、平成16年（受）第673号上告人の負担とする。

理由

第1 事案の概要

1 原審が適法に確定した事実関係の概要等は、次のとおりである。
（1）当事者
ア 平成16年（受）第673号被上告人（第1審原告）X3（以下「原告X3」という。）は、昭和39年▲月▲日生

まれであり、昭和61年10月ころ、B型肝炎と診断され、その後、入通院を経て、現在、小葉改築傾向のある慢性B型肝炎の患者として経過観察中である。

原告X３は、原判決別紙〔a〕１（ただし、番号10、11を除く。）のとおり、昭和39年12月〜昭和46年2月、集団ツベルクリン反応検査及び集団予防接種（以下、これらを併せて「集団予防接種等」という。）を受けた。

原告X３の弟は、B型肝炎ウイルスの持続感染者（キャリア）であるが、父母は持続感染者ではない。ただし、父母は、いずれも過去にB型肝炎ウイルスに感染したことがある。

イ　平成16年（受）第６７２号上告人（第1審原告）X１（以下「原告X１」という。）は、昭和26年▲月▲日生まれであり、昭和59年8月ころ、B型肝炎と診断され、その後、入通院を経て、現在、慢性B型肝炎の患者として経過観察中である（内視鏡的には斑紋肝、組織学的には小葉改築を伴う肝炎との診断を受けている。）。

原告X１は、原判決別紙〔a〕２のとおり、昭和26年9月〜昭和33年3月、集団予防接種等を受けた。

原告X１の父母、妻子は、B型肝炎ウイルスの持続感染者ではない。ただし、父、妻、子は、いずれも過去にB型肝炎ウイルスに感染したことがある。

ウ　平成16年（受）第６７２号上告人（第1審原告）X２（以下「原告X２」という。）は、昭和36年▲月▲日生まれであり、昭和61年10月、B型肝炎と診断され、その後、入通院を経て、現在、小葉改築のない慢性B型肝炎の患者として経過観察中である。

原告X２は、原判決別紙〔a〕３のとおり、昭和37年1月〜昭和42年10月、集団予防接種等を受けた。

原告X２の父母は、B型肝炎ウイルスの持続感染者ではない。ただし、父、妹、弟は、いずれも過去にB型肝炎ウイルスに感染したことがある。

エ　第1審原告X４（以下「原告X４」という。）は、昭和39年▲月▲日生まれであり、昭和57年ころ、献血の際にHBs抗原陽性であると指摘され、昭和60年3月、北海道勤労者医療協会の職員採用時の検査において肝機能障害の指摘を受け、その後、入通院を経て、小葉改築のない慢性B型肝炎の患者として経過観察中であったが、平成2年ころ、セロコンバージョン（HBe抗原陽性からHBe抗体陽性への変換）が起きていることが確認された。

原告X４は、原判決別紙〔a〕４（ただし、番号7を除く。）のとおり、昭和40年2月〜昭和45年2月、集団予防接種等を受けた。

原告X４の父母は、B型肝炎ウイルスの持続感染者ではない。ただし、父、母、弟は、いずれも過去にB型肝炎ウイルスに感染したことがある。

なお、原告X4は、本件訴訟が原審に係属中の平成14年▲月▲日に死亡し、その妻子である平成16年（受）第673号被上告人X5、同X6、同X7が、本件訴訟を承継した（以下においては、これらの訴訟承継人を含めて「原告X4」ということもある。）。

オ　平成16年（受）第673号被上告人（第1審原告）X8（以下「原告X8」という。）は、昭和58年▲月▲日生まれであり、昭和59年4月22日、B型肝炎ウイルスの持続感染者であることが判明した。

原告X8は、原判決別紙〔a〕5のとおり、昭和58年8月25日に集団ツベルクリン反応検査を受け、同月27日に集団BCG接種を受けた。

原告X8の父、兄は、いずれも過去にB型肝炎ウイルスに感染していない。母は、昭和55年12月4日の検査ではHBs抗原陰性、昭和57年12月8日の検査ではHBs抗原、HBs抗体とも陰性であったが、昭和59年4月13日に急性肝炎と診断され、入院した。入院時の検査によると、HBs抗原、HBe抗原がともに陽性であり、B型肝炎ウイルスによるものと判明したが、その後の経過は良好で、入院後間もなくHBs抗原が消失し、同年5月8日、退院した。

(2) B型肝炎

ア　B型肝炎は、B型肝炎ウイルスに感染することによって発症する肝炎（ウイルスを排除しようとする免疫反応により、自らの肝細胞を破壊し、肝臓に炎症を起こした状態）であり、慢性化して長期化すると、肝硬変、肝がんを発症させることがある。B型肝炎については、これまでに感染予防ワクチンが開発されて実用化され、治療法としてインターフェロン療法、ステロイド離脱療法が限定された範囲での有効性を認められ、新薬であるラミブジンの効果が期待されているものの、決定的な効果を有する治療法はいまだ開発されていない。

なお、肝炎ウイルスについては、昭和45年に検査方法が確立され、また、B型肝炎ウイルスは、昭和48年に発見された。

イ　B型肝炎ウイルスは、血液を介して人から人へ感染する。ただし、皮膚接触による感染、経口感染、精液等の体液による感染についても、体液に血液が混じっていることがあり得ることや、B型肝炎ウイルスの感染力の強さなどから、その可能性は否定されない。

一般的予防法としては、血液付着の回避、医療器具等血液付着のおそれのある器具の消毒又は廃棄がある。Ｂ型肝炎ウイルスに汚染された医療器具等の消毒方法としては、器具等の使用後速やかに当該器具等に付着している血清たんぱくを十分に洗い流し、その後に滅菌消毒することであり、最も信頼性の高い消毒方法は加熱滅菌であり、オートクレーブ（高圧蒸気滅菌器）消毒（水蒸気のある状態で圧力を高くし、１２１℃の熱で20分）、煮沸消毒（15分以上）、乾熱滅菌が有効である。以上の加熱滅菌が不可能な場合には薬物消毒の方法を用いる。その際、塩素系の次亜塩素酸ナトリウム（有効塩素濃度１０００ppm、１時間）が多用され、金属材料に対しては、２％のグルタールアルデヒド液、エチレンオキサイドガス、ホルムアルデヒドガス等が用いられる。上記以外の消毒剤については有効性が明らかでなく、日常広く使用されている消毒用アルコール、クレゾール等は消毒効果がない。

ウ　Ｂ型肝炎ウイルスには、ＨＢｓ抗原、ＨＢｃ抗原、ＨＢｅ抗原の３種類の抗原と、これに対応するＨＢｓ抗体、ＨＢｃ抗体、ＨＢｅ抗体の３種類の抗体があり、これらにＤＮＡポリメラーゼ等を加えて、Ｂ型肝炎ウイルスマーカーと呼ぶ。

　Ｂ型肝炎ウイルスマーカーの持つ意味は、次のとおりである。

〔1〕ＨＢｓ抗原陽性Ｂ型肝炎ウイルスが肝臓に住み着いてＢ型肝炎ウイルスに感染している状態にあることを示す。

〔2〕ＨＢｓ抗体陽性かつてＢ型肝炎ウイルスに感染したことがあり、現在治癒していることを示す。

〔3〕ＨＢｃ抗体陽性高値であれば、Ｂ型肝炎ウイルスが肝臓に住み着き、Ｂ型肝炎ウイルスに感染している状態にあることを示し、低値であれば、かつてＢ型肝炎ウイルスに感染したことがあることを示す。

〔4〕ＨＢｅ抗原陽性血中のＢ型肝炎ウイルス量が多く、感染力の高い状態にあることを示す（ＨＢｅ抗原陽性状態におけるＢ型肝炎ウイルスの感染力は、血清１ccを１億倍に希釈した後の溶液１ccを注射することによっても感染を起こすことがチンパンジーによる実験で確認された。なお、Ｃ型肝炎ウイルスは、１０００～１万倍希釈までしか感染力を有しない。）。

〔5〕ＨＢｅ抗体陽性血中のＢ型肝炎ウイルスが少なくなり、感染力も低くなった状態を示す。

〔6〕ＤＮＡポリメラーゼ陽性であれば、Ｂ型肝炎ウイルスが盛んに増殖している状態を示し、ＨＢｅ抗体陽性の場合でも、ウイルスに感染力があることを意味し、陰性であ

れば、B型肝炎ウイルスが増殖していない状態にあることを示す。

エ　免疫不全等に陥っていない成人が初めてB型肝炎ウイルスに感染した場合で、B型肝炎ウイルスの侵入が軽微な場合には、身体に変調を来さない不顕性のまま抗体（HBs抗体）が形成されて免疫が成立し、以後再び感染することはなくなるが、B型肝炎ウイルスの侵入が強度な場合には、黄だん等の症状を伴う顕性の急性肝炎又は劇症肝炎となる。顕性の肝炎が治癒した場合には、上記抗体が形成されて免疫が成立し、以後再び感染することはなくなる。なお、成人がB型肝炎ウイルスに感染してから顕性の肝炎を発症するまでの期間は1～6か月である。

乳幼児は、生体の防御機能が未完成であるため、B型肝炎ウイルスに感染してウイルスが肝細胞に侵入しても免疫機能が働かないため、ウイルスが肝臓にとどまったまま感染状態が持続することがあり、持続感染者となる。持続感染者となった場合でも、その後の経過の中でセロコンバージョンが起きれば、以後、肝炎を発症することはほとんどなくなる。しかし、セロコンバージョンが起きないまま成人期（20～30代）に入ると、B型肝炎ウイルスと免疫機能との共存状態が崩れて肝炎を発症することがあり、肝炎が持続すると慢性B型肝炎となり、肝細胞の破壊と再生が長期間継続され、肝硬変又は肝がんへと進行することがある。そして、持続感染者に最もなりやすいのは2、3歳ころまで（最年長で6歳ころまで）で、それ以後は、感染しても一過性の経過をたどることが多い。

オ　現在の我が国におけるB型肝炎ウイルスの持続感染者は、推定で約１２０万～１４０万人であるが、感染者の年齢層によって感染者比率に差異があり、40歳代以上の感染者比率は１～２％、30歳代以下の感染者比率は１％未満である。なお、昭和61年からＨＢｅ抗原陽性の母親から生まれた子を対象として、公費でワクチン等を使用した母子間感染阻止事業（母子感染の主要な経路は出生時の経胎盤と考えられることから、出生後に新生児に感染防止措置を施すこととしたもの）が開始された結果、昭和61年生まれ以降の世代における新たな持続感染者の発生はほとんどみられなくなった。

(3)　B型肝炎に関する知見

B型肝炎ウイルスの発見は、１９７３年（昭和48年）のことであるが、同一の注射器（針、筒）を連続して使用することなどにより、非経口的に人の血清が人体内に入り込むと肝炎が引き起こされることがあること、それが人の血清内に存在するウイルスによるものであることは、我が国の内外において、１９３０年代後半から１９４０年代前半にかけて広く知られるようになっていた。そして、欧米諸国においては、遅くとも、1948年（昭和23年）には、血清肝炎が人間の血液内に存在するウイルスにより感染する病気であること、感染しても黄だんを発症しない持続感染者が存在すること、注射をする際、注射針のみならず注射筒を連続使用する場合にもウイルスが感染する危険があることについて、医学的知見が確立していた。また、我が国においても、遅くとも昭和26年当時には、血清肝炎が人間の血液内に存在するウイルスにより感染する病気であり、黄だんを発症しない保菌者が存在すること、そして、注射の際に、注射針のみならず注射筒を連続使用した場合にもウイルス感染が生ずる危険性があることについて医学的知見が形成されていた。

（4）我が国における予防接種の経緯

我が国では、予防接種法（昭和23年7月1日施行）、結核予防法（昭和26年4月1日施行）等に基づき、集団予防接種等が実施されてきた。平成16年（受）第672号被上告人・同年（受）第673号上告人（第1審被告）国（以下「被告」という。）は、昭和23年厚生省告示第95号において、注射針の消毒は必ず被接種者1人ごとに行わなければならないことを定め、昭和25年厚生省告示第39号において、1人ごとの注射針の取替えを定めたが、我が国において上記医学的知見が形成された昭和26年以降も、集団予防接種等の実施機関に対して、注射器（針、筒）の1人ごとの交換又は徹底した消毒の励行等を指導せず、注射器の連続使用の実態を放置していた。

そして、原告らが集団予防接種等を受けた北海道内では、昭和44、45年ころ以降においては、集団BCG接種については管針法（接種部位の皮膚を緊張させ、懸濁液を塗った後、9本針植付けの管針を接種皮膚面に対してほぼ垂直に保ち、これを強く圧して行うもの）による1人1管針の方法が大勢を占めていたが、集団ツベルクリン反応検査については、注射針、注射筒とも連続使用され、その他の集団予防接種については、注射針は1人ごとに取り替えられたものの、注射筒、種痘針等は連続使用され、そのころ以前にされた集団予防接種等については、注射針、注射筒、種痘における種痘針、乱刺針とも、1人ごとに取り替えられずに連続使用された。また、原告X8が集団予防接種等を受けた際においては、集団BCG接種では1人ごとに管針が取り替えられたが、集団ツベルクリン反応検査では注射針が1人ごとに取り替えられたものの、同検査における注射筒については連続使用された。

2　本件は、B型肝炎ウイルスに感染した原告らが、被告に対し、上記1（1）の各集団予防接種等（ただし、原告

X８に対するＢＣＧ接種を除く。いずれも各原告が６歳までに接種等を受けたものであり､以下､これらを併せて「本件集団予防接種等」という。）によってＢ型肝炎ウイルスに感染し、さらに、原告X８を除く原告ら（以下、この４名を「X８を除く原告ら」という。）は、Ｂ型肝炎を発症して肉体的・精神的・社会的・経済的損害を被ったなどと主張し、国家賠償法1条1項に基づき、各１１５０万円及びこれに対する平成元年7月12日から支払済みまで年５分の割合による遅延損害金の支払を求めるものである。

３　原審は、前記事実関係の下、次のとおり判断して、原告X３、同X４及び同X８の各請求を各５５０万円及びうち５００万円に対する平成元年7月12日から、うち50万円に対する判決確定の日の翌日からそれぞれ年5分の割合による遅延損害金の支払を求める限度で認容し、その余を棄却し、原告X１及び同X２の各請求を全部棄却すべきものとした。

(1)　本件においては、原告らのＢ型肝炎ウイルス感染の原因が本件集団予防接種等であると認め得る直接証拠は見当たらず、また、疫学的な因果の連鎖を的確に示す客観的な事実を認め得る間接証拠も見当たらない。しかし、〔1〕X８を除く原告らがＢ型肝炎ウイルスに感染したのは、それぞれが本件集団予防接種等を受けた時期に対応する乳児期から小児期（６歳ころ）までであり、本件集団予防接種等とＢ型肝炎ウイルスの感染との間には、いずれの集団予防接種等に対応するのか具体的に特定できないものの、大枠ではあるが、疫学的観点からの時間的関係において因果関係を認め得る事実関係にあること、また、原告X８がＢ型肝炎ウイルスに感染したのは、生後11か月の期間（昭和58年▲月▲日〜昭和59年4月22日）であり、同原告はこの間に集団ツベルクリン反応検査を受けていること、〔2〕上記１（２）〜（４）に記載したようなＢ型肝炎ウイルスの感染の機序、これに関する知見及び本件集団予防接種等における注射針、注射筒等の使用方法によれば、本件集団予防接種等がいずれも通常人においてＢ型肝炎ウイルス感染の危険性を覚えることを客観的に排除し得ない状況で実施されたこと、〔3〕原告らのＢ型肝炎ウイルス感染の原因として考えられる他の具体的な原因が見当たらないことに照らすと、本件集団予防接種等と原告らのＢ型肝炎ウイルス感染との間の因果関係を肯定するのが相当である。

(2)　我が国において、遅くとも昭和26年当時には、血清肝炎が人間の血液内に存在するウイルスにより感染する病気であり、黄だんを発症しない保菌者が存在すること、注射の際に、注射針のみならず注射筒を連続使用した場合にもウイルス感染が生じる危険性があることについて、医学的知見が形成されていたから、被告においては、遅くとも、原告X１が最初に集団ツベルクリン反応検査を受けた昭和26年当時には、集団予防接種等の際、注射針、注射筒を連続して使用するならば、被接種者間に血清肝炎ウイルスが感染するおそれがあることを当然に予見できたと認めるのが相当である。したがって、その当時、被告は、集団予防接種等において注射器の針を交換しない場合はもちろんのこと、針を交換しても肝炎ウイルスが感染する可能性があったことを認識し、又は認識することが十分に可能であり、本件集団予防接種等を実施するに当たっては、注射器（針、筒）の１人ごとの交換又は徹底した消毒の励行等を各実施機関に指導してB型肝炎ウイルス感染を未然に防止すべき義務があったにもかかわらず、これを怠った過失がある。

(3) 本件集団予防接種等は、被告の伝染病予防行政の重要な施策として、被告からの細部にまでわたる指導に基づいて、各自治体により実施されたことが明らかであり、本件集団予防接種等が強制接種であったか勧奨接種であったかにかかわらず、被告の伝染病予防行政上の公権力の行使に当たるから、被告は、本件集団予防接種等によって生じた損害について、国家賠償法１条１項に基づく賠償責任を負う。

(4) 原告らに対する慰謝料として各５００万円を認めるのが相当であり、弁護士費用に係る損害として各50万円を認めるのが相当である。なお、原告らの請求に係る弁護士費用については、本件請求における認容額を基準として将来において支払われるべきものとする合意がされているから、弁護士費用に係る損害に対し判決確定以前にさかのぼって遅延損害金を付すのは相当でない。

(5) 民法７２４条後段は、期間20年間の除斥期間を定めたものと解される。

X８を除く原告らについては、B型肝炎ウイルスに感染した接種行為を特定することはできないところ、本件のようにいずれも乳幼児期に接種され、かつ、その最初から最後までのいずれについても感染の可能性が肯定され得る場合には、その最後の接種の時を除斥期間の始期とするのが相当である。そして、原告X３に対する最後の集団予防接種は昭和46年２月５日、同X１に対するそれは昭和33年３月12日、同X２に対するそれは昭和42年10月26日、同X４に対するそれは昭和45年２月４日であるから、同X３及び同X４の損害賠償請求権については、本件訴えの提起時（平成元年６月30日）には除斥期間が経過していないが、同X１及び同X２の損害賠償請求権については、除斥期間が経過していた。

第2　平成16年（受）第673号上告代理人都築弘ほかの上告受理申立て理由

第2及び第3について

1　所論は、原告X3、同X4及び同X8（以下、この3名を「原告X3ら」という。）が本件集団予防接種等によってB型肝炎ウイルスに感染したものと認定した原審の判断について、経験則違反及び加害行為の特定を欠く法令違反がある旨をいうものである。

2　訴訟上の因果関係の立証は、一点の疑義も許されない自然科学的証明ではなく、経験則に照らして全証拠を総合検討し、特定の事実が特定の結果発生を招来した関係を是認し得る高度の蓋然性を証明することであり、その判定は、通常人が疑いを差し挟まない程度に真実性の確信を持ち得るものであることを必要とし、かつ、それで足りるものと解すべきである（最高裁昭和48年（オ）第517号同50年10月24日第二小法廷判決・民集29巻9号1417頁参照）。

前記事実関係によれば、〔1〕B型肝炎ウイルスは、血液を介して人から人に感染するものであり、その感染力の強さに照らし、集団予防接種等の被接種者の中に感染者が存在した場合、注射器の連続使用によって感染する危険性があること、〔2〕原告X3らは、最も持続感染者になりやすいとされる0～3歳時を含む6歳までの幼少期に本件集団予防接種等を受け、それらの集団予防接種等において注射器の連続使用がされたこと、〔3〕原告X3らは、その幼少期にB型肝炎ウイルスに感染して持続感染者となり、うち原告X3及び同X4は、成人期に入ってB型肝炎を発症したことが認められる。また、前記事実関係によれば、原告X3らの母親が原告X3らを出産した時点でHBe抗原陽性の持続感染者であったものとは認められないから、原告X3らは、母子間の垂直感染（出産時にB型肝炎ウイルスの持続感染者である母親の血液が子の体内に入ることによる感染。以下において、「垂直感染」の語は、この意味で用いる。）により感染したものではなく、それ以外の感染、すなわち、水平感染によるものと認められる。さらに、前記事実関係によれば、昭和61年から母子間感染阻止事業が開始された結果、同年生まれ以降の世代における新たな持続感染者の発生がほとんどみられなくなったことが認められるところ、この事実は、それ以前において、母子間の垂直感染による持続感染者が相当数存在したことを示すものであり、原告X3らが本件集団予防接種等を受けた時期に、集団予防接種等の被接種者の中にこうした垂直感染による持続感染者が相当数紛れ込んでいたことを示すものということができる（現に、原審の確定するところによれば、原告X８と同日に同一の保健所で集団ツベルクリン反応検査を受けた者を追跡調査したところ、被接種者の中にその母が持続感染者である者が見付かっている。）。

そして、昭和61年以降垂直感染を阻止することにより同年生まれ以降の世代における持続感染者の発生がほとんどみられなくなったということは、同年生まれ以降の世代については、母子間感染阻止事業の対象とされた垂直感染による持続感染者の発生がほとんどなくなったというだけでなく、母親が持続感染者でないのに感染した原告らのような水平感染による持続感染者の発生もほとんどなくなったということを意味し、少なくとも、幼少児については、垂直感染を阻止することにより同世代の幼少児の水平感染も防ぐことができたことを意味する。前記のとおり、母子間感染阻止事業は、B型肝炎ウイルスの持続感染者である母親から出生した子に対し、出生時において感染防止措置を施すものであり、同事業の開始後も、そのような措置を施されなかった幼少児が多数存在するとともに、家庭内を含めて幼少児の生活圏内には相当数の持続感染者が存在していたと推認されることにかんがみれば、幼少児について、垂直感染を阻止することにより水平感染も防ぐことができたということは、一般に、幼少児については、集団予防接種等における注射器の連続使用によるもの以外は、家庭内感染を含む水平感染の可能性が極めて低かったことを示すものということもできる。以上の事実に加え、本件において、原告X３らについて、本件集団予防接種等のほかには感染の原因となる可能性の高い具体的な事実の存在はうかがわれず、他の原因による感染の可能性は、一般的、抽象的なものにすぎないこと（原告X３らの家族の中には、過去にB型肝炎ウイルスに感染した者が存在するけれども、家族から感染した可能性が高いことを示す具体的な事実の存在はうかがわれない。）などを総合すると、原告X３らは、本件集団予防接種等における注射器の連続使用によってB型肝炎ウイルスに感染した蓋然性が高いというべきであり、経験則上、本件集団予防接種等と原告X３らの感染との間の因果関係を肯定するのが相当である。これと同旨の原審の判断は正当として是認することができる。なお、原告X３及び同X４は、複数の集団予防接種等を受けているところ、原審は、そのいずれによってB型肝炎ウイルスに感染したのかを特定していないが、前記第１の３のとおり、その集団予防接種等のいずれについても、被告が法律上賠償の責任を負うべき関係が存在することを認めているのであるから、被告が賠償責任を負う理由として欠けるところはない。論旨はいずれも採用することができない。

第３　平成16年（受）第６７２号上告代理人佐藤太勝ほかの上告受理申立て理由について

1　所論は、原告X1及び同X2についても、除斥期間は経過していない旨をいうものである。

2　民法７２４条後段所定の除斥期間の起算点は、「不法行為の時」と規定されており、加害行為が行われた時に損害が発生する不法行為の場合には、加害行為の時がその起算点となると考えられる。しかし、身体に蓄積する物質が原因で人の健康が害されることによる損害や、一定の潜伏期間が経過した後に症状が現れる疾病による損害のように、当該不法行為により発生する損害の性質上、加害行為が終了してから相当期間が経過した後に損害が発生する場合には、当該損害の全部又は一部が発生した時が除斥期間の起算点となると解すべきである（最高裁平成13年（受）第１７６０号同16年4月27日第三小法廷判決・民集58巻4号１０３２頁、最高裁平成13年（オ）第１１９４号、第１１９６号、同年（受）第１１７２号、第１１７４号同16年10月15日第二小法廷判決・民集58巻7号１８０２頁参照）。

上記見解に立って本件をみると、前記事実関係によれば、〔1〕乳幼児期にB型肝炎ウイルスに感染し、持続感染者となった場合、セロコンバージョンが起きることなく成人期（20～30代）に入ると、肝炎を発症することがあること、〔2〕原告X1は、昭和26年5月生まれで、同年9月～昭和33年3月に受けた集団予防接種等によってB型肝炎ウイルスに感染し、昭和59年8月ころ、B型肝炎と診断されたこと、〔3〕原告X2は、昭和36年7月生まれで、昭和37年1月～昭和42年10月に受けた集団予防接種等によってB型肝炎ウイルスに感染し、昭和61年10月、B型肝炎と診断されたことが認められる。そうすると、B型肝炎を発症したことによる損害は、その損害の性質上、加害行為が終了してから相当期間が経過した後に発生するものと認められるから、除斥期間の起算点は、加害行為（本件集団予防接種等）の時ではなく、損害の発生（B型肝炎の発症）の時というべきである。

したがって、原告X1につき昭和33年3月から、同X2につき昭和42年10月から除斥期間を計算し、本件訴えの提起時（平成元年6月30日）には除斥期間の経過によって同原告らの損害賠償請求権が消滅していたとした原審の判断には、民法７２４条後段の解釈適用を誤った違法がある。そして、前記事実関係によれば、原告X1がB型肝炎を発症したのは昭和59年8月ころであり、同X2が発症したのは昭和61年10月ころであるとみるべきであるから、本件訴えの提起時には、いずれも除斥期間が経過していなかったことが明らかである。

以上によれば、原告X1及び同X2の各請求を全部棄却すべきものとした原審の判断には判決に影響を及ぼすことが明らかな法令の違反がある。論旨は理由があり、原判決のうち原告X1及び同X2に関する部分は、破棄を免れない。

3　そこで、更に検討するに、原審は、前記第1の3のとおり、原告X1についても、同X2についても、本件集団予防接種等によってB型肝炎ウイルスに感染したものと認定し、被告がこれにつき法律上賠償の責任を負うべき関係が存在することを認めた上、上記原告らの損害を各550万円と算定しているのであるから、同原告らの請求を各550万円及びうち500万円に対する平成元年7月12日から、うち50万円に対する本判決確定の日の翌日からそれぞれ遅延損害金の支払を求める限度で認容し、その余を棄却すべきである。

第4　平成16年（受）第673号上告代理人都築弘ほかの上告受理申立て理由第4について

1　所論は、原告X3及び同X4について、除斥期間が経過している旨をいうものである。

2　しかしながら、前記事実関係によれば、原告X3がB型肝炎を発症したのは昭和61年10月ころであり、同X4が発症したのは昭和60年3月ころであるとみるべきであるから、本件訴えの提起時には、いずれも除斥期間が経過していなかったことが明らかである。これと結論において同旨の原判決は正当として是認することができる。論旨は採用することができない。

第5　結論

以上によれば、原告X1及び同X2の上告に基づき、原判決及び第1審判決のうち同原告らに関する部分を変更し、同原告らの請求をいずれも550万円とその遅延損害金の支払を求める限度で認容し、その余を棄却し、被告の上告は、これを棄却すべきである。

よって、裁判官全員一致の意見で、主文のとおり判決する。

（裁判長裁判官　中川了滋　裁判官　滝井繁男　裁判官　津野修　裁判官　今井功　裁判官　古田佑紀）

最高裁判決と検証会議提言2

最高裁判決と検証会議提言2　集団予防接種等によるB型肝炎感染拡大の再発防止策について　平成25年6月18日

集団予防接種等によるB型肝炎感染拡大の検証及び再発防止に関する検討会　428

目次

集団予防接種等によるB型肝炎感染拡大の再発防止策について

第1　はじめに

(1) 検証会議の設置目的

集団予防接種等の際の注射器等の連続使用によるB型肝炎の感染拡大に関する訴訟については、平成元年に5名の原告が提訴し、平成18年の最高裁判決において、国の損害賠償責任が認められた。

平成20年以降には、先行訴訟の5名の原告と同様の状況にあるとして全国各地で提訴された。集団予防接種等の際の注射器等の連続使用によるB型肝炎に感染した被害者は最大で約40数万人と言われている。

そして、平成23年6月28日に全国B型肝炎訴訟原告団及び全国B型肝炎訴訟弁護団と国（厚生労働大臣）との間で締結された基本合意書（以下「基本合意書」という。）によって和解の枠組みが決定した。

この基本合意書の締結にあたって、全国B型肝炎訴訟原告団からの、生命の危険にさらされることとなった理由、経済的・精神的につらい生活を余儀なくすることとなった理由、差別・偏見を受けながら病状の進行に恐怖して生活を続けることとなった理由を明らかにすべきとの声を受け、基本合意書において、「国（厚生労働省）は、集団予防接種等の際の注射器等の連続使用によるB型肝炎ウイルスへの感染被害の真相究明及び検証を第三者機関において行うとともに、再発防止策の実施に最善の努力を行うことを約する」とされた。

本検討会は、これを踏まえ、過去の集団予防接種等の際の注射器等の連続使用によるB型肝炎ウイルスの感染拡大が起きたことについて、その実態及びその経緯等の検証を多方面から行い、それを踏まえて、感染症及び予防接種行政の課題を探るとともに再発防止策の検討・提言を行うため、学識経験者及び関係団体等の有識者を構成員として発足させることとなったものである。

こうした中、本検討会においては、未曾有の大規模な集団訴訟であることにかんがみ、被害者の実態を調査し、肉体的・精神的・経済的負担及び社会的差別・偏見の実態を真摯に受け止めた上で、再発防止策を検討・提言することとされた。

(2) 再発防止策とりまとめまでの経緯等

上記目的で設置された本委員会は、平成24年5月31日に第1回委員会を開催し、以降この「再発防止策」取りまとめまでに全12回開催した。

この「再発防止策」は、予防接種等の実態、日本におけるB型肝炎ウイルスの感染被害拡大の実態、B型肝炎に関する医学的知見及びそれに対する関係機関等の認識、集団予防接種等によるB型肝炎感染被害発生の把握及び対応、諸外国における予防接種制度及び予防接種に伴う感染防止対策の実態についての調査及びその結果に基づく議論を重ね、1年1ヶ月にわたる検討の到達点として、明らかになった事項、問題点とともに、同様な事態の再発を防止するための提言をとりまとめたものである。

本検討会の再発防止の提言の基礎として不可欠な過去の集団予防接種等の際の注射器等の連続使用によるB型肝炎ウイルスの感染拡大の実態及びその経緯等の検証作業については、「集団予防接種等によるB型肝炎感染拡大の検証及び再発防止に関する研究班会議」(平成24年度厚生労働科学研究費補助金による研究班会議研究代表者：多田羅浩三一般社団法人日本公衆衛生協会会長、本検討会構成員。以下単に「研究班」という。)に、文献や資料の収集・整理、アンケートや聞き取り調査等の作業をゆだね、審議は、その調査研究結果の報告を逐次に受けつつ、進めた。なお、研究班は、平成25年5月に平成24年度及び平成25年度の報告書「厚生労働科学研究集団予防接種等によるB型肝炎感染拡大の検証及び再発防止に関する研究報告書」を取りまとめた。

第2　集団予防接種等によるB型肝炎感染拡大に関する調査から明らかになった事項

1．文献調査及びアンケート調査から明らかになった事項

(1) 予防接種制度の実態

①予防接種における注射針・注射筒等に関する制度について

○昭和23年7月の予防接種法制定・施行により、予防接種が義務化され、集団接種が実施された。予防接種対象疾病の患者数は昭和20年代には70万人を超えていたが昭和50年代には20万人以下に減少し、予防接種対象疾病による死亡数も昭和20年代は16万人前後であったが昭和30年代に急速に減少し、昭和60年代までに5000人を下回る水準となっている。

○昭和23年7月の予防接種法施行後、昭和63年1月の被接種者ごとに注射針・注射筒を取り換える旨の通知の発出までの経緯は、以下の通りである。

・昭和33年9月の予防接種実施規則(昭和33年厚生省令第27号)制定以前は、厚生省告示において、注射針の消毒を

被接種者一人ごとに行うこととされるとともに、注射筒は、ワクチン充てんに当たり、その都度新たに消毒したものを用いることとされていた。

・ツベルクリン反応検査については、昭和24年10月の厚生省告示において、ツベルクリン反応検査、結核予防接種について、「注射針は注射を受ける者一人ごとに固く絞ったアルコール綿でよく拂しょくし一本の注射器のツベルクリンが使用し盡くされるまでこの操作を繰り返して使用してもよい」とし、昭和25年2月に同告示を改正し、注射針は注射を受ける者一人ごとに消毒した針と交換しなければならないこととし、注射器のツベルクリンが使用され尽くしたときは消毒することなくツベルクリンを再度吸引して注射を継続してはならない、とした。

・昭和33年9月に予防接種実施規則（昭和33年厚生省令第27号）が制定され、予防接種法に基づく予防接種（ツベルクリン反応検査と結核予防接種以外の予防接種）については「注射針、種痘針及び乱刺針は被接種者ごとに取り換えなければならない」とされた。

・昭和34年1月には「予防接種の実施方法について」（昭和34年1月21日衛発第32号厚生省公衆衛生局長通知）を発出して、過去の通知を整理するとともに、「予防接種実施要領」を制定して「接種液を吸入するには、そのつど滅菌した注射器を使用しなければならない」とした。

・昭和51年9月の「予防接種の実施について」（昭和51年9月14日衛発第726号厚生省公衆衛生局長通知）において、「注射針、注射器、接種用さじ等の接種用具はディスポーザブルのものを使用して差し支えない」とした。

○予防接種の実施については、昭和34年1月に「予防接種の実施方法について」（昭和34年1月21日衛発第32号厚生省公衆衛生局長通知）にある「予防接種実施要領」において、「予防接種実施計画の作成」が明記され、医師1人を含む1班が1時間に対象とする人員は、種痘では80人程度、種痘以外の予防接種（ツベルクリン反応検査と結核予防接種は除く）では100人程度が目安とされた。

こうした医師1人当たり1時間の接種人数の目安は、昭和34年以前にも、昭和23年11月の「種痘施行心得」では急ぐ場合において医師1人当たり1時間に80人程度、「ジフテリア予防接種施行心得」、「腸チフス、パラチフス予防接種施行心得」、「発しんチフス予防接種施行心得」及び「コレラ予防接種施行心得」では同150人程度とされ、昭和24年10月の「ツベルクリン反応検査心得」や「結核予防接種施行心得」では同120人程度とし、また、昭和25年2月の「百日せき予防接種施行心得」では医師1人当たり1時間に100人程度としていた。

○なお、昭和45年の閣議了解を以て、予防接種の健康被害救済制度が開始され、当該制度は、昭和51年の予防接種制度改正において、法律上に位置づけられることとなった。
○B型肝炎の母子感染については、昭和60年5月に「B型肝炎母子感染防止事業の実施について」（昭和60年5月17日児発第43号厚生省児童家庭局長通知）を発出し、母子感染防止事業が開始された。
○昭和63年1月の「予防接種等の接種器具の取扱いについて」（昭和63年1月27日健医結発第6号、健医感発第3号厚生省保健医療局結核難病感染症課長・感染症対策室長通知）において、予防接種の実施にあたり注射針のみならず注射筒も取り換えること、ツベルクリン反応検査について注射針及び注射筒を被接種者ごとに取り換えることが望ましいことを自治体に通知した。

②予防接種に使用する器具等の開発・普及について

○昭和33年頃に米国でディスポーザブル注射器の販売が開始した。
○昭和37年には厚生省によりプラスチック製のディスポーザブル注射筒が承認され、昭和38年に国内メーカーからディスポーザブル注射筒の発売が開始された。
○昭和40年代には、自動噴射式注射機が１９６７（昭和42）年にＷＨＯ天然痘根絶計画が国際的に開始された際に導入され、日本においても一部で使用されていた。
しかし、昭和42年6月の「自動噴射式注射機使用上の規則」（昭和42年6月2日衛発第４０１号厚生省公衆衛生局長通知）においては「注射機の薬液通過部分は、使用前に高圧蒸気又は煮沸によって滅菌すること」とする一方で、「能率向上等の面で効果的であるが、わが国においては、当該器具を一般に広く使用するには、いまだ充分な知見は少なく、必ずしも全ての予防接種に適したものとはいいがたい現状にある」としていた。

そして、厚生省予防接種副反応研究班の昭和61年度の報告書において自動噴射式注射機による末梢神経マヒの危険性が報告されたことを受けて、昭和62年8月の「自動噴射式注射機の使用について」（昭和62年8月6日健医発第９２５号厚生省保健医療局長通知）により、国は小児等の予防接種において自動噴射式注射機を使用しないこととした。
○昭和45年には、薬事法に基づき、ディスポーザブル注射筒、注射針の製造基準を告示している。
○一方で、コスト面、滅菌に対する信頼性への懸念、使い捨てへの心理的抵抗などから、ディスポーザブル注射器は販売開始当初はなかなか普及しなかった。
○こうした中、事故・災害時など消毒設備がなく緊急を要するような場合の使用を通じてディスポーザブル製品に対する認識が向上して、昭和40年代後半から大病院の採血場面等で採用されるようになり、国内に普及し始めた。

なお、ディスポーザブルの注射針は、その後、昭和50年代に一般への普及が進み、昭和62年の「日本医事新報」にある記述によると、一般医療機関では、昭和57年頃には普及率は95％を超えていたとあった。一方、統計によると、ディスポーザブルの注射針とディスポーザブルの注射筒の生産量の比が、昭和58年時点6・2倍となっており、注射針が注射筒よりも生産量が多かったことがわかる。

○昭和56年度の厚生省肝炎研究連絡協議会の研究報告書において、B型肝炎ウイルス感染防止について、注射針の単独使用が重要な予防対策とされ、ディスポーザブル注射針の使用の徹底の必要が指摘されている。

③予防接種の具体的接種実態

○昭和23年7月から昭和63年1月までは、予防接種は国から地方自治体への機関委任事務であり、市町村が予防接種の具体的実施の任務を負っていた。なお、裁判においては、強制接種か勧奨接種かにかかわらず、国による公権力の行使が認められている。

○国への百日せき・ジフテリア混合ワクチンによる予防接種事故に関する昭和35年10月の熊本県衛生部からの報告の中で、「5ccを入れ1人1ccあて（原文ママ）皮下注射を行い、その都度アルコール液にて針を清拭、5cc終了後毎に必ず針を変えた」とある。

また、同じく、百日せき・ジフテリア混合ワクチンによる予防接種事故に関する昭和35年12月の岡山県衛生部からの報告の中で、「注射針は5ccの注射筒に吸引したワクチンのなくなるまで取り換えることなく1人1人については酒精綿で注射針を拭い実施した」とある。

○昭和38年の医事新報に、厚生省防疫課が「注射針は被接種者ごとに取り換えることになっている。注射針を反復使用しないよう規定しているのは、化膿性疾患等が注射によって他の者に感染するのを防止する主旨であるから、注射針を替えることにより、注射筒までを替えなくとも感染防止は可能であると考えられる。御説の通り注射筒も各人取り換えることが理想であるが、現在の如く予防接種を市町村の責任において多数に実施する場合、注射筒を各人ごとに替えることは煩に堪えないことはおわかりと思う」との記述をしている。

○昭和50年の医事新報に、地区医師会の予防接種センター所長が「集団接種の場合には、2ml以下の注射筒により一人一針で接種を行い、1回使用した注射筒は再度ワクチンを吸い上げないことですませている。（中略）集団接種に際して筒、針とも1回使用で廃棄することがベストであることは、論をまたないところである。」との記述をしている。

○また、昭和55年以降の厚生省肝炎研究連絡協議会研究報告書に掲載された、時光直樹「HB抗原の予防及び治療に関する研究」（昭和57年）、母里啓子「横浜市におけるB型肝炎予防対策」（昭和57年）、時光直樹「岐阜県飛騨地域住民及び特定施設におけるB型肝炎ウイルスの感染状況」（昭和63年）の各論文で取り上げられた地域において、昭和55年前後までは注射針の連続使用が行われていたが、それ以降は、「一人一針」が徹底されるようになったことが報告されている。

○文書保存年限によって記録文書が自治体で現存しないため明らかでない部分があるが、記録がある範囲で確認すると、国における省令改正及び通知発出に伴い、国からの通知は都道府県を通じて市町村に伝達し、市町村は現場に国の通知等の内容を伝えていた。

特に、市町村は予防接種を実施する立場にあったが、アンケート調査によって提出された市町村の回答などから、市町村によっては国の通知等の発出に依らずとも独自に適宜指導していた実態があった。

(2) 日本におけるB型肝炎ウイルスの感染及び感染被害拡大の実態

①B型肝炎ウイルスの感染実態

○B型肝炎ウイルス感染者の状況について、疫学的分析を行うと、以下のとおりであった。

・B型肝炎ウイルス感染者の5歳階級別の数としては、55歳～59歳が最も多くなっている。

・水平感染によるB型肝炎感染者数は女性よりも男性が多い。

・一方、垂直感染は母子感染防止事業の開始した年の翌年の昭和61年以降急激に減少していることが明らかになった。

②感染被害の実態

○被害の実態については、B型肝炎訴訟において和解した被害者ご本人と遺族の方を対象にアンケート調査を行った。特に、被害者ご本人については、1311名の方にご回答いただいた。

○B型肝炎ウイルスの感染が判明した検査は、肝炎以外の症状・疾病や肝炎の症状の発症によって医療機関を受診した際に受けた検査が3割を超えていて最も多い。一方で、保健所や自治体が実施している検査は2％と非常に少なかった。

○治療としては、核酸アナログ製剤、強力ミノファーゲン、インターフェロンを用いた治療が多いが、一方で、それらによって副作用があったと回答した方は4割を超えている。

○また、B型肝炎による最近1年間の医療機関への受診については、以下のとおりであった。
・通院が大半で、1年間で平均約12日の通院となっている。
・また、通院1回あたりの移動時間は平均約44分で、交通費は平均約1460円となっている。
・通院している医療機関は約7割が肝疾患診療連携拠点病院又は肝疾患専門医療機関である。
・一方で、病態が進展して肝硬変（重度）や肝がんになると、1年間で約20日～30日の通院となるとともに、入院しての治療をするケースも増加する。
・自由記載欄には、治療のつらさについて、「肝炎が発症し、インターフェロン治療を回行いましたが、その時の2～3年間はまるで地獄のようでした」、「手術の痛み、再発を繰り返すことへの失望と恐怖、この気持ちは本人しか解らない」といった回答があった。
○治療に係る自己負担については、以下のとおりであった。
・過去1年間の病気やけがでは平均約17万円となっており、このうち、B型肝炎に関するものは、平均約11万円となっている。
・また、病態が進展していくにつれて治療費が増加し、過去1年間のB型肝炎に関する治療に係る自己負担が、無症候性キャリアでは平均約1・4万円、慢性肝炎では平均約7・7万円だったものが、肝硬変（重度）では平均約18万円、肝がんでは平均約34万円になっている。
・家計支出総額の階層別に過去1年間のB型肝炎に関する治療に係る自己負担額を1ヶ月換算して比較すると、世帯の家計支出総額が少ないか多いかにかかわらず、月平均約3700円から3800円程度が必要な状況にあり、階層別に大きな差は見られなかった。
・自己負担に対して、医療費助成制度があり、約5割の方が利用している。インターフェロンが制度の対象となった2008（平成20）年と核酸アナログ製剤が制度の対象となった2010（平成22）年以降には、自己負担額が大きく減少している。
・一方で、医療費助成制度を利用したことがない理由には「制度を知らないから」が3割、「制度の対象外だから」が3割となっている。
・なお、自己負担については、高額療養費や医療費還付の制度の対象となれば、一定額（B型肝炎の治療に係る高額療養費の場合は平均約19万円）の払い戻しがされている。
○B型肝炎発症等による仕事への影響については、以下のとおりであった。
・B型肝炎発症等により仕事や部署を「変わったことはない」は約44％だが、「仕事を辞めた」「部署が変わった」「転職した」を合計すると約24％であった。

・また、仕事や部署が変わったことによる収入の変化は、収入が減少したと思うが約7割になっている。

・自由記載欄には、仕事に関する影響について、「B型肝炎で慢性肝炎になり会社を事実上解雇され、退院後も年齢的に就職が見つからず、仕方なく自営で軽トラックの運転手をしていますが、（中略）また病気が再発すると今の仕事もやめなくてはならないと思うと大変不安です。」、「介護ヘルパーの資格をとった時もそうでした。内定の電話を受け健康診断を受けるときに（キャリアだと）自己申告をした途端その夜定員がいっぱいという理由で断りの電話を受けました。その時から自分を否定したい気持ちで3日間涙が止まりませんでした」との回答があった。

○B型肝炎ウイルス感染・発症による日常生活への影響については、以下のとおりであった。

・今回の調査と国民生活基礎調査とを10歳階級別に比較すると、50歳～60歳未満の層と60歳～70歳未満の層のそれぞれで、「仕事・家事・学業」の時間や作業の制限があると答えた割合は国民生活基礎調査よりも約20％多く、「運動」の制限があると答えた割合が国民生活基礎調査よりも約11～14％多くなっている。

・また、3割弱が、過去1ヶ月の間に普段の活動ができなかったと回答している。

・さらに、自由記載欄には、日常生活の困難な点について、家族や周囲への感染を心配したり、異性との交際や結婚を自らあきらめるといった回答もあった。具体的には、「自分の趣味、スポーツ（ドクターストップ）も我慢して、家族との生活も距離をおいています（感染しないよう）」、「結婚する相手にはワクチンの接種をしてもらわなければならないのですが、そういうことを頼める相手にめぐり会うことは、簡単ではありません。好きな人ができても付き合いを深められません。」、「自分の仕事や生活の事で思うようにできないのが残念」といった回答があった。

○B型肝炎に関する悩みやストレスについては、以下のとおりであった。

・病気が発症・進行することに関して9割近い方が悩みやストレスを感じている。

・医学的な面で相談する機関や相手は、医療機関・医師がほとんどであるが、経済的な面及び生活全般について相談する機関や相手は、家族や医療機関が多い。

・経済的な面及び生活全般について相談する機関や相手として今後充実を期待するものとして、「行政機関」との回答が最も多かった。

・B型肝炎ウイルスに感染していることを秘密にしている相手について、「隣人」との回答が41％と最も多く、「職場の同僚」が28・5%、「親友」が23・6%、「親戚」が22・7%、「職場の上司」が21・2%となっていた。

・嫌な思いをした経験については、「民間の保険加入を断られた」経験が27・3%と最も多く、「医師等から性感染など感染原因の説明を受け、つらい思いをした」経験が16・8%で次いでいる。

・自由記載欄には、将来への不安として、「どんなに治療しても完治することがないこの病気と、自分の人生の終わりを迎えるまでつきあっていかなければならないのが一番つらいです」、「いつか発症するのではといつも不安」、「死について考えるようになりました。治療で精神的、肉体的、経済的な不安、悲しみ、迷惑はかけられない。病状により収入が減少、あるいはゼロになればどうなるのか？　不安でいっぱいです。」、「肝がんの症状悪化への不安をかかえながら日々生きております」といった回答があった。

また、受けた差別・偏見に関し、「歯の治療に近くの医院に行った時、問診票の肝炎ウィルスに感染している欄に○を付けたら、うちでは治療できないから大きい病院へ行ってくれと言われた。」、「会社などで、唾液からうつると誤解され、話をすると相手がマスクをつけたりして差別を受けて、とてもつらい思いや悔しい思いをしたことがある。」、「国、保健所、市町村保健センター等の機関には相談できない。差別・偏見の目で地域の人にうわさになるのがこわい。実際に人に口外された。」といった回答があった。

○母子感染については、以下のとおりであった。

・母子感染の事実を子供に伝えるのは「母親」が最も多かった。

・母子感染の事実を子供に伝えた後、接し方に変化があったと回答する母親の割合が約2割あり、気持ちに変化があったと回答する母親の割合が約8割あり、B型肝炎感染が親子関係にまで影響を与えていることがうかがえる。

・自由記載欄には、「二次感染、子供にそのことを話さなければならなかった日、思い出すだけで涙が出ます」、「娘達にもキャリアをうつしてしまいやはり申し訳ないと思う気持ちは今後も忘れる事は無いと思っています」、「息子二人が肝臓がんで術後1年～2年半経過していて、娘もウィルス値が高い為治療中です。私からの母子感染の為、自責の念とこの先の不安で精神的に参っています。」、「2人目の妊娠を希望していますが、1人目のようにいつ感染させてしまうのではないかと、不安ととなりあわせの生活になるのではと思うと、妊娠をあきらめようかとも思っています。」といった回答があった。

○同居している家族に対して、感染を予防するB型肝炎ワクチンの接種を勧めた割合は3割以下で、約5割が勧めたことがないと回答している。

勧めない理由としては、「感染の確率が低いと思うから」「医師から勧められないから」「ワクチンがあることを知らなかったから」がそれぞれ約3割を占めている。この一方、勧めた理由は「医師から勧められたから」が約6割を占めている。

○遺族の調査への回答について、自由記載欄には、「やはり寿命とか運命という言葉では諦めきれない思いがあります。本人が「何故自分だけがそんなウィルスに感染しているのか」と言った時の姿が今でも目にやきついて、時々思い出されて胸が苦しくなります。」、「亡くなってからの補償よりも闘病中にもっと物心両面でのサポートがあったら、できる限りの治療・療養ができただろうと思いました。せめて十二分な治療ができるような環境をお願いしたいです。」といった回答があった。

(3) B型肝炎に関する医学的知見及びそれに対する関係機関等の認識

①B型肝炎の病態・感染経路、集団予防接種等による感染リスク等に関する医学的知見と関係機関等の認識

○昭和20年代から30年代にかけて、

・流行性肝炎と血清肝炎が存在し、2つは別種の疾患であること、どちらもウイルスによる疾患であること、

・肝炎の原因となるウイルスが普通の消毒法では死滅しないこと、

・輸血や血漿の注射により感染すること、

・注射器の不十分な消毒によって感染する可能性があることなどがこの時代の国内や海外の論文において指摘されていた。

なお、この時代は、ウイルスが発見・同定されておらず、症例からの推測によるものであった。

○昭和28年には、WHOの肝炎専門委員会が「肝炎に関する第一報告書」を発表し、血清肝炎が連続使用の皮下注射針又は注射筒によっても感染すること及び一斉予防接種には特別の問題があることを警告していた。

また、同報告は、「連続する2回の注射の間の筒の殺菌が、機材や人員不足で不可能なとき、たとえば一斉予防接種運動に際して、一回ごとに針を変えるか殺菌しなければならない。筒は液を補充する前に殺菌するものとする。こうすれば血清肝炎の危険を減らしえるが、完全に排除することはできない。」としていた。

○昭和39年のライシャワー事件を契機に、輸血後肝炎が社会問題化した。なお、この時期は、肝炎に関する文献は輸血による感染に関するものが多く、注射による感染に関する指摘は一部であった。

昭和40年には、Blumbergがオーストラリア抗原を発見し、昭和45年には大河内がオーストラリア抗原と肝炎との関連を見いだし、同年、Daneがオーストラリア抗原陽性の3人の肝炎患者の複合血清試料から発見された粒子を血清肝炎のウイルスであると特定した。

その後、このオーストラリア抗原の発見を機に、昭和47年には献血におけるB型肝炎ウイルスのスクリーニングが実現し、これ以降、輸血以外の母子感染やカミソリの共用などの感染経路に着目されるようになった。

○肝炎の疾患概念として、

・慢性化については、昭和35年頃から臨床的に認識されており、昭和39年に「岡山医学会雑誌」に掲載された論文（井上茂（岡山大）岡山医学会雑誌76（10））において、肝障害が長期に残存して慢性型に移行することが実証されたことが報告された。そして、昭和42年の犬山シンポジウムで慢性肝炎の分類が提唱されるとともに慢性肝炎の病理組織学的な概念が決定された。

・重症化については、昭和39年に「岡山医学会雑誌」に掲載された論文（井上茂（岡山大）岡山医学会雑誌76（10））において、一部肝硬変に移行することが実証されたことが報告されたが、昭和47年の「衛生検査」に掲載された論文（大谷藤郎（厚生省薬務局）衛生検査21（8））において、慢性化して肝硬変、さらには肝がんに移行する可能性が指摘された。

・また、B型肝炎ウイルスの持続感染と慢性肝炎との関係については、昭和49年の「内科」に掲載された具体症例からの論文（鈴木宏ほか（京大第一内科）内科34（6））において指摘されている。

一方、無症候性キャリアについては、昭和52年に「HBs抗原陽性血を輸血してしまっても、その運命はさまざまである。（略）遷延ないし慢性化する場合もあれば、またその逆に稀には無症候のままキャリアになってしまうものもみられる。」（片山透（国療東京病院輸血部）クリニシアン24（3））との指摘があった。なお、有識者へのヒアリングによると、無症候性キャリアについては、昭和40年代後半以降に特定されたとのことであった。

○昭和50年頃には、感染経路について、歯科治療を含む医療行為や予防接種時等の注射針の共用、針治療などによるB型肝炎の感染の危険性について指摘する文献が見られるようになった。

○具体的には、昭和53年時点に、予防接種において、「使い捨ての注射器や針を用いるか、あるいは1人ずつ注射器や針を取り換えるという処置がなされなければならない」（谷川久一（久留米大学）臨床医4（11））との文献がある。

○昭和62年には、WHOが肝炎感染の予防のため、注射針だけではなく注射器そのものの交換を勧告し、それを受けて、昭和63年1月に国は「予防接種等の接種器具の取扱いについて」（昭和63年1月27日健医結発第6号、健医感発第3号厚生省保健医療局結核難病感染症課長・感染症対策室長通知）によって「予防接種及びツベルクリン反応検査について、注射針及び注射筒を被接種者ごとに取り換えること」を自治体に通知して指導した。

②医療従事者及び保健所長の認識

(i) 医療従事者

○医療従事者に対するアンケート調査では、B型肝炎が重症化する疾病であること、キャリア化する疾病であること、感染性が強いこと、のいずれについても、約3割が昭和44年～昭和52年に認識し、昭和52年から昭和63年には全体の8割程度の者が認識していた。

○一方で、医療従事者は、注射針の連続使用による感染可能性は、約3割から約4割が昭和44年～昭和52年に認識し、昭和52年～昭和63年には全体の8割程度の者が認識し、注射筒の連続使用による感染可能性については、約3割が昭和44年～昭和52年に認識し、昭和52年～昭和63年には全体の7割程度の者が認識していた。

○医療従事者は、上記のような認識を得る情報源としては、医学教科書や学術論文、学会からのガイドラインによるとしているが、行政機関からの通知等からはほとんど情報を得ていなかった模様である。

(ii) 保健所長

○保健所長に対するアンケート調査では、B型肝炎が重症化する疾病であること、キャリア化する疾病であること、感染性が強いこと、のいずれについても、約25％が昭和44年～昭和52年に認識し、昭和52年から昭和63年には全体の8割程度の者が認識していた。

○保健所長は、注射針の連続使用による感染可能性、注射筒の連続使用による感染可能性のいずれも、約2割から3割が昭和44年～昭和52年に認識し、昭和52年～昭和63年には全体の6割から7割程度の者が認識していた。

○保健所長は、上記のような認識を得る情報源としては、医学教科書や学術論文、学会からのガイドラインによる者が多かったが、業務の観点から、行政機関からの通知等からも情報をある程度得ていた模様である。

○上記のような認識がある中で、保健所長の中には、予防接種は市町村が実施行政機関であるということを理由に、現場への指導をしていなかったと答えた者がいた。

(4) 集団予防接種等によるB型肝炎感染被害発生の把握及び対応

①国による被害発生の把握及び対応

○昭和32年の厚生省刊行の「防疫必携」に、血清肝炎について、「ウイルスを含んだ患者血液或いは血液製剤を注射すれば感染が起こる。（略）相当数のものが血液製剤の注射による感染を受けているものと考えられる」と報告していた。

○昭和37年には、WHO総会における討議の報告書「伝染病予防対策における予防接種の役割」が日本公衆衛生協会から厚生省の担当課長の序文付きで翻訳され、同資料中、「血清肝炎の危険を避けるために注射筒と針を注射ごとに新たに滅菌する必要性がある」旨が報告されていた。

○昭和38年には、最初の国主導の肝炎に関する研究・調査として、血清肝炎調査研究班が立ち上がっている。

○昭和45年の健康被害救済制度における各自治体からの事例報告において、昭和44年にインフルエンザの予防接種後、劇症肝炎の症状を呈して死亡した患者のケースがあり、主治医2名の意見として「肝炎の潜伏期間中に接種を受けたことにより肝炎症状が増悪されたかもしれない」とあった。この報告には、「注射針は6人に1針で接種」とあった。

○昭和46年には、科学技術庁の特別研究促進調査費によって「血清肝炎の成因、治療、予防に関する特別研究」が進められ、「血清肝炎に対する防止対策を早急に確立する必要がある」との認識にあった。

○昭和47年には、上記の科学技術庁の特別研究を引き継ぐ形で、厚生省特定疾患難治性の肝炎調査研究班による調査が行われた。この後、昭和54年に産官学による肝炎対策の検討会としての厚生省肝炎研究連絡協議会が設置され、様々な調査が行われた。昭和56年には、厚生省肝炎対策推進協議会が設置された。

○昭和50年には、科学技術庁の特別研究促進調整費による緊急研究として「B型肝炎ワクチンの開発に関する特別研究」が進められ、主な感染経路として、ウイルスを保有する血液に汚された医療器具に接触することなどが考えられ、血液検査や人工透析などを行う医療従事者等に感染の危険が大きいとして、医療従事者への対策が提言されている。

○昭和55年以降、厚生省肝炎研究連絡協議会研究報告書に掲載の論文では、集団予防接種、注射針やメス等の連続使用による感染の危険性が具体事例を交えて報告されていた。

○医療機関内の感染対策として、昭和55年に厚生省肝炎研究連絡協議会B型肝炎研究班が「B型肝炎医療機関内感染対策ガイドライン」を作成し、注射針の再使用の禁止と注射筒の使用後の滅菌を勧告している。

○昭和56年度の厚生省肝炎研究連絡協議会の研究報告書により、B型肝炎ウイルス感染防止について、注射針の単独

使用が重要な予防対策とされ、ディスポーザブル注射針の使用の徹底が指摘されている。【再掲】

○昭和57年には、厚生省肝炎研究連絡協議会B型肝炎研究班及びウイルス肝炎研究財団が「ＨＢウイルス無症候性キャリア指導の手引」を作成し、「B型肝炎の永続的な感染源は、わが国には３００万人以上、全世界で2億人以上存在すると推定されているB型肝炎ウイルスの持続的保有者（キャリア）であることにより、その発見と健康指導を持続的に行う必要がある。また、医療行為などを通じて、その血液を他人の体内に入れぬ配慮と処置が積極的に行われねばならない。」と指摘していた。

○昭和60年の「B型肝炎の予防方法について」（昭和60年5月16日健医感発第22号厚生省保健医療局感染症対策課長通知）では、「ＨＢｅ抗原陽性であってもＨＢＶは感染力の弱いウイルスであるために、血液付着物の後始末、血液の取り扱いに注意する限り感染は殆ど成立しない」としている。

○昭和62年には「B型肝炎医療機関内感染対策ガイドライン」が改定され、血液による汚染の可能性がある場合はディスポーザブルの注射筒を用いて、捨てるときに感染源にならないように注意する旨が記述されている。

②自治体及び予防接種従事者による被害発生の把握及び対応

○都道府県に対して実施したアンケート調査によると、集団予防接種等によるB型肝炎の感染可能性が疑われる具体的な把握事例はなかったとのことであった。

○一部の都道府県では、国が発出した通知や文書以外に集団予防接種等の実施に関する独自文書を作成して予防接種の実施に取り組んでいるところもあった。

○都道府県においては、昭和52年度及びその前年度以降に、ディスポーザブル製品の交換を指導した都道府県の数が増加している。具体的には、

・注射針については、昭和52年度及びその前年度が3箇所（無回答0箇所、記録がなくわからない30箇所）、昭和63年度及びその前年度が14箇所（無回答0箇所、記録がなくわからない21箇所）、

・注射筒については、昭和52年度及びその前年度が3箇所（無回答0箇所、記録がなくわからない30箇所）、昭和63年度及びその前年度が15箇所（無回答0箇所、記録がなくわからない21箇所）、であった。

○市町村に対して実施したアンケート調査によると、集団予防接種等によるB型肝炎の感染可能性が疑われる具体的な把握事例については、昭和63年4月以降に把握した事例として、B型肝炎訴訟で判明した事例があった。

○一部の市町村では、国や都道府県が発出した通知・文書

以外に集団予防接種等の実施に関する独自文書を作成したり、医師会と密に連携をとる等して、予防接種の実施に取り組んでいるところもあった。

○市町村へのアンケート調査結果では、

・集団予防接種等の手技に関する注射針の実施形態について、無回答及び記録が無くわからない市町村を除いた上での割合を見ると、昭和44年度はアルコール綿での消毒が34・5％で加熱消毒が47・3％であったが、昭和52年度及びその前年度にはアルコール綿での消毒が10・6％で加熱消毒が41・5％、ディスポーザブル製品による交換が41・1％となっていた。昭和63年度及びその前年度では、アルコール綿での消毒が3・6％で加熱消毒が15・7％、ディスポーザブル製品による交換が80・1％になった。

一方、注射針について、消毒・交換をしていないとする割合が、昭和44年度で9・1％、昭和52年度及びその前年度で4・3％、昭和63年度及びその前年度で0・5％であった。

・集団予防接種等の手技に関する注射筒の実施形態について、無回答及び記録が無くわからない市町村を除いた上での割合を見ると、昭和44年度はアルコール綿での消毒が5・1％で加熱消毒が44・1％、昭和52年度及びその前年度でも加熱消毒が47・4％を占めてアルコール綿での消毒が1・9％でディスポーザブル製品による交換が20・9％となっていた。昭和63年度及びその前年度では、アルコール綿での消毒が2・5％で加熱消毒が21・0％、ディスポーザブル製品による交換が74・7％を占めるようになった。

一方、注射筒について、消毒・交換を実施していないとする割合が昭和44年度には44・1％、昭和52年度及びその前年度には25・6％、昭和63年度及びその前年度には1・3％であった。

・なお、地域別の集団予防接種等の実施状況を見ると、注射筒のディスポーザブル製品による交換をしていた割合について、昭和52年度及びその前年度は、九州地方以外では26％から39・1％であったが、九州地方では5・6％であった。昭和63年度及びその前年度では、九州地方以外では84・3％から91・4％であったが、九州地方では94・7％であった。

③関係学会、医療従事者による被害発生の把握及び対応

○日本小児科学会・日本小児科医会の会員に対して実施したアンケート調査によると、医療従事者で、集団予防接種等によるB型肝炎感染の症例について、症例報告として学術論文などから、昭和52年4月から昭和63年3月までは26・1％が、昭和63年4月以降は20・6％が把握していた。

実際に自身が関わった症例の中で6・9%が把握していた。

○保健所長に対して実施したアンケートでも、保健所長で、集団予防接種等によるB型肝炎感染の症例について回答のあった33名のうち、症例報告として学術論文などから、昭和52年4月から昭和63年3月までは5名が、昭和63年4月以降は4名が把握していた。実際に自身が関わった事例で5名が把握していた。

○医療従事者の被接種者ごとの注射針の交換・消毒の実施状況については、昭和34年4月から昭和44年3月に予防接種に従事していた者の22・7%がディスポーザブルを利用し、昭和52年4月から昭和62年3月に予防接種に従事していた者の69・0%がディスポーザブルを利用していた。

一方で、ディスポーザブル製品の使用、加熱消毒、アルコール消毒のいずれも実施していない者が、調査した予防接種への従事期間（昭和34年4月～昭和44年3月、昭和44年4月～昭和52年3月、昭和52年4月～昭和63年3月）のいずれの期間にも、約1割存在している。

○医療従事者の被接種者ごとの注射筒の交換・消毒の実施状況については、昭和34年4月から昭和44年3月に予防接種に従事していた者の15・2%がディスポーザブルを利用し、昭和52年4月から昭和62年3月に予防接種に従事していた者の63・9%がディスポーザブルを利用していた。

一方で、ディスポーザブル製品の使用、加熱消毒、アルコール消毒のいずれも実施していない者が、昭和34年4月から昭和44年3月に予防接種に従事していた者の18・2%、昭和44年4月から昭和52年3月に予防接種に従事していた者の12・0%、昭和52年4月から昭和63年3月に予防接種に従事していた者の9・7%あった。

○保健所長からの被接種者ごとの注射針に関する指導の有無については、回答のあった33名のうち、ディスポーザブル製品の使用について12名、加熱消毒について11名、アルコール消毒について10名が指導を行っていた。被接種者ごとの注射筒に関する指導の有無については、ディスポーザブル製品の使用について13名、加熱消毒について7名、アルコール消毒について6名が指導を行っていた。

(5) 諸外国における予防接種制度及び予防接種に伴う感染防止対策の実態

①イギリス

○1943（昭和18）年には、医学雑誌（JosephW.Bigger,JAUNDICEINSYPHILITICSUNDERTREATMENT:POSSIBLETRANSMISSIONOFAVIRUS,LANCET,1943.4.10）において、注射ごとに筒を交換する必要性が指摘されていた。

○1945（昭和20）年には、イギリス医学研究会の報告書で、集団接種等の際には、流行性黄疸の伝染を防ぐために接種ごとに滅菌された針に交換することが推奨され、患者毎に新たに滅菌された注射筒を用いることが提唱されていた。

○こうした中、1940年代50年代（昭和15年から昭和35年頃）に、注射針だけでなく注射筒による汚染例が報告され、1962（昭和37）年には、イギリス医学研究会の報告書の改訂版において、新たに滅菌された注射針だけでなく、新たに滅菌された注射筒がそれぞれの注射ごとに用いられるべき、と勧告されている。

○また、ディスポーザブル注射針・注射筒は、アメリカと同様に、1950年代（昭和25年から昭和35年頃）に開発され、1961（昭和36）年にはポリプロピレン製のものが導入されていた。

②アメリカ

○個別接種が基本であるが、集団予防接種が全国的に行われたことが1954（昭和29）年から1960年代半ば（昭和40年頃）までの10年間と2009（平成21）年の2回あった。

○アメリカの医療現場では、20世紀初頭から既に注射器の使用前の消毒と針の随時交換が常であり、1940年代（昭和15年から昭和25年頃）には、イギリスの報告書などに基づいて、注射ごとに滅菌した針と交換することによる注射の安全管理の認識があった。

また、1952（昭和27）年に、軍事的背景もあって、完全なディスポーザブル注射器を開発・使用した。

○アメリカで初めてディスポーザブル注射器が予防接種に使われたのは、1954（昭和29）年の大規模なポリオ予防接種の実地実験の時で、その後の1954（昭和29）年から1960年代半ば（昭和40年頃）までの集団予防接種の際も引き続きディスポーザブル注射器が使用されていたと思われる。

○また、1961（昭和36）年頃から、個人の予防接種でもディスポーザブル注射器が使われ始めた模様である。

③ドイツ

○ドイツでは、身体的無損傷という基本権との関係で、予防接種は原則自主性にまかされている。第二次大戦後には、保健所が中心となる集団接種と小児科医や家庭医による個別接種の両方が行われている。

一方、天然痘については、1976（昭和51）年まで義務化されており、20世紀初めまでは無料かつ集団で行われていた。

○1947（昭和22）年に、血清肝炎の感染源がワクチンや注射器であることを報告するとともに、標準的な注射針の消毒方法では感染を十分に防げず、熱風滅菌等で防げるとしたミュンスター大学病理学研究所の研究者による論文がある。

また、肝炎の感染源の一つとして注射器を上げているドイツの論文が1940年代、50年代（昭和15年から昭和35年頃）に何件かある。

○ドイツの一部の州（イギリスの占領下であった州）では、1950（昭和25）年時点で、肝炎の感染を防ぐための注射器の滅菌に関するガイドラインが存在しており、注射器の滅菌の徹底を医療関係者に警告を出してもいる。

○1972（昭和47）年にドイツの企業がプラスチック製のディスポーザブル注射器の生産を始めており、1980年代初め（昭和55年から昭和60年まで）頃には、既にディスポーザブルの注射器が使われていた模様である。また、自動噴射式注射機については、1985（昭和60）年に、集団接種での使用をやめるよう、連邦保健局が勧告を出している。

○ドイツにおいて、注射針によるB型肝炎感染の事例については把握されていない。なお、1963（昭和38）年、1964（昭和39）年の肝炎に関する疫学調査で、予防接種による感染が疑われたものが4件あった模様である。また、同年に実施された予防接種の件数は40万件であった。

2．ヒアリング調査から明らかになった事項

(1) 市町村、都道府県へのヒアリング調査

①予防接種の実施に関する自治体の関わり

○自治体の中には、医師会等と連携して予防接種に関する検討体制を築いているものがあった。その態様は以下のとおりであった。

・昭和40年代から医師会が「予防接種運営委員会」を設置・定期開催し、行政と医師会が連携して予防接種の検討・実施をしていた。また、昭和50年から医師向けの予防接種のガイドラインを医師会が独自に作成していた。

・昭和51年から自治体の担当者が医師会の母子保健委員会等に出席して予防接種に協力いただく医師の調整等をしていた。

・昭和53年から市の条例に基づいて医師会推薦の委員も入った予防接種運営審議会を設置し、予防接種の報告・検討をしている。

・昭和62年から地元医師会と予防接種の実施に関する詳しい報告や議論などを定例的にするようになった。昭和61年以前はなかった。

○医師会等との予防接種に関する検討体制のない自治体でも、

・医師会と調整しながら予防接種を実施し、保健所にもスケジュールを報告していた。

・地元医師会との住民健康管理等の施策全般について申し合わせ事項を報告する郡内町村会の会合の中で予防接種全般について報告等していた。

②各自治体の注射針・注射筒の使用状況等

○各自治体の注射針・注射筒の使用状況については、以下のような例があった。

・昭和40年代前半くらいまでは、注射針をアルコール綿で拭いた上で接種していた。近隣でもそれが一般的であった。昭和40年代半ばに一針化し、昭和50年代には注射針・注射筒ともディスポーザブルとした。周辺自治体よりも早かった。

・昭和51年の厚生省通知の「ディスポーザブルのものを使用しても差し支えない」という表現を「そうしなさい」という命令と解釈して、昭和52年4月からディスポーザブルを導入した。

・昭和50年代は、注射針は一人ずつ交換し、注射筒は5人くらい連続使用していた。ディスポーザブル化は昭和60年代に入ってからであった。

・昭和55年から注射針・注射筒ともディスポーザブルを使用した。昭和59年からツベルクリン反応検査もディスポーザブル化した。

・昭和60年に医師会設置の予防接種運営委員会で検討して市が予算化に動き、昭和61年度からディスポーザブルを使用した。

昭和55年頃のＨＩＶや昭和50年代後半のB型肝炎に関する知見を通じて、血液を介した感染症に関する認識が高まっていた。先進地視察で、ディスポーザブルを使用している自治体があることも認識していた。

・昭和60年頃に注射針・注射筒とも全て、ディスポーザブル化した。それ以前は、注射針が一部ディスポーザブルであり、全てのディスポーザブル化を具申したが、これまでのやり方で十分に保健が守られてきたから必要ないという雰囲気があった。

ディスポーザブル化について、近隣の自治体では、ディスポーザブル器具の値段が高いため予算で苦労したと聞いた。

・昭和61年には、県（の保健所）では全てディスポーザブルを使用していたが、異動先の県内の町では、ガラス筒を煮沸滅菌で使用していた。感染予防の観点から予算化の要請をして昭和62年にディスポーザブルを採用した。

○集団予防接種等によるB型肝炎感染可能性が疑われる具体的な事例については、ヒアリング対象の自治体のうち1自治体のみであった。

具体的には、昭和30年代後半に肝炎が集団発生したが、予防接種か医療行為かその他の要因かはよくわからないとの結論になった事例であった。

③Ｂ型肝炎の感染リスクに関する認識

○Ｂ型肝炎の医学的知見については、以下のとおりであった。

・保健師によっても差があった。

・昭和51年当時は、保健師自身の学校での教育がリスク認識の基本であった。

・学校で習っていたので、昭和50年代には、可能性は認識していたと思う。

○Ｂ型肝炎の感染に関連するリスク認識については、以下のとおりであった。

・昭和30年代後半の肝炎の集団発生事例があって、肝炎に対する恐怖が大きかったが、医学的にどういった経路で感染するかの知見は定まっていなかった。

・昭和50年代に入って、Ｂ型肝炎や非Ａ・非Ｂ肝炎の報告や記事に接してリスクがあるなと思った。

・昭和50年代後半のＨＩＶの報告が血液の取扱に関する意識を急速に高めた。昭和50年代後半には肝炎に関する知見も得られており、昭和60年頃までが血液で感染する疾患に対する認識が小児科医一般に広まった時期であったと思う。

(2) 国の職員へのヒアリング調査

①Ｂ型肝炎に関する医学的知見の変遷

○ヒアリング調査対象時点（昭和45年、昭和51年、昭和55年から昭和57年、昭和60年、昭和63年）における国の職員のＢ型肝炎に関する医学的知見の変遷については、以下のとおりであった。

ア：昭和45年頃

・昭和45年当時、国会審議において日本脳炎や種痘についての質問等はあったが、Ｂ型肝炎についてはなく、陳情もなかった。

イ：昭和55年から昭和57年

・注射針・注射筒の連続使用が危険であるという認識については、１９７０年代後半（昭和45年から昭和50年）には確立していたと思われる。国立予防衛生研究所（現在の国立感染研究所）では、昭和50年から昭和55年には、感染リスクについてかなりのことが認識されていた。

・Ｂ型肝炎ウイルスが注射針を介して感染する可能性があることは昭和47年頃から認識していた。注射針を替える、連続使用はしない、というのは医師として常識の範囲である。昭和50年代、注射筒についてはそこまでの認識がなかったと思われる。

・予防接種による感染という事例の報告がなければ、予防接種の所管課としての問題意識には直接結びつかない面がある。

ウ：昭和60年頃
・昭和60年当時は、B型肝炎について、感染力・重症化・キャリア化についての認識はなかった。
・昭和60年当時、針を変えなければならないという認識はあったが、注射筒についてはそこまでの認識はなかった。
エ：昭和63年頃
・WHOの勧告を見て初めてリスクを認識した。
②集団予防接種等によるB型肝炎感染被害発生の把握状況
○ヒアリング調査対象時点（昭和45年、昭和51年、昭和55年から昭和57年、昭和60年、昭和63年）における国の職員の集団予防接種等によるB型肝炎感染被害発生の把握状況については、以下のとおりであった。
・ヒアリング対象期間（昭和45年、昭和51年、昭和55年から昭和57年、昭和60年、昭和63年）の担当者のいずれも集団予防接種等によるB型肝炎感染被害の事例を把握していなかった。
・副反応は数日から数週間というものが多く、潜伏期間が長いB型肝炎についての報告はなされていない。
・昭和60年当時、感染症サーベイランスとして1週間単位で感染症の発症状況を管理し、市町村から情報を収集する仕組みとしていた。B型肝炎もサーベイランスの対象とする感染症の中に入っていたが、事例としては把握していなかった。
③予防接種の実施方法等について検討する体制
○ヒアリング調査対象時点（昭和45年、昭和51年、昭和55年から昭和57年、昭和60年、昭和63年）における予防接種の実施方法等について検討する体制については、以下のとおりであった。
・国の機関委任事務であったため、市町村は基本は国の指示通りにするという考え方であった。
・通知については、書面を郵送することが多かったが、通知で終わることがほとんどであった。
・市町村の予算は、対前年実績ベースで、時間当たりの単価と対象者で積算される。この予算と医療スタッフの人員に制約があると、注射針の使われ方にも影響が出ることも考えられる。
・昭和45年当時は、個別免疫の方向へ変えようとしていた記憶がある。GHQ管理下からの予防接種行政は集団免疫という概念に基づいていたが、集団免疫では接種率を上げるということに努力が注がれていた。
・感染症は、緊急性が高いため海外の情報の把握が重要。昭和63年当時、WHOのレポートとアメリカのCDCのウィークリーレポートについて目を通していたが、人的な制約もあり有力雑誌まで手を広げることができなかった。

④各年代の国の対応

○ヒアリング調査対象時点（昭和45年、昭和51年、昭和55年から昭和57年、昭和60年、昭和63年）の国の対応については、以下のとおりであった。

ア：昭和45年頃

・様々な医療行為の仕方そのものも変容していた時期で、予防接種の注射針の取扱はやや取り残されていた領域だったかもしれない。注射筒については考えおよばず、危険性の認識そのものがなかったように思う。

イ：昭和51年頃

・ディスポーザブル製品の使用について何か問題になっていたという記憶がない。

ウ：昭和55年から昭和57年

・肝炎研究連絡協議会については、あまり記憶が無く、特に報告を受けての検討をした記憶はない。

・昭和50年代の肝炎研究ということでは、あくまで血液と肝炎という文脈で、臨床の方を中心に政策論議がされており、予防接種にまで想像が及んでいなかったのではないか。

・昭和50年代、医師の針刺し事故や劇症肝炎による死亡なども伝えられていたので、医療機関内のガイドラインが作られたということだろうと思う。

エ：昭和60年頃

・通知についてはわからない。

・垂直感染についてのリスクは認識していても、水平感染についてはどうだったかわからない。

オ：昭和63年頃

・WHOの勧告を受けて、これは適切に対応すべきだと考えて、大急ぎで通知した記憶がある。規則の改正には時間がかかることから、通知として急ぎ指導してください、というものを発出した。

・WHOの勧告が出るまで、注射針の交換では不十分という認識はなく、専門家からも注射筒も変えるべきとは聞いたことはなかった。

・通常、通知を出した後にその実施状況を確認することはない。ただし、通知というのは重みのあるものであり、自治体は対応しなければならないものだという認識はあると思う。

カ：国立予防衛生研究所

・予防接種や手技について研究をしたというよりは、肝炎に関するワクチンの研究・開発をすることが研究所の役割であった。

(3) 有識者へのヒアリング調査

①B型肝炎に関する医学的知見

○重症化に関する認識については、以下のとおりであった。
・肝炎は、当初、急性肝炎になって治るか劇症肝炎で亡くなるかいずれかであるとの認識で、B型肝炎の慢性化・重症化の認識はなかった。
・昭和40年代にB型肝炎の慢性化がわかるまでは、A型肝炎と同様に類推してしまい、発症しても治れば怖いものではないという認識だった時期がある。
○キャリア化については、以下のとおりであった。
・無症候性キャリアの存在が明らかになったのは、ウイルスが特定されて検出できるようになった昭和40年代後半以降である。
・肝臓の検査技術の発達前は症状に基づいて診断していたため、症状のない無症候性キャリアはなかなか見いだされなかった。
○1970年代後半（昭和50年～昭和55年）のチンパンジーの感染実験を通じて感染に要するウイルス量が確認され、感染力についての科学的知見が確立した。
②B型肝炎の感染リスクに関する認識
○感染経路については、以下のとおりであった。
・昭和40年代後半には、血液による感染危険性が認識され、劇症化した場合には死亡することも認識されており、注射針やメスの扱いには注意していた。
・昭和50年代中頃には肝炎の水平感染といった認識は肝炎専門医の間でも一般的ではなく、一般医療現場の医師では10年以上の認識の差があったと思われる。
・肝炎が注射を通じて感染するということは知られていたが、B型肝炎ウイルスの感染リスクについては、そんなに怖い病気であると思っていなかったこともあり、重大性の認識は遅かった。
○注射針・注射筒による感染のリスク認識については、以下のとおりであった。
・肝炎に限らず、注射針については、昭和30年代にはリスク認識があったと思う。注射筒については、それほど強いリスク認識はなかった。
・肝炎が注射を通じて感染するということは昭和30年代には一般的認識だったと思うが、B型肝炎については発見された後になる。
・針刺し事故は多くあり、医療従事者の感染リスクは昭和50年代には認識していた。注射針・注射筒だけに視点を絞らず、血液に暴露する観点から医療行為全般に対する予防という認識であった。
・昭和51年に医療従事者のB型肝炎ウイルスの感染を予防するため、東京都B型肝炎対策専門委員会が「院内感染予防対策」をまとめた。この中で、注射器や針の消毒を徹底する等の予防措置が講じられた。

○集団予防接種による感染リスクについては、以下のとおりであった。

・実施する現場では注射針・注射筒の連続使用が昭和40年代頃まで一般的であった。

・ジェットセッター（自動噴射式注射機）の普及も感染経路として有力なのではないかと個人的には思う。

○B型肝炎ウイルス感染防止対策については、以下のとおりであった。

・昭和47年に日赤血液センターにおいて献血中のHBs抗原のスクリーニングが開始され、昭和57年頃にB型肝炎ワクチンが実用化し、昭和60年には母子感染防止対策事業が始められた。

・昭和50年代頃には、感染リスクの認識は医療従事者の感染予防や母子感染防止と変遷があり、それ以外の小児の水平感染などに関してはよくわからないことが多かった。

・昭和50年代後半に、国の肝炎研究班で疫学データをもとに議論していたが、それらが国の施策に直接的に反映されることがなかったことは遺憾。

③関係学会、医療関係者による把握及び対応

○学会や医療関係者の対応については、以下のとおりであった。

・学会報告などの情報は、中核的な病院で肝臓の専門医がいれば伝わっていくが、肝臓の専門でない医師は肝臓学会には参加しないだろう。

・開業医の場合は地域の医師会で講演会などを通じて情報を入手する機会はあるが、全員が参加するものではない。

・日本は世界レベルの研究が行われてきたが、成果が広がるには時間がかかる。

（4）保健所長のヒアリング調査

①B型肝炎に関する医学的知見

○B型肝炎に関する情報の収集については、以下のとおりであった。

・昭和44年から昭和52年頃に関連情報を収集したが、内科関係の雑誌、医事新報などに依っていた。

・昭和44年から昭和52年頃に関連情報を収集したが、公衆衛生学会等の論文や雑誌に依っていた。継続的な研究や学会発表があった状況ではなく、何かあれば情報として出される状況であった。

・昭和52年から昭和63年頃に関連情報を収集したが、公衆衛生学会等の論文や雑誌に依っていた。国や都道府県から保健所に通知等はきた。

②B型肝炎の感染リスクに関する認識、保健所による把握及び対応

○注射針・注射筒の連続使用の認識、ディスポーザブルについては、以下のとおりであった。
・昭和61年に保健所勤務をした頃には、注射針・注射筒の連続使用はいけないということについて認識があったと考える。
・予防接種でのディスポーザブルの使用は遅かったと記憶。
・勤務していた保健所のある県として特にディスポーザブルの普及が進んでいたということはない。
・勤務していた保健所のある県では先進的に一人一針ということについて取組が進んでいたということはない。
○肝炎の発生事例としては、以下のとおりであった。
・感染が疑われる事例について特段の相談はなかった。
・保健所管内の特定地区で肝炎の発生が問題とされ、昭和50年頃から「肝炎特別対策事業」が大学、行政、保健所の連携で調査がされたが、原因が特定できなかったと記憶している。
○保健所長としての指導状況は以下のとおりであった。
・市町村長や医療機関に対して注射針・注射筒を使い回さないよう指導をしていたが、法的な強制力はなく、一般的な推奨レベルであった。予防接種は市町村での実施が大半で、最終的には市町村長や医療機関の判断であった。
・一般的な指導として注射針・注射筒を使い回さないように市町村へ口頭で指導したことはあるが、国の通知がない限り強制力はなかった。

第３　調査結果から抽出された問題点

以上の調査結果から、まず、国、自治体及び医療従事者が、過去の集団予防接種等の際の注射器等の連続使用によるB型肝炎感染拡大が起きたことに対してとった姿勢に、以下の問題があった。

(1) 国の姿勢

厚生労働行政は、国民の生命と健康を守ること、そしてそれを通して個人の尊厳と人権を守ることを使命として取り組むべきである。

しかし、こうした使命を果たす中にあって、厚生労働行政は、リスク（国民の生命と健康に深刻な影響を及ぼす事象）の認識、管理、対応の観点から振り返った場合、歴史的に、結果が重大であるが発生頻度が低いと考えられるリスクの把握と対応に不十分又は不適切なところがあったと考えられる。

特に、予防原則の徹底が不十分で、リスク認識が不足し、また、適期に更新されず、行政としての対応が適期に成されなかった国の体制と体質が今回の大きな問題であったと考える。

また、予防接種行政については、昭和23年7月の予防接種法制定・施行以降、予防接種が義務化されて集団接種が実施され、予防接種は公衆衛生及び感染症対策として相当の効果をもたらした。しかしながら、国の予防接種行政における体制や制度の枠組み、具体的運用等に課題があったことから、B型肝炎訴訟にあるB型肝炎の感染拡大を引き起こしたと考えられる。

(2) 自治体及び医療従事者の姿勢

現場の自治体職員や医師等の医療従事者にあっては、国から求められる措置を徹底するといった受動的な対応に留まらず、リスク認識を適期に更新しなければ国民の生命と健康に多大な影響を及ぼす業務に携わっている、という意識を持ち、能動的に取り組む必要があった。特に医療従事者については、医療を専門とする立場からの問題提起が各地域で十分であったとは言い難かった。医療に携わるプロフェッショナルとしての責任に基づいて、一般医療行為と同様に予防接種についても、先進知見の収集と収集した知見に基づく問題点の指摘や改善策の提示といった具体的な対応をとり、また、被接種者に対して十分説明することに日頃から努めるべきであった。

以上を踏まえつつ、今般の事案による被害者の肉体的・精神的・経済的負担及び社会的差別・偏見の実態を真摯に受け止めた上で、集団予防接種等の際の注射器等の連続使用によるB型肝炎ウイルスの感染拡大と同様の事態を再び起こさないようにするため、

・なぜ、国は、予防接種の注射器（特に注射筒）の取扱について措置が遅れたのか

・なぜ、国は、予防接種の注射器（特に注射針）の消毒・交換の方針が徹底できなかったのか

・なぜ、自治体や医療従事者は、注射器（特に注射針）について国の通知等に従った取扱の徹底ができなかったのか

といった点を可能な限り明らかにし、再発防止策の検討に資するよう、より具体的に、

・先進知見の収集と対応

・事例把握とその分析・評価

・現場への周知・指導の徹底

の3点から今般の調査結果を評価し、問題点を整理した。

(3) 先進知見の収集と対応

○先進諸外国にあっては、昭和20年代には滅菌された注射針及び注射筒の注射毎の使用が推奨・提唱され、我が国においては、昭和37年のWHO総会の報告書を国が翻訳して報告しているが、こうした知見がその後の通知等に反映されていなかった。なお、最高裁判決においては、国は遅く

とも昭和26年当時には、集団予防接種等の際、注射針、注射筒を連続して使用するならば、被接種者間に血清肝炎ウイルスが感染するおそれがあることを当然に予想できたと認めるのが相当である、と認定されている。

また、国が設置した厚生省肝炎研究連絡協議会でB型肝炎のリスクについて様々な指摘が出ていながら、国はそれらに基づいた対策を打っていなかった。加えて、「B型肝炎の予防方法」（昭和60年5月16日健医感発第22号厚生省保健医療局感染症対策課長通知）において、B型肝炎ウイルスの感染力は弱いとしていた。

国においては、こうした例のように、先進知見の収集・分析・評価・伝達等が十分になされていなかった。このため、リスク認識が適期に更新されていかなかった。

○このように、予防接種の手技・器具の取扱・これらによる感染防止策等に関する海外及び日本における先進知見の収集・分析・評価・伝達等が十分になされておらず、加えて、公衆衛生の推進の観点から予防接種の効率性を重視し、結果、リスク認識を適期に更新してリスクの管理・対応を適切に行うことができなかった。その背景としては、

・予防接種に関する専門的な情報を収集し、収集した情報を分析・評価・伝達等するための国の体制が不十分であったこと、

・収集した情報及びその分析・評価の結果を関係部署に分散して保有されるだけで、組織全体においてそれらが有機的に集約され、共有されていなかったこと、

・透明性・公開性を確保し、多くの意見をもとにして予防接種制度の評価・検討を行う枠組みがなかったこと、

が考えられる。

○昭和55年に、厚生省肝炎研究連絡協議会において、医療機関内のB型肝炎感染対策として注射針の再使用の禁止と注射筒の使用後の滅菌について勧告している「B型肝炎医療機関内感染対策ガイドライン」を作成していたが、国は同様の医療器具を使用する予防接種について言及等をしなかった。

また、ディスポーザブル製品の使用については、先進諸外国では1960年代（昭和35年から昭和45年）頃までに普及が始まっていたが、我が国では、昭和40年代後半から大病院で普及が始まった。昭和56年には、厚生省肝炎研究連絡協議会において、B型肝炎ウイルス感染の重要な予防対策としてディスポーザブル注射針の使用の徹底が指摘された。しかし、国は「予防接種の実施について」（昭和51年9月14日衛発第32号厚生省公衆衛生局長通知）以降、昭和63年1月まで特段の通知等の対応をしていなかった。

以上のように、技術上、経済上、また節約感等を背景と

して、ディスポーザブル製品の使用等、予防接種の安全性の確保に向けた国の取組は遅れた。予防接種の安全性を確保するために有効とされる取組について、国が先進知見や他国の状況、自国の予防接種の状況を把握して研究を進め、厚生省内の関係部局間で組織横断的に検討を図ってきたとは言い難い。

○自治体へのアンケート調査結果やヒアリング調査結果には、昭和50年代後半には、B型肝炎の医学的な知見は普及していて、医療従事者、保健所長、自治体職員はある程度のリスク認識があり、一部の地域では、ディスポーザブル製品を使用していた状況があった。

先進知見の収集は現場の医療従事者や自治体職員の各々の意識に依ることとなり、それに基づく対策も、医療従事者や自治体職員の問題意識の有無に影響を受けることとなっていた。国がリスク認識を適期に更新するために先進知見の収集等への意識を高く持つことは当然であるが、現場の医療従事者や自治体職員にあっても、先進知見の収集等への意識を高く持つ必要があった。

(4) 事例把握と分析・評価

○昭和35年時点の予防接種事故に関する報告や昭和45年の健康被害救済制度の報告には、この当時の予防接種の注射針・注射筒の使用実態の記載があった。また、昭和55年以降の厚生省肝炎研究連絡協議会における研究班の研究報告において、集団予防接種、注射針やメス等の連続使用による肝炎感染の危険性が具体事例を以て把握された。

○B型肝炎は、潜伏期間に幅があり、不顕性感染例も多く存在するという疾病の特徴があるため、感染経路として、予防接種は可能性としては従前から指摘があったものの、医学的には特定のエピソードがない場合には感染経路の特定が困難であった。なお、医学的には、現在においても、B型肝炎の感染経路の特定は、特定のエピソードがない場合には極めて困難である。

○こうした中、予防接種との因果関係が少しでも疑われる副反応の事例や、注射針・注射筒の連続使用といった予防接種実施時の感染の事例については、昭和55年以降の厚生省肝炎研究連絡協議会における研究班の研究報告における事例の調査・把握にとどまっていた。

国は、副反応報告の徹底ができていなかった。また、現場での注射器の連続使用といった予防接種実施時の事故等の実態把握が、国、都道府県（保健所含む）、市町村の各行政機関において徹底されていなかった。

○また、副反応報告等により把握した事例を整理・調査し、その結果に基づき、透明性・公開性を確保して、多くの意見をもとにして予防接種制度を評価・検討する枠組みもなかった。

○こうして、国においては、事例・実態の把握・分析・評価・伝達等が十分になされておらず、リスク認識を適期に更新し、リスクの管理・対応を適切に行うことができなかった、と考える。

○自治体へのアンケート調査結果やヒアリング調査結果からは、B型肝炎の感染可能性が疑われる事例を把握した自治体が独自に知見等を収集・把握し、予防接種によるB型肝炎の感染のリスク認識を有して対応していた状況が見られる。

国は、国に報告された副反応の事例について、他自治体での当該副反応の再発防止を促すため、自治体に迅速に情報提供する必要があり、このための国の体制充実が求められる。

(5) 現場への周知・指導の徹底

○国は、厚生省肝炎研究連絡協議会でB型肝炎のリスクについて指摘が出ていたにもかかわらず、「予防接種の実施について」(昭和51年9月14日衛発第32号厚生省公衆衛生局長通知) 以降、昭和63年1月まで特段の通知等の対応をしていなかった。また、ツベルクリン反応検査における注射器の取扱については特に周知不足の可能性があった。

こうした中、自治体へのアンケート調査結果及び医療従事者へのアンケート調査結果によると、予防接種の現場での実態は法令で求めている措置とは乖離していた。

国においては、予防接種の実施において指導した内容を確実に担保して、法令上の措置との乖離をなくすためのきめ細かな取組ができていなかった。集団予防接種等の際の注射針・注射筒の連続使用によるB型肝炎感染の拡大は、注射針・注射筒の交換について適切な時期に適切な方法で指導・周知を行っていれば、回避可能な問題であった。

○当時 (昭和23年から昭和63年) の国と自治体の行政組織上の関係にかんがみると、国から明確な指示の自治体への伝達と各行政機関における迅速で適切な対応とを可能とするための各行政機関間の連携が十分ではなかった。これに関連して、市町村から主体的に国に情報を伝達し、対応を求める態勢や意識も不十分であった。

○予防接種法には、「市町村長は (略) 保健所長の指示を受け (略)、予防接種を行わなければならない」とされており、市町村には、医師である保健所長や地区医師会の知見等をもとに、地域単位での予防接種の安全な実施を担保する役割を設けていた。

しかし、市町村には、知見等をもとに体系的な対応を可能とする枠組みがなく、予防接種への取組は予防接種関係者の個々のリスク認識に依存したものになっていた。

国において、体制等の不十分さにより、リスク認識が適期に更新されずリスクの管理・対応が適切でなかったことと同様の事態が、市町村においても起こっていたと考えられる。

○一部の自治体で収集・把握した先進知見や事例が、国、都道府県（保健所含む）、市町村の各行政機関間で共有はされなかった。また、各行政機関の先進的な取組も共有されなかった。

このため、リスク認識を有していた自治体は、予防接種に関する知見の共有や知見に基づいた予防接種の安全な実施について既に取り組んでいたが、それが他の自治体にも認識されて横断的に広がっていくことはなかった。

○自治体へのアンケート調査結果から、国からの通知発出に伴い、自治体や保健所が役割に基づいて通知等の周知をしていたことがわかった。国においては、特に注射針の交換について、昭和33年9月の予防接種実施規則（昭和33年厚生省令第27号）によって法令上の措置をしており、こうした法令上の措置が現場で遵守されることを前提として対応する姿勢が強くあった。しかし、現実には、予防接種に従事していた医療従事者で注射針の交換等をしていなかった場合があった。

一方で、昭和50年の医事新報に掲載された地区医師会の予防接種センター所長の記述や自治体へのヒアリング調査結果にあるように、医学教育での教育内容や医療に従事した後に収集した先進的知見に則って、医療従事者が、予防接種の安全な実施に寄与し、地域の予防接種の安全な実施を推進していた地域もあった。

○医療従事者にあっては、法令上の措置の趣旨や必要性の理解に努めるとともに、積極的な知見の収集等に努め、予防接種の安全な実施に寄与する必要があると考えられる。

第4　再発防止について

第3において整理したとおり、集団予防接種等の際の注射針・注射筒の連続使用によるB型肝炎感染拡大からは、様々な問題点が抽出・指摘されたところであり、予防接種行政に係る意識・体制・制度等が改善されていれば、被害の拡大の防止につながっていたことが想定される。

二度とこのような事案を起こさないよう、再発防止のための予防接種行政の見直しについて、以下のとおり提言する。

(1) 国の姿勢

○国は、国民の生命と健康を守ること、そしてそれを通して個人の尊厳と人権を守ることを最大の使命として、厚生労働行政に全力を尽くすべきである。このため、十分な情報・知見の収集・分析・評価とそれに基づく適切な対応をとることができる体制を常に備えていくべきである。省としてこれまでの組織・体制の問題点を洗い出し、十分な改善策を講じることが求められる。

○こうした使命を果たす一環として、国は、リスクの認識・管理・対応において、結果が重大だが発生頻度が低いと考えられるリスクに対応できるだけの情報収集・分析・評価のための体制の充実とシステムの整備が求められる。

○予防接種は、不確実なリスクにより甚大な副反応を引き起こすことがあり、また、被害が拡大していくこともある。このため、国は、常に最新のリスク認識を有するとともに、予防原則に則った迅速な意思決定と適時・適切な実施が求められることを念頭におく必要がある。

○度重なる制度改正を経て、予防接種の安全な実施に向けて措置が執られてきているが、国は、今後も予防接種の安全な遂行のための取組を持続的に充実させていく必要がある。この場合、公衆衛生の必要性と個々人の被るリスクとに適切な配慮を払いつつ、時宜に応じた対応が可能となるものである必要がある。

(2) 再発防止策を全うするための組織のあり方の議論

○抽出された問題点を克服し、国民の生命と健康に関わる事案について適時的確な被害の回復と再発防止の対策が取られるためには、法的責任の議論よりも被害への迅速な対応が求められることから、予防接種行政にとどまらず、厚生行政に関する情報の収集・分析、リスクの管理・対応の役割を担う組織として、政策推進部門とその過程で生じる生命健康被害等の問題の監視・是正部門とを分離独立した国家行政組織法（昭和23年法律第120号）第3条の行政機関又は第8条の審議会等による第三者組織を設置することを目指して検討を続けていくべきとの意見があった。

第三者組織の具体的な機能としては、

・透明性・公開性を担保しつつ、先進知見、危険性に関する情報・事例を収集・分析し、リスクを適正に認識・管理し、関連機関に伝達すること、

・国民の生命と健康に危害が生じた事件について法的責任とは別に原因究明のための調査、被害救済及び再発防止策の検討、厚生労働大臣や原因関係者への必要な施策や措置の実施を求めること、

・厚生行政の法令等を制定・変更するにあたって意見具申及び自治体等の実施機関における実施の担保に必要な措置をとること、

があり、国民の生命と健康に危害が生じた事件の調査・検

討のためには政策推進部門との分離・第三者性の強化が必要である、といった意見があった。

○こうした意見に対し、

・審議会等の整理合理化に関する基本的計画（平成11年4月28日閣議決定）に審議会等は原則として新設しないとあること、

・新たな行政機関を設置することは行政機関の職員の定員に関する法律（昭和44年法律第33号）の定数枠や平成22年度以降の定員管理について（平成21年7月1日閣議決定）による整理合理化が求められていること、

・独立性を担保するために組織を分離すると縦割りの弊害も可能性として存在し、必ずしも政策推進部門と監視・是正部門とを分離することが望ましいとは言えないこと、

といった課題があり、厚生行政全体の議論は本検討会では当を得ていないため国家行政組織法第8条の審議会等である厚生科学審議会に設置した予防接種制度評価・検討組織は、情報の透明性・公開性を確保した運営を行うとともに、副反応に関する問題点の検討会もあることから、予防接種のリスクを評価する組織として十分に機能を果たすことができるため、当該組織を充実していくことが現実的な策であるとの意見があった。

○これらの議論を踏まえ、本検討会としては、再発防止策を全うするための組織のあり方の議論を続ける機会や場を設ける必要があると考える。

（3）自治体、医療従事者及び国民の姿勢

○自治体においても、国と同様に、国民の生命と健康を守ること、そしてそれを通して個人の尊厳と人権を守ることを最大の使命として厚生労働行政に取り組むべきである。

　このため、情報・知見を収集して具体的な対応を検討するための枠組みの充実や国との連携充実に努めることが望まれる。

○医学の専門家である医療従事者は、知識・技術の研鑽義務があることを改めて認識し、実践としての医療についての最新の知見を日々習得することが求められる。また、被接種者に対して十分な説明を行うことが求められる。

○また、国民にあっても、厚生労働行政は国民一人一人の生命と健康に関わるものであり、昨今、国民の意識は高まってきているが、今後は、国や自治体の施策に一切をゆだねるという受け身の姿勢ではなく、国、自治体、医療従事者の対応を把握し、理解・協力・指摘を行う積極的な意識と姿勢を持つことが望まれる。

（4）先進知見の収集と対応

○国は、予防接種における安全対策の実施に当たっては、これまでの事例からみて、組織として先進知見を収集・検

討することの不十分さにより、リスク認識が適期に更新されず、行政としての取組が適期に開始されなかったことに問題があることを、改めて認識して、業務を遂行する必要がある。

○国は、

・予防接種の手技・器具の取扱・これらによる感染防止策等に関する海外及び日本における先進知見の迅速な収集を、体系的に行うこと、

・収集した先進知見を組織として共有すること、

・その情報や知見を確実に精査し、リスク認識を適期に更新して、予防接種制度を評価・検討すること、

・その結果を具体的な施策・措置に結びつけること、

を通して適切なリスクの認識・管理・対応を可能にする必要がある。

○このため、

・国の予防接種を担当する部署が、国立感染症研究所・地方衛生研究所等の様々な機関と連携しながら、予防接種の手技・器具の取扱、

・これらによる感染防止策等の先進知見を収集すること、

・この収集した知見等に基づいて、厚生科学審議会に設けられた透明性・公開性を確保した予防接種制度評価・検討組織において、様々な関係者が知見や情報を共有して、共通認識を構築しながら、リスク認識を適期に更新して、予防接種制度を評価・検討すること、

・その評価・検討の結果と更新されたリスク認識に基づいて、国の予防接種を担当する部署が制度の見直し等を行うこと、

が可能となるよう、現行の枠組みを充実していく等が必要である。

○具体的には、

・国の予防接種を担当する部署の体制を充実すること、

・サーベイランスや検査等に関する国立感染症研究所・地方衛生研究所等の関係機関において、体制を充実するとともに国との連携を強化すること、

・国のリスク認識の継続性を担保する観点から、予防接種におけるリスクの認識・管理・対応の役割を担う組織として、厚生科学審議会に設けられた予防接種制度評価・検討組織を充実すること、

などに取り組むことが求められる。

○予防接種の安全性確保に資する取組については、厚生労働省内の医療事故や医療機器を所管する部局と予防接種を担当する部局との連携を密にして、事例や情報・知見の共有を図り、必要な対策を検討すべきである。

また、予防接種の安全性確保に資する取組の検討にあ

たっては、医療事故や予防接種における事故に関する研究を重ねていく必要がある。

(5) 事例把握と分析・評価

○国に報告するべき副反応の事例は、医療機関等が的確に把握し、迅速に国に報告されることの徹底が求められる。

なお、B型肝炎感染については、潜伏期間に幅があり、不顕性感染例も多く存在するという疾病の特徴から、特定のエピソードがない場合には、現時点でも感染経路の特定が困難であることの認識は必要である。

また、先進知見の情報収集の結果を踏まえて副反応として生ずるおそれのある疾病等が把握された場合は、速やかに当該疾病等の発生を報告するようにする必要がある。

○予防接種時の注射器の連続使用によるB型肝炎感染のような予防接種実施時の感染を防止する観点から、副反応報告事例以外の予防接種実施時の事故等について、自治体が把握して国に報告することが徹底されるよう措置すべきである。

○国は、

・予防接種を担当する部署において、報告された副反応報告事例等について速やかに情報を整理・調査すること、

・副反応報告事例等を整理・調査した結果に基づいて、厚生科学審議会に設けられた公開の予防接種制度評価・検討組織において、様々な関係者の参加を得て、リスク認識を適期に更新しながら予防接種施策を評価・検討すること、

・必要に応じて、自治体に注意喚起を促すこと、が可能となるよう、現行の枠組みの充実等を図る必要がある。

○副反応報告事例の整理・調査や予防接種における感染防止の徹底にあたっては、予防接種台帳などにある接種記録は非常に重要なデータとなる。

各自治体における予防接種台帳の整備やデータ管理の普及、活用のあり方についても、個人情報保護の観点や社会保障・税番号制度の議論も考慮しつつ、今後、充実させる必要がある。

○副反応報告等で得られたリスクについて各行政機関との情報の共有や管理・対応ができるよう、国における体制の充実が求められる。

(6) 現場への周知・指導の徹底

○予防接種が、現在は自治事務になっていることを踏まえつつ、各行政機関の責任と役割分担の下、国は現場への技術的助言の徹底には引き続き取り組んでいくことが必要である。

具体的には、

・先進知見を踏まえつつ、医療従事者の視点に立った、予防接種の実施に係るテキスト等の作成、

・メルマガなど様々なツールを用いて予防接種の先進知見や事例、実施方法等を共有する仕組みの構築、などのように、通知発出だけではない、きめ細かな取組に努めていくことが求められる。

○市町村は、予防接種の実施について、保健所や地区医師会の専門的見地に基づいて検討・精査を重ね、地域単位での安全な実施に努めるよう、保健所や地区医師会と体系的に議論していく必要がある。

具体的には、市町村は、予防接種の実施計画を作るに当たって保健所長や地区医師会を招集した委員会を設け、この委員会を機能させることによって、保健所長及び地区医師会が、医学的観点から先進知見の積極的な収集と市町村への情報の提供を行って、予防接種実施にあたっての助言に努めるとともに、市町村はこうした助言等をもとに予防接種の感染症対策を推進するといった枠組みの充実が求められる。

○また、保健所は、上記の市町村による委員会を活用して、リスクが発生する前に医学的な専門的見地に基づいて日頃からの予防活動を推進する、公衆衛生の役割を全うし、適切な地域健康管理を実施することが求められる。

○これまでは、予防接種の安全な実施に向けて先進的に取り組んでいた自治体があっても、その取組の普及については各自治体の意識に依存していた。国は、自治体相互間で横断的に情報を共有してより一層の安全な予防接種の実施に向けた取組を考えることができるよう、こうした自治体による先進的な取組についての情報を収集し、それらを市町村に対し周知することにも努める必要がある。

○また、自治体は、国から自治体に注意喚起された副反応報告の事例について、医療従事者と共有し、それを通じて、予防接種のリスクについて認識を共有することも必要である。

国は、可能な限り、国立感染研究所・地方衛生研究所等の様々な機関を通じて、予防接種に関する先進知見や事例を収集・把握するとともに、副反応に関連する検査体制の充実と、自治体相互間で横断的に情報を共有して対策を考えることができるよう、保健所や市町村、医療従事者に対する先進知見や事例の提供を進めていくことが必要である。

○医療従事者は、予防接種の安全な実施や予防接種実施時の感染に関する知見を確実に身につけ、最新のリスク認識を有することが望まれる。

○このため、医療従事者は、予防接種の手技・器具の取扱・これらによる感染防止策等や感染事例、感染症の正確な知識を、医学の基礎教育段階をはじめ、その後の医学教育をも含めて、あらゆる教育・研修を受ける機会をとらえて学び続ける必要がある。国や自治体、医療関係団体には、医療従事者が予防接種の効果や安全性の確保に関する知見を確実に身につけ、その後も刷新し続けることができる環境を整えることが望まれる。

○また、医療従事者の予防接種の知識・技術レベルを向上するよう、

・自治体による医療従事者の予防接種に関する研修を実施するとともに、

・各医療従事者の予防接種の実施実態について各保健所が確認していくことも必要である。

○国は、今後も、集団予防接種等の際の注射針・注射筒の連続使用によるB型肝炎感染拡大の被害者の実態を調査し、本検討会における調査結果も含めて明らかになる肉体的・精神的・経済的負担及び社会的差別・偏見の実態を真摯に受け止め、早期の被害回復の実現に努力するべきである。

また、本事案の背景にはB型肝炎ウイルスの蔓延があり、原因の如何にかかわらず、B型肝炎ウイルスの拡大防止とB型肝炎対策に引き続き取り組んでいく必要がある。

第5　おわりに

以上、本検討会における1年1ヶ月にわたる検討の成果として、再発防止策をとりまとめた。

「再発防止策」は、予防接種に関する政策決定に係る情報の把握、予防接種の危機管理対応、予防接種現場の体制、予防接種行政の在り方や組織体制の問題にも踏み込んで提言を行っている。

その中には、体制の充実や相応の制度改正及び予算措置を伴うものが含まれている。

本検討会は、B型肝炎訴訟において和解した被害者ご本人と遺族の方を対象にしたアンケート調査を通して、今も直面している肉体的・精神的・経済的負担及び社会的差別・偏見の実態を大変重く受け止めた。本検討会は、二度と同じような事態が起きないように、国が、迅速かつ真摯に、本提言の実現に取り組むことを強く求める。

本提言の取りまとめに当たり、B型肝炎の被害者のご本人・ご遺族の方々、医療従事者の方、自治体・保健所をはじめ、ヒアリングやアンケート調査、研究班の検証作業など、様々な面でご協力をいただいた方々に、改めて厚く御礼を申し上げたい。

あとがき

本書を手に取って読んでいただいた読者の皆様に心から感謝いたします。

本書は、原告団弁護団が、集団予防接種によるB型肝炎感染被害の真相とそこから得られる教訓を被害者団体の立場からまとめたものです。

集団予防接種によるB型肝炎感染被害の真相を分析し再発防止策を提言したものとしては、検証会議[※1]の提言[※2]および検証会議の下に設置された研究班[※3]の研究報告書[※4]があります。これらの提言や研究報告書は、公正中立な立場から多くの資料を分析検討し、客観的な事実を中心にまとめられており高く評価できるものです。

原告団弁護団は、提言や研究報告書を学習する中で、提言や研究報告書における中立的な立場からの分析だけでなく、それらを土台としながらも、被害者団体として被害者目線から見える真相とそこから得られる教訓を分析し、それを文章化して残しておくことが再発防止のためには有意義ではないかと考えました。それが本書を制作するに至った所以です。

本書制作の具体的な作業は原告団弁護団の真相究明・再発防止班[※5]が担いました。提言や研究報告書を参考にして、古い資料を探し出し、それを読みこんでは当時の社会状況を想像しながら議論を重ねました。なぜ注射器の使い回しが始められたのか、なぜ続けられたのか、なぜ止められなかったのか、担当者はどういう思いで続けていたのか、当時の知見や感染者の状況はどうだったのか、危険性を知っていたはずの医者や学者や研究者は何をしていたのか、等々。これらの議論の結果をまとめ、歴史の流れに沿って文章化しました。

本書の編集を通してあらためて痛感したのは、B型肝炎感染被害は防げたはずの被害であったということです。「注射器の使い回しをしない」という簡単なことさえ守られていれば被害の発生は防げたのです。どの時代においても、それを守れないような状況にあったとは考えられませんでした。にもかかわらず、なぜ「注射器の使い回し」が始められ、また続けられたのか。本書ではそれを可能な限りにおいて探求したつもりです。また、今後二度と同じ過ちを繰り返さないためにどうしたらいいのかも分析しました。

本書の分析内容には不充分な点も多々あるかもしれません。被害者からの一方的な分析だと批判される部分があるかもしれません。批判を受けて議論を重ねることは、さらなる真相の解明とより有意義な再発防止策につながると思います。批判を含め多くのご意見をいただければ幸いです。

集団予防接種によるB型肝炎感染被害は、40年以上にわたって続けられた注射器の使い回しにより40万人以上もの被害者を出した歴史上の大事件といえます。この被害の歴史に学び二度と同じような被害が出ない社会になることこそが被害者たちが最も望んでいることです。

本書がそのために少しでも役にたつことができるならば、本書の編集に携わった者としてはこの上ない喜びです。

※1　正式名称は「集団予防接種等によるB型肝炎感染拡大の検証及び再発防止に関する検討会」。B型肝炎訴訟全国原告団・弁護団と国との間での基本合意（２０１１年6月28結）に基づいて厚生労働省が設置した第3組織である。

※2　正式名称は「集団予防接種等によるB型肝炎感染拡大の再発防止策について」（平成25年6月18日、本書第4部に収録）。

※3　正式名称は「集団予防接種等によるB型肝炎感染拡大の検証及び再発防止に関する研究班会議」。

※4　正式名称は「厚生労働科学研究　集団予防接種等によるB型肝炎感染拡大の検証及び再発防止策に関する研究報告書」（平成25年5月）。

※5　検証会議が設置された頃に、検証会議の構成員となった原告団・弁護団メンバーをサポートするために原告団・弁護団内に設置された班である。

原告団 YouTube　チャンネル

https://www.youtube.com/@user-lq9ke9pv4x

B 型肝炎訴訟や活動について YouTube でご紹介しています。

弁護団 YouTube　チャンネル

https://www.youtube.com/@user-yo9im4ju9m

今知ってほしい B 型肝炎の現実、歯科の感染対策を考えるシンポジウムなど、ご紹介しています。

全国B型肝炎訴訟原告団・弁護団について知りたい方へ

全国B型肝炎訴訟原告団・弁護団

〒102-0083

東京都千代田区麹町１丁目３－７ 日月館麹町ビル３階

電話：03-5357-1881

Email：ok@bkan.jp

全国B型肝炎訴訟原告団・弁護団ホームページ

https://bkan.jp/

B型肝炎訴訟とは何か？、B型肝炎訴訟の意義、提訴をお考えの方へのご案内、原告団活動などがご覧いただけます。

厚生労働省ホームページ【B型肝炎訴訟について】

B型肝炎訴訟について（救済対象の方に給付金をお支払いします）

～過去の集団予防接種等により、多くの方がB型肝炎に感染した可能性があります～

集団予防接種等によりB型肝炎ウイルスに感染した方への給付金の支給について、給付金の仕組みの概要、B型肝炎訴訟の手引きと訴訟に必要な書類、関係法令、関係資料とQ & A、再発防止策などがご覧いただけます。

https://www.mhlw.go.jp/stf/seisakunitsuite/bunya/kenkou_iryou/kenkou/b-kanen/index.html

本書は、全国Ｂ型肝炎訴訟原告団・弁護団内に設置している全国真相究明・再発防止プロジェクトチームの原告と弁護士のメンバーで編集委員会を構成し、協議しながら作成しました。

編集委員会代表　全国Ｂ型肝炎訴訟弁護団連絡会副代表・弁護士　小宮和彦

編集委員会事務局長	弁護士　西澤真介
編集委員会委員	
弁護士	青木貴央
原告	井島克也
弁護士	井口夏貴
原告	井上郁子
弁護士	井上敦史
原告	大山美紀子
弁護士	緒方枝里
原告	小川ルリ子
全国Ｂ型肝炎訴訟弁護団連絡会事務局長・弁護士	奥泉尚洋
弁護士	小沢年樹
弁護士	片山博矢
原告	加藤勝三
原告	桐山晴美
弁護士	後藤雄則
全国Ｂ型肝炎訴訟弁護団連絡会代表・弁護士	佐藤哲之
弁護士	佐々木潤
弁護士	千崎史晴
弁護士	高須大樹
原告	高見　進
全国Ｂ型肝炎訴訟原告団代表・原告	田中義信
弁護士	鳥井賢治
弁護士	中島康之
原告	長本孝治
原告	袋井隆光
弁護士	見之越常治
原告	梁井朱美
原告	山鹿　明
匿名原告	３名
	（50音順）

世界人権問題叢書 110
集団予防接種によるＢ型肝炎感染被害の真相

2023 年 3 月 15 日　初版第 1 刷発行
2023 年 5 月 15 日　初版第 2 刷発行

全国Ｂ型肝炎訴訟原告団・弁護団
編　者　『集団予防接種によるＢ型肝炎感染被害の真相』編集委員会
発行者　大　江　道　雅
発行所　株式会社 明石書店
〒101-0021 東京都千代田区外神田 6-9-5
電話 03（5818）1171
FAX 03（5818）1174
振替　00100-7-24505
https://www.akashi.co.jp/
装　丁　明石書店デザイン室
印刷・製本　モリモト印刷株式会社

（定価はカバーに表示してあります）　ISBN978-4-7503-5534-4